中医优势治疗技术丛书

"十二五"国家重点图书出版规划项目

总主编　周　然　张俊龙

药物贴敷

张天生　主编

视频版

（第二版）

科学出版社

北　京

内 容 简 介

药物贴敷技术是通过药物直接刺激穴位和透皮吸收，起到内病外治的作用。该技术是中医独具特色的优势技术，具有适应证广、简单易学、便于推广、取材广泛、价廉药简、疗效确切、无创无痛、无毒副作用等特点，既可治疗疾病，又可强身保健。本书力求重点突出，简便实用，主要介绍了药物贴敷技术的基本知识、操作方法及在常见疾病中的具体运用。第二版新增常见病种，按内科、外科、妇科、儿科、男科、五官科分类，更方便查阅，书后附全书视频操作二维码索引，方便检索。

本书图文并茂，深入浅出，结合视频示范，直观易学，适用于广大基层针灸医生、针灸爱好者阅读，家庭自疗者参考需在医师的指导下应用。

本书在编写过程中得到了重庆华伦弘力实业有限公司和太原大宁堂药业有限公司大力协助，在此表示感射！

图书在版编目（CIP）数据

药物贴敷：视频版 / 张天生主编. —2 版. —北京：科学出版社，2020.1
（中医优势治疗技术丛书 / 周然，张俊龙主编）
"十二五"国家重点图书出版规划项目
ISBN 978-7-03-063564-8

Ⅰ．①药… Ⅱ．①张… Ⅲ．①中药外敷疗法 Ⅳ．①R244.9

中国版本图书馆 CIP 数据核字（2019）第 272254 号

责任编辑：鲍 燕 / 责任校对：王晓茜
责任印制：徐晓晨 / 封面设计：北京图阅盛世文化传媒有限公司

科 学 出 版 社 出版
北京东黄城根北街 16 号
邮政编码：100717
http://www.sciencep.com

北京中科印刷有限公司 印刷
科学出版社发行 各地新华书店经销

*

2020 年 1 月第 一 版 开本：720×1000 B5
2020 年 1 月第一次印刷 印张：23
字数：442 000
定价：88.00 元

（如有印装质量问题，我社负责调换）

中医优势治疗技术丛书
总编委会

总　前　言

　　中医学历经几千年的发展，形成了独特的理论体系和完善的治疗技术体系。其治疗技术体系大体分为两类，一为遣方用药。它被作为中医治疗疾病的主体方法。时至今日，我们中医临床工作者诊疗疾病多处方开药，人民群众也多选择服用汤丸膏散等内服药物祛病疗疾。概因理法方药为中医辨证论治体系的高度概括。二为中医优势技术。翻开一部中医学的发展简史，我们不难看到，人们在经历了长期的无数次实践以后，早在新石器时代，就已经会运用针法、灸法、按摩术、止血法这些原始的、朴素的、简单的医疗技术。从砭石到九针，从针刺到药物贴敷，从神农尝百草到丸散膏丹汤饮酒露的制剂技术，从推拿正骨手法到小夹板的应用，这些都是时代的创造、医家的发明，都是当时社会发展条件下的医学领域的领先技术。经过历代医家的不懈努力和探索，这些技术内容丰富、范围广泛、历史悠久，体现了其临床疗效确切、预防保健作用独特、治疗方式灵活、费用比较低廉的特点，传承着中医学的精髓和特色。

　　这些优势技术或散见于民间，或零散于古籍记录，或濒临失传，面临着传承和弘扬的两大难题。2009年，国务院出台的《关于扶持和促进中医药事业发展的若干意见》中就强调指出："老中医药专家很多学术思想和经验得不到传承，一些特色诊疗技术、方法濒临失传，中医药理论和技术方法创新不足。"也有专家痛心疾首地指出，"近年来，中医药特色优势淡化，手法复位、小夹板等'简、便、验、廉'的诊疗手段逐渐消失或失传。"由此可见，传承、发展并不断创新中医技术迫在眉睫、刻不容缓。

　　近年来的医改实践证明，中医药在满足群众医疗保健需求、减缓医药费用上涨、减轻患者和医保负担等方面发挥了很好的作用，缓解了群众看病就医问题，放大了医改的惠民效果。人民群众对中医药感情深厚、高度信赖，中医药作为一种文化已经深深地渗入中国百姓的日常生活当中。中医的一些技术特别是非药物方法，普通百姓易于接受、也易于掌握使用，可获得性强，适用于广大人民群众的养生保健和疾病治疗，很多人自觉不自觉地运用中医药的理念和优势技术进行养身健体、防治疾病。

传承和发展中医药技术是每一名中医药人的使命担当。正如国医大师邓铁涛教授所说："中医之振兴，有赖于新技术革命；中医之飞跃发展，又将推动世界新技术革命"。我们山西中医学院将学科发展的主攻方向紧紧锁定在中医药技术创新，不断深化学科内涵建设，凝练学科研究方向，组建优势技术创新研发团队，致力于中医药技术的研究、开发、规范制定和应用推广，以期推动中医药技术的创新和革命，为人民群众提供更多的中医药技术储备和技术应用。

因此，我们组织既有丰富临床经验，又有较高理论素养的专家学者，编写了这套"中医优势治疗技术丛书"。丛书以中医优势治疗技术为主线，依据西医或中医的疾病分类方法，选取临床上常见病、多发病为研究对象，突出每一种优势技术在针对这些常见病、多发病治疗时的操作规程，旨在突出每一项技术在临床实践中的知识性、实用性和科学性。

这套丛书既是国家"十二五"科技支撑计划分课题"基层卫生适宜技术标准体系和评估体系的构建及信息平台建设研究和示范应用"、国家中医药管理局重点学科"中医治疗技术工程学"和山西省特色重点学科"中医学优势治疗技术创新研究"的阶段性研究成果，也是我们深入挖掘、整理中医药技术的初步探索，希望能够指导基层医疗卫生机构和技术人员临床操作，方便中医药技术爱好者和家庭自疗者参考使用。

2014 年 3 月

目 录

下篇　药物贴敷技术的常用方药

药物贴敷技术概论

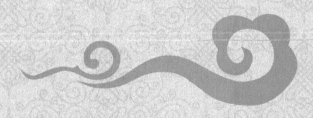

1 药物贴敷技术的学术源流

1.1 药物贴敷定义

药物贴敷是以中医基本理论为指导，应用中草药制剂，施于皮肤、孔窍、腧穴及病变局部等部位的治病方法，属于中药外治法。药物贴敷疗法是中医治疗学的重要组成部分，并较内治法更为简便、实用，是我国劳动人民几千年来同疾病作斗争中总结出来的一套独特的、行之有效的治疗方法。

1.2 药物贴敷技术的历史沿革

药物贴敷是中医外治法的一种，起源于远古时期，有着极为悠久的发展历史。先民们在与野兽和自然的斗争中，经常产生外伤疾病，以植物的叶、茎、根等捣碎涂敷于伤口，可以起到止血、止痛、消肿等作用，随着长期的经验积累，发现了一些植物的外治作用。早在 1973 年湖南长沙马王堆 3 号汉墓出土的我国现存最早的医方专著《五十二病方》中记载，用白芥子捣烂外敷百会穴，使局部皮肤发红，治疗毒蛇咬伤，此为最早的贴敷法。书中还有"傅"、"涂"、"封安"等创口外敷之法，其中所载以酒剂外涂止痛和消毒的资料，当为酒剂外用的最早记载，为后世所广泛应用。

春秋战国时代，对药物贴敷疗法的作用和疗效已有一定的认识并将其逐步运用于临床。我国最早的一部医书《内经》即有"桂心渍酒热熨寒痹"、"马膏膏法缓筋急"，以及"白酒和桂以涂风中血脉"的记载。可见关于痹证治疗最早主要是针刺和药物外敷等疗法，证明药物外敷治疗痹证古已有之。

东汉时期的医圣张仲景在《伤寒杂病论》中记述了烙、熨、外敷、药浴等多种外治之法，而且列举了各种贴敷方，有证有方，方法齐备，如治劳损的五养膏、玉泉膏。华佗在《神医秘传》中治脱疽"用极大甘草，研成细末，麻油调敷极厚，逐日更换，十日而愈。"上述记载表明在汉代、甚至汉代以前，我国古代医药家已有药物贴敷的应用。

晋唐以后，随着针灸学发展，外敷法和经络腧穴的特殊功能结合起来，使药物贴敷得到了长足的发展和应用。晋·葛洪的《肘后备急方》中记载"治疟疾寒多热少，或但寒不热，临发时，以醋和附子末涂背上"，并收录了大量的外用膏药，如续断膏、丹参膏、雄黄膏、五毒神膏等，注明了具体的制用方法。唐代孙思邈的《备急千金要方》膏方主要治疗的病症是外科疾病和风湿痹痛以及由外感引起的疼痛僵直等证。

宋（元）明时期，中药外治法不断改进和创新，极大地丰富了药物贴敷疗法的内容。如宋代《太平圣惠方》中记载："治疗腰腿脚风痹冷痛有风，川乌头三个去皮脐，为散，涂帛贴，须臾即止"。《圣济总录》中指出："膏取其膏润，以祛邪毒，凡皮肤蕴蓄之气，膏能消之，又能摩之也"，初步探讨了膏能消除"皮肤蕴蓄之气"的中药贴敷治病的机理。

明代《普济方》中有"鼻渊脑泻，生附子末，葱涎（涎）和如泥，罨涌泉穴"的记述。李时珍的《本草纲目》中更是收载了不少药物贴敷疗法，并为人们所熟知和广泛采用。如"治大腹水肿，以赤根捣烂，入元寸，贴于脐心，以帛束定，得小便利，则肿消"等，另外吴茱萸贴足心治疗口舌生疮、黄连末调敷脚心治疗小儿赤眼至今仍在沿用。

清代，可以说是药物贴敷疗法较为成熟的阶段，出现了不少中药外治的专著，其中以《急救广生集》《理瀹骈文》最为著名。《急救广生集》又名《得生堂外治秘方》，是程鹏之经数十年精心汇聚而成，详细地记载了清代嘉庆前千余年的药物外敷治病的经验和方法，并强调在治疗过程中应注意"饮食忌宜"、"戒色欲"等，是后世研究和应用外治的经典之作。

继《急救广生集》之后，"外治之宗"吴师机结合自己的临床经验，对外治法进行了系统的整理和理论探索，其所著《理瀹骈文》系统阐述了以药物贴敷法为主干的熔针灸学与方药于一炉的外治理论。书中每病治疗都以膏药贴敷为主，选择性地配以点、敷、熨、洗、搐、擦等多种外治法，涉及病种广泛，把药物贴敷疗法治疗疾病的范围推及到内、外、妇、儿、皮肤、五官等科，指出"膏药能治病，无殊汤药，用之得法，其响立应"，提出了"以膏统治百病"，并依据中医基本理论，对内病外治的作用机理、制方遣药、具体运用等方面，作了较详细的论述，提出外治部位"当分十二经"，药物当置于"经络穴……与针灸之取穴同一理"之论点。当药物贴敷穴位时，其发挥作用的机制可归纳为，一是由卫气载药而行，卫气不仅循行于体表且散于胸腹入于脏腑。二是药有四气五味，升降浮沉。药物气味入于皮腠，进而孙脉，再入络脉，继之经脉，依赖气血的运行内达于脏腑，散布于全身。总之，历代众多医籍中均载有不少贴敷疗法的记载，内容丰富多彩，方法多种多样。

自新中国成立以来，对该疗法无论从理论研究和临床应用方面都得到了较全面发展，如《穴敷疗法聚方镜》《中国贴敷治疗学》《穴位贴敷治百病》等专著较系统地整理和阐述了药物贴敷疗法理论和临床应用范围，使这一疗法得以进一步完善和提高。近年来随着内服药物疗法毒副反应和耐药性的增加，以及放化疗后所带来的杀伤性损害，中药药物贴敷疗法日益受到重视。以冬病夏治为主导的药物贴敷三伏贴疗法在全国广泛开展，国家科技支撑计划给予大力支持，这在一定程度上促进了药物贴敷疗法的进一步发展。

2 药物贴敷技术的基本原理

2.1 药物贴敷的中医理论机制

2.1.1 整体观念的指导作用

整体观念就是人体的统一性、完整性及其与自然界的相互关系。整体观念贯穿于中医生理、病理、辨证治疗整个过程之中，中医学认为，人体是以五脏为中心，通过经络系统，把六腑、五体、五官九窍、四肢百骸等全身组织联系成有机的整体，并通过精、气、血、津液的作用，来完成机体的机能活动，人体在结构上是一个不可分割的整体，在功能上是相互协调、相互为用的，并且和外界自然环境关系密切，自然环境影响改变着人体变化，人体适应不断改变的自然环境，二者协调平和，机体机能旺盛，生命力强，这种机体自身整体性和内外环境的统一性，不仅体现在人体生理、病理相互联系上，也体现在根据其内在的联系而指导疾病的治疗上，治法上的内病外治，既是此理，正如《理瀹骈文》所讲"虽治在外无殊治在内也。"既在整体观念及辨证论治指导下，通过外界刺激而调节机体内部病变之法；又《理瀹骈文》指出："外治必如内治者，先求其本。本何者?明阴阳，识脏腑也……通彻之后，读书皆无形而有用，操纵变化自我虽治在外，无殊治在内也。"药物贴敷遵循内病外治之理法，人体之脏腑在内，骨骼肌肉和毛窍在外，经络腧穴系统遍布于全身，使之相互联系，其治疗作用：一是贴敷的药物能通过肌肤、孔窍、腧穴等处深入腠理，由经络直达全身脏腑组织器官，而发挥治疗作用，即人与自然内外环境的统一性；二是通过药物刺激腧穴，激发经气，疏理经络，调复阴阳，同时通过敷药、经络腧穴的协同作用，激发人体机能，滋生正气，增强脏腑组织功能，以纠偏扶正祛邪，这是人体整体调理作用的结果，综上药物贴敷的治疗作用是药物作用、经络腧穴作用、机体自身整体调理作用的统一，最为适合以多系统、多器官、多层次发病为特点的风湿免疫疾病的预防和治疗。

2.1.2 药物贴敷的经络系统作用

经络系统是人体运行全身气血，联络脏腑肢节，沟通上下内外的通路，首先是经脉和络脉，正如《灵枢·经脉》篇曰："经脉者，伏行分肉之间，深而不见……诸脉之浮而常见者，皆络脉也。"是一个多形态、多层次、多功能的调控系统，通过良性刺激可使各种层次的生理功能相互激发、相互协调、作用叠加，从而导致生理效应的放大即激发经气作用，维持人体正常的生理机能，足见其在人体组织结构和功能上的重要性。经络系统不但是人体正常生理活动的重要枢纽，也是病邪传变的重要介质，正如《灵枢·经筋》篇曰："经脉者，所以决生死，处百病，调虚实，不可不通。"又有《素问·皮部论》所说；"邪客于皮则腠理开，开则邪入客于络脉，络脉满则注入经脉，经脉满则入舍于脏腑也。"可见经络系统在生理病理联系上都起着重要的作用，因此中医认为其在疾病的发生、发展与转归上具有十分重要的意义。邪气可由皮部腧穴而入并传变致病，治疗上亦可以如此，药物贴敷通过药物对皮肤腧穴的刺激，激发经气，使药气、经气速达皮部、经筋、络脉、经别、经脉并感传至人体所有脏腑组织器官，发挥经络系统整体调节作用，快速而全面的调理人体脏腑组织器官功能，滋生气血、疏通经络、扶正祛邪、调和阴阳，以恢复机体功能，达到治疗疾病的目的。

2.1.3　药物贴敷的腧穴特殊作用机理

腧穴是人体脏腑经络气血转输出入的特殊部位，穴位循序分布于十四经脉之上，为经气游行出入体表之所在，有其独特的治疗作用，包括治疗腧穴所在部位及邻近部位病变的邻近作用、治疗所在经络循行到达的远隔部位病症的远道作用及机体整体性的调治作用。这表明腧穴不仅是气血输注部位，也是邪气所客之处所，还是防治疾病的刺激点。药物贴敷正是通过药物对腧穴刺激作用以通其经络，调其气血，使阴阳归于平衡，脏腑趋于和调，以达到扶正祛邪的目的。

2.1.4　药物贴敷的药物作用机理

药物进入机体的途径，正如《素问·皮部论》曰："皮者脉之部也，邪客于皮则腠理开，开则邪入客于络脉，络脉满则注于经脉，经脉满则入舍于脏腑也"这是外邪经皮侵入机体的途径，同理贴敷药物亦可通过此途径进入体内发挥药效，又如《素问·评热病论》所说："邪之所凑，其气必虚"，可见人体正气亏虚，病邪易侵入机体，所以疾病状态，人体正气虚弱，更有利于贴敷药物进入体内，药物作用于皮肤和腧穴经络，如同内服药物在胃肠内泌别清浊，将药气透过皮肤直到经脉摄于体内，融化于津液之中，具有内外一贯之妙，就如《理瀹骈文》所说"切于皮肤，彻于肉理，摄于吸气，融于津液"。随其用药，能祛邪，拔毒气而外出，抑邪气以内消；能扶正，通营卫，调升降，理阴阳，安五脏，清泻五郁之气，而资化源。每种中药都有各自的四气五味、升降沉浮和作用归经，通过药物这些特性来祛除病邪，消除病因，纠正阴阳盛衰，恢复脏腑的功能。药物贴敷正是根据药物性质功效，辨证论治，选方用药，使之在病体的相应皮肤穴位进行吸收，进入体液，通过经脉气血输布五脏六腑、四肢九窍筋骨，进而发挥其药理作用。如"昔人治黄疸，用百部根放脐上，酒和糯米饭盖之，以口中有酒气为度"，即说明药物通过肌肤、腧穴、孔窍等处吸收，可以贯通经络而作用于全身。另外，药气能到达一般用药途径所不易到达的部位，并能维持较高浓度，发挥疗效，药气聚于筋骨则治疗筋骨，药气聚于达关节肌肉则治疗关节肌肉，药气聚于脏腑则治疗脏腑，药气所聚，功效所至，病邪所祛。所以非常适合风湿免疫疾病的治疗，特色就是药物不经过体内转化而快速直达病所，即有直接治疗作用又有全身的整体调理作用。

2.2 药物贴敷的现代医学透皮吸收机制

2.2.1 皮肤的吸收机制

皮肤吸收主要途径是经过表皮角质层细胞吸收脂溶性物质，其次通过皮肤毛囊、皮脂腺、汗管等附属器官吸收水溶性物质，还有钠、钾等可通过角质层细胞间隙吸收，真皮中90%是血管丰富的结缔组织，通过动脉通道角质层转运而使被吸收药物通过一种或多种途径进入体液循环。

2.2.2 经络腧穴现代机制研究

腧穴是皮肤上特殊的部位，贴敷药物从体外作用于人体的穴位，该穴位的组织结构、皮肤、神经、血管、淋巴等均发生一定的变化，产生特异性热学变化，使局部的温度增高，毛细血管和淋巴管扩张，有利于中药成分渗透皮肤，穿过毛孔，不断地进入淋巴液、血液而循环到达脏腑经气失调的病所，发挥药物"归经"和功能效应。研究表明穴位给药的生物利用度明显高于一般给药，因腧穴对药物作用具有敏感性和放大效应，药物作用于特定经络腧穴，能迅速在相应组织器官产生较强的药理效应，起到单相或双相调节作用，另则药物贴敷通过刺激皮肤穴位的神经末梢感受器，以及药物的吸收、代谢，对机体的有关的物理、化学感受器产生良性影响，直接反射性地调整大脑皮层和植物神经系统的功能，并通过神经系统形成新的反射，从而破坏原有的病理反射联系，调节细胞免疫和体液免疫，改善机体的免疫状态，增强抗病能力，从而达到防病治病的目的。

2.2.3 贴敷药物透皮机制

贴敷药物多选芳香厚重之味，研究表明川芎挥发油、丁香挥发油、丁香油酚等都具有促渗作用，认为其作用于角质层，加速角质层结构变化，破坏角化细胞间质，促使表皮细胞间隙扩大，从而有利于药物扩散。贴敷药物的水和作用于皮肤角质层，在局部形成一种汗水难以蒸发扩散的密闭状态，可膨胀成多孔状态易于药物穿透，透皮促进剂研究，包括表面活性剂类、亲脂性溶酶类，表面活性剂类物质能促进被动扩散吸收，增加表面脂膜的穿透率；常见的促透剂中，油酸、亚油酸可用于亲水和亲脂性药物，它们可溶解皮肤中的脂溶性成分，通过改变皮肤对药物的湿润作用来增加渗透性。

3 药物贴敷的剂型与贴剂

3.1 常用剂型

3.1.1 膏剂

（1）软膏剂

将药物加入适宜基质中，制成容易涂布于皮肤、黏膜或创面的半固体外用制剂。

（2）硬膏剂

黑膏药：以食用植物油榨取药料，去渣后在高热下与红丹反应而成的铅硬膏。

白膏药：以食用植物油与宫粉为基质，油炸药料，去渣后与宫粉反应而成的一种铅硬膏。

松香膏药：用松香为基质制成的膏药。

橡胶硬膏：以橡胶为主要基质，与树脂、脂肪或类脂性物质（辅料）和药物混匀后，摊涂于布或其他裱背材料上而制成的一种外用制剂。

中药巴布剂：以水溶性高分子化合物或亲水性物质为基质，与中药提取物制成的中药贴敷剂。

3.1.2 丸剂

药物细粉或药物提取物加适宜的黏合剂或辅料制成的球形制剂。

3.1.3 散剂

又称粉剂，是指一种或数种药物经粉碎、混匀而制成的粉状药剂（图 1）。

3.1.4 糊剂

将药物粉碎成细粉，或将药物按所含有效成分以渗漉法或其他方法制得浸膏，再粉碎成细粉，加入适量黏合剂或湿润剂，搅拌

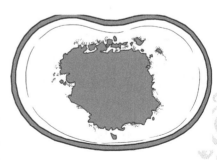

图 1　散剂

均匀，调成糊状。

3.1.5　泥剂

将中药捣碎或碾成泥状物，可添加蜜、面粉、乙醇等物增加其黏湿度。

3.1.6　熨贴剂

以中药研细末装布袋中贴敷穴位，或直接将药粉或湿药饼敷于穴位上，再用艾火或其他热源在所敷药物上温熨。

3.1.7　浸膏剂

将中药粉碎后用水煎熬浓缩成膏状，用时可直接将浸膏剂敷于穴位上。

3.1.8　膜剂

将中药成分分散于成膜材料中制成膜剂或涂膜剂，用时将膜剂固定于穴位上或直接涂于穴位上成膜即可。

3.1.9　饼剂

将药粉制成圆饼形进行贴敷的一种剂型。其制作方法有两种：一种是将配好的各种药物粉碎、过筛混合，加入适量面粉和水搅拌后，捏成小饼形状，置于蒸笼上蒸熟，然后趁热贴敷穴位；另一种是加入适量蛋清或蜂蜜等有黏腻性的赋形剂，捏成饼状进行敷贴。前者可用于贴敷时间较长者，并能起到药物和温热的双重刺激作用；后者制作较为简单。药饼与皮肤接触面积较大，故多用于脐部及阿是穴（多为病灶或其反应区域）。

3.1.10　锭剂

将药物研极细末，并经细筛筛后，加水或面糊适量，制成锭形，烘干或晾干备用。用时加冷开水磨成糊状，以此涂布穴位。锭剂多用于需长期应用同一方药的慢性病症，可以减少配药制作的麻烦，便于随时应用。锭剂药量较少，故常用对皮肤有一定刺激作用的药物。

3.1.11　水（酒）渍剂

用水、酒或乙醇等溶剂浸泡中药，使用时用棉垫或纱布浸蘸。

3.1.12 鲜药剂

采用新鲜中草药捣碎或揉搓成团块状，或将药物切成片状，再将其敷于穴位上。

3.2 常用贴剂及操作方法

3.2.1 穴位贴

凡是临床上有效的汤剂、方剂，一般都可以熬膏或为研末用作穴位贴敷来治疗相应疾病。穴位贴敷疗法的穴位选择与针灸疗法是一致的，也是以脏腑经络学说为基础，通过辨证选取贴敷的穴位，并力求少而精。此外，还应结合以下选穴特点：①选择离病变器官、组织最近、最直接的穴位贴敷药物。②选用阿是穴贴敷药物。③选用经验穴贴敷药物。贴敷方法：根据所选穴位，采取适当体位，使药物能敷贴稳妥。贴药前，定准穴位，用温水将局部洗净，或用乙醇棉球擦净，然后敷药。也有使用助渗剂者，在敷药前，先在穴位上涂以助渗剂或助渗剂与药物调和后再用。

3.2.2 膏药贴

使用前用生姜片或者热毛巾擦拭患处，擦洗晾干。揭下膏药外面的保护膜，用吹风机热风将膏药烘热变软，平整贴敷于患处或相应穴位，人体皮肤表面的代谢物会阻隔药物的渗透，所以每隔三天就将药取下，重新烤软后，对折揉均匀，再贴回原位。若原来的贴布没有黏性了，可沿膏药一周剪掉边缘部分，贴在新的贴布上面即可。洗澡时需取下，皮肤干燥后再重新烘软贴上。残留在皮肤上的膏药，可拿揭下来的膏药反复粘贴残留膏药的地方，就可以把残留膏药带下来，也可用红花油或者食用油等浸透，稍后再用纸可轻松除去。如粘到衣服上，浸湿后，撒上食用碱清洗即可。

3.2.3 药物外敷

中药外敷散是中医药方剂的制剂形式之一。中医方剂已发展有汤、酒、茶、露、丸、散、膏、丹、片、锭、胶、曲，以及条剂、线剂等多种内服、外服剂型。中药外敷散是运用中药归经原则，以气味具厚药物为引导率领群药，开结行滞直达病灶。固可透入皮肤产生活血化瘀，通经走络，开窍透骨，祛风散寒等功效。敷于体表的中药干粉刺激神经末梢，通过反射，扩张血管，促进局部血液循环，改善周围组织营养，达到消肿，消炎和镇痛的目的。同时药物在患处通过皮肤渗透达皮下组织，在局部产生药物浓度的相对优势，从而发挥较强的药理作用。

操作方法：将中药药粉 200 克倒入不锈钢托盘，加入鲜姜汁 50ml、陈醋 20ml、药酒 50ml、蜂蜜 10ml、氮酮 10ml 调和均匀后放进微波炉加热、调节中火加热半分钟后取出。将温度计的感受器一端放置皮部给药位置，在将调好的药物用调药板均匀的摊在患者皮部给药部位、厚度大约 3 毫米。施术过程中观察有无渗漏、滑脱、给药的均匀与否。将一次性塑料薄膜贴于药物上、然后将 TDP 分子生物灯定时 40 分钟、照射于皮部给药部位、定时观察温度计所显示数值（温度数值为 45～47℃），根据温度的高低调节 TDP 分子生物灯照射的距离。结束治疗，用不锈钢压舌板清理皮部药物，再用无菌毛巾擦拭干净，治疗完成注意保暖。

3.2.4 自热式柔性 TDP 灸疗贴

自热式柔性 TDP 灸疗贴是一种融入了现代温控技术工艺和传统贴敷疗法结合的产物，能够代替了传统的热熨和艾灸等方法，具有操作简便安全性高的特点，TDP 元素理疗层：由 Cu、Fe、Zn、Mg 等元素组成；热熨疗层：主要由 Fe、C 组成；灸疗层：穴位窗；透气压敏粘胶膜。元素层元素总质量应不少于 30mg。自热贴元素层表面最高温度应不高于 65℃。自热贴连续发热时间 DT-70A、DT-90A 应不少于 12h，DT-70B、DT-90B 应不少于 16h，在发热期间内，元素层表面平均温度不得低于 38℃。自热贴元素层波长范围应为 2.5μm～22μm。自热贴元素层法向比辐射率（即远红外发射率）应不低于 0.65。与人体直接接触的部分，其生物相容性应满足：细胞毒性试验应不大于 2 级；刺激试验应为极轻微；致敏试验应为无致敏反应。能迅速温经通络、驱风散寒、消炎镇痛、活血化瘀、改善微循环、加速组织修复功能。适用于软组织损伤、风湿关节炎、骨质增生、颈椎病、腰肌劳损、腰椎间盘突出、肩周炎所致的炎症、痛症及慢性前列腺炎、慢性盆腔炎、慢性胃肠炎等。

操作方法：①部位：用 75%乙醇或 0.5%～1%碘伏棉球或棉签在施术部位消毒。术者：医者双手应用肥皂水清洗干净。②撕开包装取出治疗帖。③用手轻揉治疗贴，再撕去治疗贴两边的防粘纸，露出胶膜。④将治疗贴黑色元素层一面对准患处或者穴位粘贴治疗，注意一次性贴好稍加用力压紧，可自行持续发热 16 小时，当不发热后即可取下，连续贴敷时需再次清洁换部后再贴上治疗贴。⑤部分对胶贴严重过敏的患者，请将粘贴胶带折叠在背面，将黑色元素层一面对准患部后再反贴于内衣上使用，若在活动部位使用可另加胶带固定。⑥使用过程中根据患者对温度的需求高度可以将背面无纺布上针刺 20～40 个针孔增加进氧量，提高温度。

每天可根据实际情况一次使用一贴或多贴，不发热后取下，每日更换一次。

4 药物贴敷技术操作规范

4.1 选穴原则

药物贴敷和针灸都是通过刺激穴位达到治疗目的，只是刺激的方式不同，前者采用药物外用，后者采用针刺或艾灸。因此，二者选穴上有相似性，都是以穴位的主治特性为基础。根据不同需求和病证、穴位的特性，通过辨体、辨病和辨证，合理选取相关穴位，组成处方进行应用。实际操作时，可单选，亦可合选，需要灵活掌握，力求少而精。一般地，内科、妇科、五官科病症以循经取穴为主，骨伤科、皮肤科疾病则以局部取穴为主。局部取穴可以根据疾病特点，采用疾病部位或者临近的穴位，如面部美容保健、五官科疾病的防治、偏头痛预治等。循经远取一般根据中医经络循行线路选取远离病变部位的穴位进行调理，如贴敷涌泉穴防治高血压病、头痛、口腔溃疡等。经验选穴多根据临床医生的经验选取穴位，如吴茱萸贴敷涌泉穴调理小儿流涎；威灵仙贴敷身柱穴调治百日咳等。与体针取穴相比，穴位贴敷还有取穴少而精的特点，选取一穴的屡见不鲜，尤其是神阙穴和涌泉穴。

在对呼吸系统疾病的治疗中，选穴以背俞穴和任脉经穴为主，选择频率最高的是肺俞穴，其次是膈俞、心俞、膏肓俞、肾俞、风门、膻中、天突、大椎、定喘、璇玑等。它们均位于背部胸椎旁，交感神经链的附近，它们是呼吸系统疾病的病理反射区，是针灸治疗胸腔和肺部疾病的有效穴。治疗消化系统疾病的取穴以足三里、中脘、脾俞、大肠俞为主。治疗心血管疾病如冠心病、心肌炎等，取穴以膻中、心俞为主。治疗糖尿病选用肾俞、脾俞、气海等，因糖尿病属肾虚脾弱，气阴不足之证。

4.2 施术前准备

4.2.1 药物

药物常用剂型。

4.2.2　部位

根据患者病情，选择相应的穴位。

4.2.3　体位

以患者舒适、医者便于操作的治疗体位为宜（图2）。

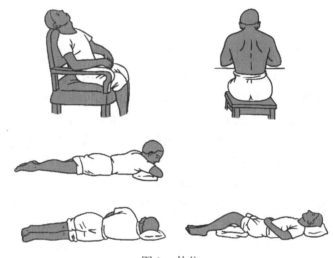

图2　体位

4.2.4　环境

应选择清洁卫生的环境。

4.2.5　消毒

部位：用75%乙醇或0.5%～1%碘伏棉球或棉签在施术部位消毒。
术者：医者双手应用肥皂水清洗干净。

4.3　操作方法与流程

4.3.1　明确诊断，选好适应症，询问过敏史

首先要明确诊断所患疾病，确定是否是穴位贴敷疗法的适应症，要根据疾病的种类、性质选择治疗的方法。详细询问过敏史，尤其是中药过敏史、胶布过敏史、酒精过敏史，进一步确定是否适合用该疗法。

4.3.2　辨证选穴，合理用药

根据选穴用药原则，辨病辨证相结合，确定贴敷药物种类，精选穴位，合理搭配。要根据患者的年龄、体质、工作性质等诸多因素选择贴敷的方法及用药的剂量和贴剂保留时间等。

4.3.3　选择体位及局部皮肤准备

使用时要根据患者的病情和所需贴敷的部位，选择适当的体位。患者取座位或俯卧位，暴露所选穴位。贴敷部位（穴位）要按照常规消毒。因为皮肤受药物刺激会产生发红和破损，容易发生感染。贴药前，定准部位后，通常用温水将局部洗净，或用75%乙醇棉球行局部消毒，然后敷药。

同时还要根据病人的体质和所使用药物的特性，选择适当的固定方法，在避免过敏等不良影响下尽可能选择较稳定的固定方法。

4.3.4　贴敷药物的方法与固定

（1）贴法

将已制备好的药物直接贴压于穴位上，然后外覆医用胶布固定；或先将药物置于医用胶布粘面正中，再对准穴位粘贴（图3）。

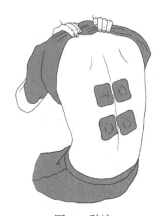

图3　贴法

硬膏剂可直接或温化后将硬膏剂中心准穴位贴牢。

（2）敷法

将已制备好的药物直接涂搽于穴位上，外覆医用防渗水敷料贴，再以医用胶布固定。

使用膜剂者可将膜剂固定于穴位上或直拉涂于穴位上成膜。

使用水（酒）浸渍剂时，可用棉垫或纱布浸蘸，然后敷于穴位上，外覆医用防渗水敷料贴，再以医用胶布固定。

（3）填法

将药膏或药粉填于脐中，外覆纱布，再以医用胶布固定（图4）。

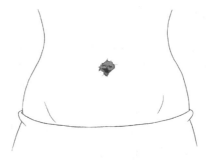

图4　填法

（4）熨贴法

将熨贴剂加热，趁热外敷于穴位。或先将熨贴剂贴敷穴位上，再用艾火或其他热源在药物上温熨。

（5）固定

为了保证药物疗效的发挥，对于所敷之药，无论是糊剂、膏剂或捣烂的鲜品，均应将其很好地固定，以防止药物移动或脱落。固定方法一般可直接用胶布固定，也可先将纱布或油纸覆盖其上，再用胶布固定。若贴在头面部，外加绷带固定特别重要，可防止药物掉入眼内，避免发生意外。目前有专供贴敷穴位的特制纱布，使用非常方便（图5、图6）。如需换药，可用消毒干棉球蘸温水或各种植物油、石蜡油轻轻揩去粘在皮肤上的药物，擦干后再敷药。

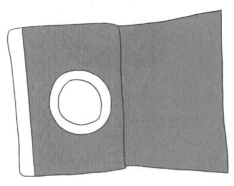

图5　空贴

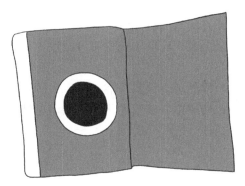

图 6　药物贴

4.3.5　观察病情，随时调整

贴敷用药要时刻观察病情的变化，以确定贴敷的方法、用药及穴位的选择等是否需要调整。一般而言，要根据病情的性质和不同阶段随时做相应的调整。穴位选择力求少而精，贴敷时间根据疾病种类及身体情况而定，原则是老年、小儿、病轻、体质偏虚者，贴敷时间缩短，出现皮肤过敏、瘙痒、疼痛者提前取下感到局部温热舒适者可适当延长贴敷时间。

4.3.6　贴药固定，医生嘱托

用胶布将块状药膏贴于穴位上（胶布过敏者用纱布覆盖块状药膏于局部），告知病人贴敷时间和基本护理知识（图 7）。

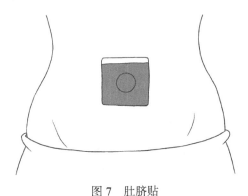

图 7　肚脐贴

4.3.7　施术后处理

（1）换药
贴敷部位无水泡、破溃者，可用消毒干棉球或棉签蘸温水、植物油或石蜡油清洁皮肤上的药物，擦干并消毒后再贴敷。

贴敷部位起水泡或破溃者，应待皮肤愈后再贴敷。

（2）水泡处理

小的水泡一般不必特殊处理，让其自然吸收。大的水泡应以消毒针具挑破其底部，排尽液体，消毒以防感染。破溃的水泡应做消毒处理后，外用无菌纱布包扎，以防感染。

4.3.8　贴敷时间

1）刺激性小的药物，可每隔 1d～3d 换药 1 次；不需溶剂调和的药物，还可适当延长至 5d～7d 换药 1 次。

2）刺激性大的药物，应视患者的反应和发泡程度确定贴敷时间，数分钟至数小时不等；如需再贴敷，应待局部皮肤愈后再贴敷，或改用其他有效穴位交替贴敷。

3）敷脐疗法每次贴敷 3h～24h，隔日 1 次，所选药物不应为刺激性大及发泡之品。

4）冬病夏治穴位贴敷从每年入伏到末伏，每 7d～10d 贴 1 次，每次贴 3h～6h，连续 3 年为一疗程。

4.3.9　皮肤反应

色素沉着、潮红、微痒、烧灼感、疼痛、轻微红肿、轻度出水泡属于穴位贴敷的正常皮肤反应。

4.4　适应证和禁忌证

凡临床各科内外诸疾皆可疗之，而且疗效显著。《理瀹骈文》云："病之所在，各有其位、各有其名，各有其形……按其位，循其名，核其形，就病以治病，皮肤隔而毛窍通，不见脏腑恰直达脏腑也。中焦之病，以药切粗末，布包缚脐上为第一捷法"。说明凡内治可疗之诸疾，皆可以用贴敷治之。病种涉及呼吸、循环、消化、泌尿、神经内分泌等各内科系统和鼻咽口腔五官及妇儿科的疾病。

4.4.1　适应证

1）呼吸系统：如气管炎、支气管炎、支气管哮喘、肺结核等。

2）心脑血管系统：如冠心病、心绞痛、高血压、中风等。

3）消化系统：如消化不良、慢性胃肠炎、胆囊炎、胃溃疡等。

4）泌尿系统：如肾炎、水肿、尿潴留、遗尿等。

5）外科疾患：镰疮、褥疮、红丝疗、丹毒、胆石症、尿路结石、前列腺炎、腱鞘炎、腱鞘囊肿、鞘膜积液、急性乳腺炎、乳腺增生病等。

6）危急重症：如昏迷、休克、中风、高热等危重急症的辅助抢救方法之一。

7）肿瘤：近年来各种外治方法用于治疗肿瘤取得了一定的疗效，特别是采用穴位贴敷疗法治疗缓解各种癌痛，为患者解除了疼痛，提高了生存质量，避免长期大剂量使用麻醉镇痛剂而产生的依赖性、成瘾性。

8）儿科病：如小儿发热、小儿泄泻、小儿肺炎、小儿脐患、小儿夜啼、百日咳、鹅口疮、麻疹、腮腺炎等。

9）妇产科病：如月经不调、痛经、带下、妊娠呕吐、难产、胞衣不下、产后腹痛、恶露不绝、子宫脱垂等病。

10）保健：穴位贴敷疗法不仅具有治疗作用，而且还具有保健之功效，在关元、气海、足三里等具有强壮作用的穴位上贴敷，可获养生保健、益寿延年的作用。

4.4.2 禁忌证

1）禁用部位：要严防有毒性及强烈刺激性的发泡药物，误入口腔、鼻腔和眼内；对于眼部、乳头、阴部、小儿肚脐、阴囊部、会阴部等，禁用该疗法。对于面部、近心脏部和大血管附近的穴位，不宜用刺激性太强的药物进行发泡，以免发泡遗留瘢痕，影响容貌或活动功能，尤其是过敏体质患者。本贴敷所用药物严禁内服，有皮肤过敏或皮肤破损者，不宜用此法。

2）禁用对象：对体弱者、孕妇、严重心脏病患者、精神病患者，以及对发泡疗法有恐惧心理者，尽量不用药物贴敷疗法，以免引起意外医疗事故；对于体弱者，一般不使用药力峻猛的发泡药物；有药物过敏史者，慎用穴位贴敷疗法，若根据病情需用者宜密切观察用此法后患者的反应。孕妇的腹部、腰骶部以及某些过敏穴位，如合谷、三阴交等处不宜采用贴敷发泡治疗。有些药物如麝香等孕妇禁用，以免引起流产。

3）禁用病症：疮疡已溃，已形成瘘管、瘘道，或感染的皮肤局部，不使用药物贴敷疗法。有怕热、咳黄痰、发热、肺部感染、支气管扩张、经常咯血者暂不要用此法。另外对于使用贴敷药物产生过敏反应者应及时调整用药，以防过敏加重。对危、急、重病症者，慎用。

4.5 注意事项

1）久病、体弱、消瘦以及有严重心肝肾功能障碍者慎用。

2）孕妇、幼儿慎用。

3）颜面部慎用。

4）糖尿病患者慎用。

5）对于所贴敷之药，应将其固定牢稳，以免移位或脱落。

6）凡用溶剂调敷药物时，需随调配敷用，以防挥发。

7）若用膏剂贴敷，膏剂温度不应超过45℃，以免烫伤。

8）对胶布过敏者，可选用低过敏胶布或用绷带固定贴敷药物。

9）对于残留在皮肤上的药膏，不宜用刺激性物质擦洗。

10）贴敷药物后注意局部防水。

11）贴敷后若出现范围较大、程度较重的皮肤红斑、水泡、瘙痒现象，应立即停药，进行对症处理。出现全身性皮肤过敏症状者，应及时到医院就诊。

药物贴敷技术的临床应用

第一章 内科疾病

1 咳嗽

1.1 咳嗽概述

1.1.1 概念

咳嗽是因邪客肺系，肺失宣肃，肺气不清所致，以咳嗽、咯痰为主要症状的病症。多见于急、慢性支气管炎。

1.1.2 病因病机

（1）中医病因病机

咳嗽的病因分外感和内伤两大类：外感咳嗽是肺脏本身的病证，多以风邪为先导，而寒、热、燥等邪气，从皮毛和口鼻侵入人体，首先犯肺，使肺失宣降，肺气上逆而致咳嗽。内伤咳嗽常涉及其他脏腑，因肺为娇脏，任何脏腑有病往往累及于肺而发生咳嗽，如脾失健运，痰湿内生，上扰于肺；情志不舒，肝郁化火，上乘于肺；肾阳不足，气化不利，水气上犯；肺本身气虚、阴虚，皆能影响肺气的升降出入而致咳嗽。

不论外感与内伤咳嗽，病机均属肺系受病，宣降失常，肺气上逆所致。外感咳嗽属于邪实，日久不愈，可损脏腑，发展成为内伤咳嗽，而内伤咳嗽多邪实与正虚并见，肺卫不固，又易外感，使咳嗽加重，故外感与内伤咳嗽，可互为因果。

（2）西医病因病机

咳嗽是呼吸系统疾病的主要症状，如咳嗽无痰或痰量很少为干咳，常见于急性咽喉炎、支气管炎的初期；急性骤然发生的咳嗽，多见于支气管内异物；长期慢性咳嗽，多见于慢性支气管炎、肺结核等。

1.1.3 临床表现

以咳嗽、咯痰为主要临床症状。若外感咳嗽，起病急，可伴有寒热等表证；内伤咳嗽，病程较长，起病慢，每因外感反复发作，常咳而伴喘。

1.1.4 临床诊断

（1）中医诊断
①咳逆有声，或伴咽痒咳痰。②外感咳嗽，起病急，可伴有寒热等表证。③内伤咳嗽，每因外感反复发作，病程较长，可咳而伴喘。

（2）西医诊断
①双肺听诊可闻及呼吸音增粗，或伴散在干湿性啰音。②在咳嗽急性期，周围血象白细胞总数和中性粒细胞可以增高。③肺部 X 线摄片检查正常或肺纹理增多增粗。

1.2 药物贴敷技术在咳嗽中的应用

技术一

贴敷部位 神阙穴（图 8）。

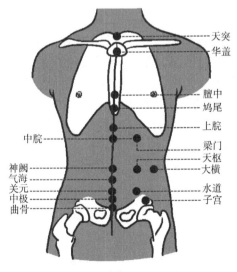

图 8

23

药物组成 公丁香 5g，肉桂 5g，苍耳子 3g，白芥子 5g，半夏 3g。

制备方法 上药共研细末。

操作规程 用时先将肚脐用 75% 酒精消毒，趁酒精未干之际，将药粉倒入脐内，用药量视肚脐大小而定，小者倒满肚脐，大者半脐窝即可，然后盖上 1 块比肚脐大的胶布固定，外贴自热式柔性 TDP 灸疗贴。

操作间隔 每 2 日换药 1 次，每 1 日换自热式柔性 TDP 灸疗贴 1 次，10 次为 1 个疗程。

主治 慢性支气管炎咳嗽（寒湿内蕴）。

技术二

贴敷部位 神阙穴（图 8）。

药物组成 麻黄 1g，杏仁 2g，细辛 1g，五味子 2g，甘草 1g，生姜适量。

制备方法 将前 5 味药烘干研为细末，与生姜捣成膏。

操作规程 敷于脐上，外用胶布固定，外贴自热式柔性 TDP 灸疗贴。

操作间隔 每日贴敷 1 次，至痊愈为止。

主治 外感风寒咳嗽。症见咳嗽声重，痰稀色白或伴鼻塞、恶寒，流鼻涕等。

技术三（视频 1）

贴敷部位 神阙穴（图 8）。

药物组成 吴茱萸 15g，肉桂 30g，丁香 15g，冰片 1g。

制备方法 将上药共研细末，装入有色瓶内密封备用。

视频 1 咳嗽

操作规程 北方患者于白露前后，南方患者于寒露前后，取药粉适量填入脐中，以脐满为度，用胶布封贴，外贴自热式柔性 TDP 灸疗贴。

操作间隔 2～3 日换药 1 次，10 次为 1 个疗程。每个疗程间隔 5～7 日，连贴 4～6 个疗程，直至次年春暖花开。急性发作时可配合内服药物疗法。一般用药 3～5 个疗程即获显著疗效。

主治 肺胃虚寒所致痰湿咳嗽。

技术四

贴敷部位 肺俞穴。

药物组成 附子片 21g，肉桂 20g，干姜 21g，山奈 8g。

制备方法 上药共研细末备用。

操作规程 先用拇指在双侧肺俞穴用力按摩半分钟左右，使之局部潮红，再将药粉适量放在穴位上，用胶布固定，若久咳者，先用生姜及葱白捣汁擦肺俞穴，则效果更好。贴后局部发热、发痒，或起红色小疹，不需处理。

操作间隔 隔日换药 1 次。

主治 急性、慢性咳嗽（冬季发作）。

技术五

贴敷部位 神阙穴（图 8）。

药物组成 罂粟壳 30g，五味子 30g，蜂蜜适量。

制备方法 将前 2 味药研极细末，贮瓶备用。

操作规程 用时以蜂蜜调膏，脐部消毒，将药膏放入脐内，用纱布覆盖，胶布固定。

操作间隔 每日换药 1 次，直至痊愈。一般用药 3～5 日即显效。

主治 咳嗽（久咳不愈）。

技术六

贴敷部位 神阙穴（图 8）。

药物组成 通宣理肺丸。

制备方法 捣为细末，加醋调成糊。

操作规程 敷于脐上，外用胶布固定，外贴自热式柔性 TDP 灸疗贴。

操作间隔 每日敷贴 1 次，至痊愈为止。

主治 咳嗽（肺气郁闭）。

技术七

贴敷部位 神阙穴（图 8）。

药物组成 鱼腥草 15g，青黛 10g，蛤壳 10g，葱白 3 根，冰片 0.3g。

制备方法 将前 3 味药研为末，葱白、冰片与药末共捣成糊。

操作规程 用时将脐部消毒后，取药糊纳入脐内，用胶布固定。

操作间隔 每日换药 1 次，直至痊愈停药。一般用药 3～5 日即愈。

主治 风热及火热咳嗽。

技术八

贴敷部位 肺俞、大杼、后溪（图 9、图 10）。

药物组成 瓜蒌 1 枚，贝母 40g，青黛 15g，蜂蜜 120g。

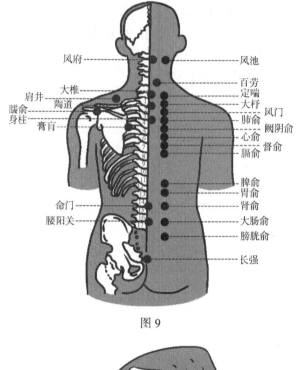

图 9

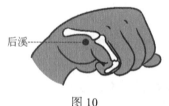

图 10

制备方法 先将贝母、青黛混合研为细末，再将瓜蒌连皮子捣绒（干者研细末），放蜂蜜入锅内加热，除去浮沫，入以上 3 味药搅拌如膏。

操作规程 用时将药膏贴在肺俞、大杼、后溪穴上，盖以纱布，胶布固定。

操作间隔 1～2 日换药 1 次。一般用药 7～10 日即显效。

主治 久咳、热咳、干咳、虚劳咳嗽。

技术九

贴敷部位 神阙穴（图 8）。

药物组成 白芥子 5g，半夏 3g，麻黄 5g，肉桂 5g，细辛 3g，丁香 0.5g。

制备方法 上药共研细末。

操作规程 用时将患者脐部用 75% 酒精消毒后，取药末纳入脐内，用胶布密封固定，外贴自热式柔性 TDP 灸疗贴。

操作间隔　每日换药 1 次，直至病愈停用。一般用药 3～5 日即愈。
主治　风寒咳嗽。

技术十

贴敷部位　神阙穴（图 8）。
药物组成　草决明 90g，莱菔子 30g。
制备方法　上药共捣碎为末。
操作规程　敷脐部，外用纱布包扎。
主治　痰多黏稠，咳嗽胸闷。

技术十一

贴敷部位　神阙穴（图 8）。
药物组成　制半夏 10g，白果仁 9g，杏仁 9g，细辛 6g。
制备方法　以上诸药共研末。
操作规程　用姜汁调为糊状，外敷脐部，纱布包扎。
主治　肺寒咳嗽，喘息。

技术十二

贴敷部位　大椎、肺俞、天突、心俞、膈俞、脾俞、肾俞。
药物组成　白芥子 3g，麻黄 2g，细辛 2g，延胡索 3g，麝香少许。
制备方法　将上药研细为末，用生姜汁调成糊状。
操作规程　用穴位贴贴敷，贴药前将穴位局部皮肤清洗干净，敷药后有灼热感为佳，2～4 小时有刺痛感则去。
操作间隔　每年三伏天使用。
主治　肺寒咳嗽。

技术十三

贴敷部位　神阙穴（图 8）。
药物组成　天竺黄 10g，雄黄 1g，朱砂 1g，天南星 10g，丁香 2g。
制备方法　诸药共研为细末，过筛后入瓶，密封备用。
操作规程　用时取药末适量，填入患者神阙穴，外以胶布固定。
操作间隔　每日换药 1 次，10 日为 1 疗程。
主治　风痰型咳哮证。

2 哮喘

2.1 哮喘概述

2.1.1 概念

哮病是由于宿痰伏肺，遇诱因引触，导致痰阻气道，气道挛急，肺失肃降，肺气上逆所致的发作性痰鸣气喘疾患。发时喉中哮鸣有声，呼吸气促困难，甚则喘息不能平卧。喘证是由肺失宣降，肺气上逆，或肺肾出纳失常而致的以呼吸困难，甚至张口抬肩，鼻翼煽动，不能平卧等为主要临床表现的一种常见病证。严重者可发生喘脱。

2.1.2 病因病机

（1）中医病因病机

哮证的发生，主要责之于痰伏于肺，每因外邪侵袭、饮食不节、情志不调、体虚劳倦等诱因引触而发，致痰壅气道，肺失宣降。喘证常由多种疾病引起，其病因复杂，病机多样，但主要可分外感、内伤两大类。外感以六淫外邪侵袭肺系为主，内伤以饮食不当、情志失调和劳欲久病，以致肺气上逆、宣降失职和肾元不固、摄纳失常而致病。

（2）西医病因病机

哮喘发病的危险因素包括宿主因素（遗传因素）和环境因素两个方面。遗传因素在很多患者身上都可以体现出来。哮喘的发病机制目前还不完全清楚，包括：变态反应、气道慢性炎症、气道高反应性、气道神经调节失常、遗传机制、呼吸道病毒感染、神经信号传导机制和气道重构及其相互作用等。

2.1.3 临床表现

哮证常因气候突变、饮食不当、情志失调、劳累等因素诱发。发作前多有鼻痒、喷嚏、咳嗽、胸闷等先兆。发作时喉中哮鸣有声，呼吸困难，甚则张口抬肩，不能平卧，或口唇指甲紫绀。呈反复发作的特点。多有过敏史和家族史。喘证以喘促气短，呼吸困难，甚至张口抬肩，鼻翼翕动，不能平卧，口唇发绀为特征。

多有慢性咳嗽、哮证、肺痨、心悸等疾病史，每遇外感及劳累而诱发或加重。

2.1.4　临床诊断

（1）中医诊断

哮病：①呈反复发作性。发时常多突然，可见鼻痒、喷嚏、咳嗽、胸闷等先兆。喉中有明显哮鸣声，呼吸困难，不能平卧，甚至面色苍白，唇甲青紫，约数分钟、数小时后缓解。②平时可一如常人，或稍感疲劳、纳差。但病程日久，反复发作，导致正气亏虚，可常有轻度哮鸣，甚至在大发作时持续难平，出现喘脱。③多与先天禀赋有关，家族中可有哮喘病史。常由气候突变，饮食不当，情志失调，劳累等诱发。

喘病：①以喘促短气，呼吸困难，甚至张口抬肩，鼻翼翕动，不能平卧，口唇发绀为特征。②多有慢性咳嗽、哮病、肺痨、心悸等病史，每遇外感及劳累而诱发。

（2）西医诊断

①发作时两肺可闻及哮鸣音，或伴有湿啰音。②实验室检查周围血象中嗜酸性粒细胞可增高，痰液涂片可见嗜酸细胞。③支气管激发试验或运动试验阳性。④支气管扩张试验阳性。⑤胸部 X 线检查一般无特殊改变，久病可见肺气肿体征。

2.2　药物贴敷技术在哮喘中的应用

技术一

贴敷部位　定喘、肺俞、膈俞穴（图 9）。

药物组成　炒白芥子、炙麻黄各 4g，炙款冬花、桔梗、延胡索、细辛各 3g，甘遂 2g，冠心苏合胶囊 1g，姜汁适量。

制备方法　以上中草药共研细末，加入冠心苏合胶囊中药粉调匀，用姜汁调成膏状。

操作规程　以上为 1 人 1 次用量。先用药艾条在背部两侧定喘穴至肾俞穴之间进行温灸，然后将药膏贴于定喘、肺俞、膈俞穴上，用胶布固定，外贴自热式柔性 TDP 灸疗贴。

操作间隔　每日 1 次，4 次为 1 个疗程。一般用药 3～5 个疗程即获良效。

主治　支气管哮喘。

技术二

贴敷部位 胸背。

药物组成 鲜姜 5000g。

制备方法 将鲜姜捣烂，用纱布包，挤取姜汁。

操作规程 以姜汁浸棉花，晒干做成背心。令病人穿之，日夜护住胸背，或每日使用 8 小时以上。

操作间隔 长穿效良。

主治 风寒咳嗽及支气管哮喘。

技术三

贴敷部位 定喘、肺俞、膏肓俞、膻中穴（图8、图9）。

药物组成 白芥子、延胡索各 33g，细辛 17g，六神丸 2 支（60 粒），生姜汁适量。

制备方法 将上药前 4 味共研细末，生姜捣烂取汁。用姜汁将药末调匀，摊在油纸上。做成直径 4 厘米，厚 0.8 厘米的小饼，再将六神丸粉末（每次用 20 粒）压在药饼中心处。

操作规程 用时将药饼贴在穴位上（双侧的定喘、肺俞、膏肓俞、膻中穴），胶布固定。如痰多者，加贴丰隆穴；肾虚者，加贴肾俞穴；脾虚者加贴脾俞、足三里穴。

操作间隔 在每年初、中、末伏日各贴药 1 次为 1 个疗程。每次贴药 3～6 小时，均贴 3 个疗程。连续贴敷 3 个疗程可获痊愈或显效。

主治 支气管哮喘。

技术四

贴敷部位 华盖、膻中、膈俞、肺俞穴（图9）。

药物组成 桑皮、杏仁、黄芩各 10g，石膏 30g。

制备方法 上药共研细末过筛，用凉开水调和制成直径约 2.5 厘米的药饼 6 个。

操作规程 将以上六贴分贴于华盖、膻中、膈俞、肺俞穴上，包扎固定。

操作间隔 每次贴 4～5 小时，每日 1 次，连贴 10 日为 1 个疗程。一般用药 2～3 个疗程可获满意疗效。

主治 热哮症。

技术五（视频2）

视频2　哮喘

贴敷部位　大杼、肺俞、天突、心俞、风门、厥阴俞、督俞、膻中穴（图8、图9）。

药物组成　白芥子30g，麻黄、细辛、干姜、延胡索各10g，鲜生姜汁适量。

制备方法　上药研细粉，以鲜生姜汁调成糊状，摊于纸上。

操作规程　首次外贴大杼、肺俞、天突、心俞穴；第二次贴于风门、厥阴俞、督俞、膻中等穴。

操作间隔　两组穴位交替贴用，每次贴6～12小时。

主治　支气管哮喘。

技术六

贴敷部位　涌泉穴（图11）。

药物组成　杏仁、木鳖子、花椒、大黄各10g，香油适量。

制备方法　将上药共研细末，贮瓶备用。

操作规程　每晚睡前取12g，用香油调敷于双足涌泉穴上，外用纱布包扎固定，翌晨去掉。

操作间隔　连用3～7日为1个疗程。用药1～3个疗程即取满意疗效。

主治　咳嗽、痰多之支气管哮喘。

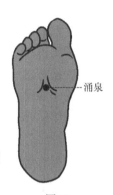

涌泉

图11

技术七

贴敷部位　肺俞穴（图9）。

药物组成　鹿茸、明附片、肉桂各100g，全瓜蒌、紫苏叶各20g，防风、生绵黄芪、党参、白术各150g，炮姜、母丁香各30g，酒炒黄芪300g。

制备方法　将肉桂、丁香研细末，余药用清水4000毫升浸一夜，次日入锅中煎至水干，再倾入茶油2升同煎，待药枯，用绢筛去净渣，再煎至滴水成珠后，入黄丹270g，然后将肉桂、丁香末加入和匀，收膏摊布上，每张25～30g重。

操作规程　用时取膏烘热贴于背部肺俞穴上。

操作间隔　每2～3天换药1次。

主治　老幼新旧哮喘。

技术八

贴敷部位　肺俞、风门穴（图9）。

药物组成　连翘、当归、白芷、木鳖子、肉桂、赤芍、白薇各 40g，白及、茯苓、草乌、乌药、川乌各 30g，猪牙皂、枣枝、桑枝、桃枝、柳枝、桂枝各 25g。

制备方法　麻油 1500 毫升，浸药一夜，熬焦去渣，入飞黄丹 500g，如麦色，再以桃柳棍 2 根，搅至滴水成珠，入乳香、没药细末各 20g，收膏摊成膏药。

操作规程　将膏药贴于双侧肺俞、风门穴上。

操作间隔　贴三伏、三九。

主治　哮喘。

技术九

贴敷部位　肺俞、心俞、膈俞、大椎穴（图9）。

药物组成　细辛、生半夏、延胡索、肉桂各 5g，白芥子 10g。

制备方法　上药共研细末，和匀备用。另备麝香 2g。

操作规程　用时先用姜汁调和成糊状，再加麝香，贴在上述穴位，共贴 7 次。

操作间隔　每次贴敷 2 小时，每年盛夏初伏、中伏、末伏各贴 1 次，可连贴 3 年。

主治　哮喘（适用于寒哮）。

技术十

贴敷部位　百劳、肺俞、膏肓穴（图9）。

药物组成　细辛、白芥子各 21g，甘遂、延胡索各 12g（1 次贴敷量）。

制备方法　上药共研细末，用生姜汁 120 毫升，调成糊状，制成药饼 6 只，再用麝香 1.5g，研细后均分 6 份，放在药饼中央，备用。

操作规程　将药饼放在直径约 10 厘米的圆形布上，贴在百劳、肺俞、膏肓 3 穴，两边对称，共 6 个穴上。用胶布固定。

操作间隔　在伏天敷贴，初伏贴 1 次，中伏贴 2 次，末伏贴 1 次，每次敷贴 2 小时。

主治　支气管哮喘。

技术十一

贴敷部位　涌泉及与涌泉相对的足背阿是穴。

药物组成　桃仁 60g，杏仁、栀子各 20g，胡椒 3g，糯米 2g。

制备方法　药共研细末，用鸡蛋清调制成糊状。

操作规程　将药糊分成 4 份，贴敷于双侧涌泉及与涌泉相对的足背阿是穴处，用油纸覆盖，胶布固定。

操作间隔　敷灸 12 小时后去药洗净后隔 12 小时再贴敷第 2 次，贴敷 3 次为 1 疗程。

主治　哮喘发作期或缓解期的治疗。

技术十二

贴敷部位　肺俞、大椎、风门、天突、膻中、定喘。

药物组成　干姜、五味子、法半夏、麻黄、细辛、生白芥子；药物比例为 3：3：8：13：10：16。

制备方法　将以上 2 种配方药物分别研成细末，甩鲜姜汁调成稠膏状即可，随用随备。

操作规程　使用时，取 2g 置于每一腧穴部位，再用 4cm×4cm 大小胶布固定；成人每次贴 4～6h，儿童每次贴 1h，到时取下即可（若起泡，可提前取下）。

操作间隔　每周贴治 1 次，连续 3 周为 1 个疗程。

主治　成人及小儿哮喘。

技术十三

贴敷部位　大椎、肾俞、肺俞、关元、膏肓、神阙、脾俞、膻中、内关穴（图 8、图 9、图 12）。

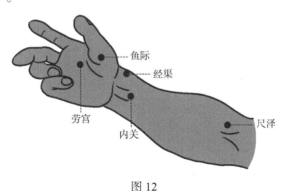

图 12

药物组成　白芥子、延胡索、皂角、细辛；药物比例为 2：2：1：1。

制备方法　过 120 目筛，将新鲜生姜洗净榨汁，加蒸馏水调配成 50% 的生姜汁。

操作规程 三伏第 1 天使用，取 2g 置于每一腧穴部位，再用 4cm×4cm 大小胶布固定；每次贴 2～4h，到时取下即可（若起泡，可提前取下）。

操作间隔 三伏第 1 天各贴敷 1 次，每次 2～4h。

主治 小儿哮喘。

技术十四

贴敷部位 定喘、肺俞、膏肓及膻中穴。

药物组成 延胡索、白芥子、甘遂、细辛按 4∶4∶1∶1。

制备方法 研成细末，用生姜汁调成糊状，置于 3cm×4cm 大小纱布上，中间点少许麝香。

操作规程 每贴含生药 1.5g，于每年的三伏、三九天使用，从夏季入伏日起，每 10 天贴 1 次，计 3 次；冬季从入九日起，每 9 天贴 1 次，计 3 次，每次贴 0.5～2h。

操作间隔 连续贴 3 年为 1 个疗程。

主治 小儿哮喘。

3 泄泻

3.1 泄泻概述

3.1.1 概念

泄泻是以排便次数增多，粪质稀溏或完谷不化，甚如水样为主的病证。古有将大便溏薄势缓者称为泄，大便清稀如水而势急者称为泻，现临床一般统称泄泻。

3.1.2 病因病机

（1）中医病因病机

内因：饮食所伤、情志失调、病后体虚及禀赋不足。外因：外感寒湿暑热之邪，其中以湿邪最为多见。本病病机关键是湿盛与脾虚，因湿盛而致脾虚者，多为急性泄泻（暴泻）；因脾虚而后湿邪阻滞者多为慢性泄泻（久泻）。泄泻的病位在肠，脾失健运是关键，同时与肝、肾密切相关。基本病机为脾胃受损，湿困脾土，肠道功能失司。其病理因素离不开湿。病理性质：外感寒湿、湿热、伤食、肝气乘脾以实证多见，有脾虚者往往虚实夹杂。病理演变：凡寒湿、湿热、食滞以湿盛为主者可出现急性暴泻；久泻者，因脾胃虚弱，运化无权，聚水成湿而生泄；脾病日久，可伤肾，或由于其他原因损伤肾阳，脾失温煦，不能腐熟水谷成泻，甚者则出现命门火衰之五更泄泻。

（2）西医病因病机

腹泻发生的机制主要与肠蠕动过快、胃肠黏膜分泌亢进、肠黏膜炎症渗出及肠吸收不良有关。

3.1.3 临床表现

本病以便次增多，便质稀薄甚如水样；或便次不多，但便质清稀为主要表现。可伴有腹胀、腹痛、肠鸣、纳呆等证。急性暴泻，起病突然，病程短，可伴有恶寒、发热等症；慢性腹泻，起病缓慢，病程较长，反复发作，时轻时重。

3.1.4 临床诊断

（1）中医诊断

风寒泻证：大便清稀，多泡沫，色淡黄，无明显臭气，腹痛肠鸣。常伴鼻塞、流涕、微恶风寒或发热，舌质淡、苔薄白或腻，脉浮紧。

湿热泻证：起病急，泻势迫，大便稀薄或如水样，每日数次至数十次，色褐而臭，可有黏液，肛门灼热，发热口渴，腹痛呕吐，纳差，小便黄少，舌质红、苔黄腻，脉滑数。

伤食泻证：大便酸臭或如败卵，或夹有食物残渣，脘腹胀满疼痛，痛则欲泻，泻后痛减，嗳气酸馊，泛恶呕吐，纳呆恶食，矢气臭秽，夜寐不宁，舌苔厚腻，脉滑数有力。

伤乳泻证：乳婴儿便下稀薄，色淡，夹乳块，或如蛋花样，气味酸臭或腥臭，脘腹胀满，啼哭不宁，嗳气吐乳，不思吮乳，舌苔腐浊，指纹沉滞。

脾虚泻证：久泻不止，或反复发作，大便稀溏，色淡不臭，夹有未消化之乳食，食后脘痞，便多，神疲纳呆，面色萎黄。舌质淡、苔薄白，脉缓弱。

脾肾阳虚泻证：久泻不止，缠绵不愈，粪质清稀，澄澈清冷，下利清谷，或五更作泻，神萎纳差，形寒肢冷，面白无华，舌淡、苔薄白，脉细无力。

气阴两伤证：泻下无度，呕吐频频，精神萎软，肢体无力，面白无华，肢冷汗出，口渴引饮，小便减少，舌质干、苔薄，脉细数。

阴竭阳脱证：暴泻不止，便稀如水，皮肤干燥，目眶及囟门凹陷，啼哭无泪；久泻不愈，便泄不止，大便清冷，完谷不化，形体消瘦，神萎乏力，哭声低微，胃不纳食，少尿无尿，四肢清冷，舌淡无津，脉沉微。

（2）西医诊断

①急性泄泻，粪便病因学检查可查到致病菌、病毒或寄生虫。②大便培养阳性或阴性。③慢性泄泻，肠镜检查可发现结肠、直肠有黏液分泌物、充血、水肿或有溃疡出现，或偶有肿瘤存在。也可各种检查均无阳性反应。④慢性泄泻还可考虑结肠钡剂灌肠或全消化道钡餐检查，以明确病变部位。⑤肝、胆、胰、甲状腺等脏腑器官的病变也可造成泄泻，相关检查有助于明确诊断。

3.2　药物贴敷技术在腹泻中的应用

技术一

贴敷部位　神阙、涌泉、天枢穴（图8、图11）。
药物组成　枯矾50g，面粉20g，米醋适量。
制备方法　将枯矾研成细末，加入面粉、米醋调成糊状。
操作规程　敷于神阙穴、涌泉穴、天枢穴，用消毒纱布覆盖，再用消毒纱布固定。

操作间隔　每日换药 3～5 次。

主治　久泻不愈者。

技术二

贴敷部位　神阙、脾俞、大肠俞（图 8、图 9）。

药物组成　硫黄 30g，朱砂 15g，枯矾 30g，母丁香 10g，人工麝香 0.5g，独头蒜 3 个，麻油 250g，生姜 200g，黄丹 120g。

制备方法　以上前 6 味混合，捣烂如膏，制成黄豆大小的药丸；另将麻油入锅加热，放入生姜炸枯去姜，熬至滴水成珠时徐徐投入黄丹，收膏，摊成膏药。

操作规程　取药丸 1 枚置于膏药中间，贴敷于神阙、脾俞、大肠俞每穴 1 丸，外贴自热式柔性 TDP 灸疗贴。

操作间隔　3 天换药 1 次，5 次为一疗程。

主治　寒湿泻和脾虚泻。

技术三

贴敷部位　神阙穴（图 8）。

药物组成　吴茱萸 50g，食盐 100g。

制备方法　将上药共捣碎，放锅内炒热。

操作规程　用布包趁热敷脐，外贴自热式柔性 TDP 灸疗贴。

操作间隔　每日 1 次，3～5 日为 1 个疗程。

主治　寒性腹泻。

技术四

贴敷部位　神阙、脾俞（图 8、图 9）。

药物组成　胡椒 12g，干姜 12g，豆油 500g，樟丹 240g，鲜生姜、葱白各适量。

制备方法　上药除樟丹外，余药放豆油内浸 1 日，倒入锅内加热，将药炸枯过滤，再将油熬至滴水成珠时，离火，边搅边徐徐加入樟丹，待出现大量泡沫时，仍置火上，熬至浓稠取下，倾膏于冷水中，去火毒。

操作规程　用时取膏药摊至 3cm×8cm 的牛皮纸上，分别贴于神阙、脾俞上。

操作间隔　3 日换药 1 次。一般贴药 3～5 日即获良效。

主治　腹泻。

技术五

贴敷部位　神阙穴（图8）。

药物组成　吴茱萸 30g，丁香 6g，胡椒 30 粒，凡士林适量。

制备方法　药共研为细末，装瓶备用。

操作规程　每次用药粉 1～2g，与凡士林调成膏，敷于脐上，外贴自热式柔性 TDP 灸疗贴。

操作间隔　每日换药 1 次。一般治疗 3～5 日可获显著疗效。

主治　腹泻。

技术六

贴敷部位　神阙（图8）。

药物组成　乳香、没药各 30g，米粉、陈醋各适量。

制备方法　将乳香和没药共碾成细末，贮瓶备用。

操作规程　用时取药末句加入米粉混合均以陈醋调和如膏状，敷于肚脐上，盖以纱布，胶布固定，外贴自热式柔性 TDP 灸疗贴。

操作间隔　每日一次。

主治　泄泻。

技术七

贴敷部位　少腹部。

药物组成　补骨脂 30g，吴茱萸 30g，煨肉蔻 30g，附子 30g，五味子 20g，白芍 20g。

制备方法　上药共研细末，做成棉兜。

操作规程　令患者将棉兜日夜紧护少腹部。

主治　虚泻。

技术八

贴敷部位　神阙穴（图8）。

药物组成　吴茱萸、补骨脂、五味子、生硫黄各 30g，带根须葱白 10 根。

制备方法　葱白切碎，余药共为粗末。将上药放铁锅内，加黄酒适量，炒热。

操作规程　纱布包裹，热熨脐中，外贴自热式柔性 TDP 灸疗贴。

操作间隔　每次热熨 30 分钟，每日 1～2 次，一剂药可用三天。

主治　五更泄泻。

技术九

贴敷部位　神阙、大肠俞（图8、图9）。
药物组成　黄连12g，滑石30g，木香15g，吴茱萸10g。
制备方法　上药共研细末。
操作规程　贴神阙穴及大肠俞，胶布固定。
主治　热泻。

技术十

贴敷部位　头顶、额角。
药物组成　肉桂30g，白酒适量。
制备方法　以肉桂研末，加白酒煎如膏状。
操作规程　药敷于头顶上和额角。凡阴虚火旺者忌用。
操作间隔　一日一次，至痊愈为止。
主治　适用于命门火衰、肢体脉微、无阳虚脱、腹痛腹泻、腰膝冷痛等。

技术十一

贴敷部位　神阙穴（图8）。
药物组成　胡椒粉1g，大米饭25g。
制备方法　用刚蒸熟的大米饭捏成1厘米厚的圆饼，将胡椒粉撒于圆饼上。
操作规程　待不烫手时贴于脐上，外敷纱布，胶布固定后外贴自热式柔性TDP灸疗贴。
操作间隔　4～6小时去除。一般贴药3次即可治愈。
主治　泄泻。

技术十二

贴敷部位　足部。
药物组成　艾叶、柿蒂各20g，石榴树叶60g，生姜15g，食盐30g。
制备方法　将以上诸药混合共碾成细末。
操作规程　在锅内炒热，用布包裹，趁热裹于脚上，冷则再炒再裹。
操作间隔　持续40分钟，每日2～3次。
主治　寒湿泄泻。

技术十三

贴敷部位 神阙穴（图 8）。

药物组成 吴茱萸 5g，苍术 20g，丁香 5g，白胡椒 3g。

制备方法 药物研成细末，取药粉 1～2g 用水调成糊状。

操作规程 清洁脐部皮肤，纳入脐中，用敷贴固定。

操作间隔 晚间贴早晨取，每次贴敷时间 10h，每天一次。

主治 小儿腹泻。

4 胃痛

4.1 胃痛概述

4.1.1 概念

胃痛是指以胃脘部近心窝处疼痛为主要临床表现的一种病证。又称胃脘痛。

4.1.2 病因病机

（1）中医病因病机

胃脘痛发生的原因，有病邪犯胃、肝胃不和，脾胃虚寒等几个方面。

①病邪犯胃：外感寒邪，邪犯于胃，或过食生冷，寒积于中，皆使胃寒而痛。尤其是脾胃虚寒者更易感受寒邪而痛发；又加饮食不节，过食肥甘内生湿热，或食滞不化，可以发生热痛或食痛。

②肝胃不和：忧郁恼怒伤肝，肝气失于疏泄，横逆犯胃而致胃脘疼痛。肝气郁结，进而可以化火。火邪又可伤阴，均可使疼痛加重，或病程缠绵。

③脾胃虚寒：素体虚弱，劳倦过度，饥饱失常，久病不愈，均可损伤脾胃阳气，使中气虚寒而痛。

胃脘痛的病因，虽有上述的不同，但其发病均有一共同途径，即所谓"不通则痛"。病邪阻滞，肝气郁结，均使气机不利，气滞而作痛；脾胃阳虚，脉络失于温养，或胃阴不足，脉络失于濡润，致使脉络拘急而作痛。气滞日久不愈，可致血脉凝涩，瘀血内结，则疼痛更为顽固难愈。

（2）西医病因病机

①胃肠神经官能症，当大脑皮层功能紊乱（即支配胃的植物神经系统功能失调）就会引起胃的疼痛。②胃及十二指肠溃疡，当季节变化，精神压力大，饮食不当，或有长期服用能致溃疡的药物，会使精神高度紧张，迷走神经过度兴奋，进而导致溃疡恶化，发生急性穿孔。

4.1.3 临床表现

胃痛的部位在上腹部胃脘处，俗称心窝部。其疼痛的性质表现为胀痛、隐痛、刺痛、灼痛、闷痛、绞痛等，常因病因病机的不同而异，其中尤以胀痛、隐痛、刺痛常见。可有压痛，按之其痛或增或减，但无反跳痛。其痛有呈持续性者，也有时作时止者。其痛常因寒暖失宜，饮食失节，情志不舒，劳累等诱因而发作或加重。本病证常伴有食欲不振，恶心呕吐，吞酸嘈杂等症状。

4.1.4 临床诊断

（1）中医诊断

1）实证：主症上腹胃脘部暴痛，痛势较剧，痛处拒按，饥时痛减，纳后痛增。兼见胃痛暴作，脘腹得温痛减，遇寒则痛增，恶寒喜暖，口不渴，喜热饮，或伴恶寒，苔薄白，脉弦紧者，为寒邪犯胃；胃脘胀满疼痛，嗳腐吞酸，嘈杂不舒，呕吐或矢气后痛减，大便不爽，苔厚腻，脉滑者，为饮食停滞；胃脘胀满，脘痛连胁，嗳气频频，吞酸，大便不畅，每因情志因素而诱发，心烦易怒，喜太息，苔薄白，脉弦者，为肝气犯胃；胃痛拒按，痛有定处，食后痛甚，或有呕血便黑，舌质紫暗或有瘀斑，脉细涩者，为气滞血瘀。

2）虚证：主症上腹胃脘部疼痛隐隐，痛处喜按，空腹痛甚，纳后痛减。兼见泛吐清水，喜暖，大便溏薄，神疲乏力，或手足不温，舌淡苔薄，脉虚弱或迟缓，为脾胃虚寒；胃脘灼热隐痛，似饥而不欲食，咽干口燥，大便干结，舌红少津，脉弦细或细数，为胃阴不足。

（2）西医诊断

①上消化道钡餐 X 线检查、纤维胃镜及组织病理活检等，可见胃、十二指肠黏膜炎症、溃疡等病变。②大便或呕吐物隐血试验强阳性者，提示并发消化道出血。③B 超、肝功能、胆道 X 线造影有助于鉴别诊断。

4.2 药物贴敷技术在胃痛中的应用

技术一

贴敷部位 足三里、天枢、阴陵泉、中脘、上脘、胃俞、脾俞、大肠俞（图8、图9、图13、图14）。

药物组成 白芥子、细辛各15g，甘遂、延胡索各4g，生姜汁、麝香各适量。

制备方法 上药共研为细末，用生姜汁调和成花生仁大之药丸，药心放少许麝香，用4cm×4cm胶布固定。

操作规程 敷贴于足三里、天枢、阴陵泉、中脘、上脘、胃俞、脾俞、大肠俞穴上。

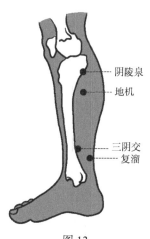

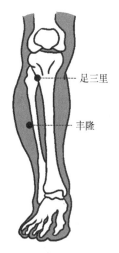

图 13

阴陵泉
地机
三阴交
复溜

足三里
丰隆

图 14

操作间隔　每次选贴 6 穴，交替使用。每日 1 次，至愈为止。敷贴 1～2 日即可见效。

主治　胃脘痛。

技术二

贴敷部位　胃脘部。
药物组成　郁金 12g，大黄 8g，元明粉 6g，栀子 6g，香附 6g，黄芩 6g。
制备方法　将上药共研细末。
操作规程　敷贴胃脘处，绷带包扎固定。
操作间隔　每日换药 1 次。用药 3～5 日即愈。
主治　胃脘痛。

技术三

贴敷部位　神阙穴（图 8）。
药物组成　胡椒粉 3g，公丁香 3g，大枣（去核）10 枚，姜汁适量。
制备方法　将前 3 味药共研为细末，加入大枣共捣烂如泥，再将生姜汁调和捣烂如膏备用。
操作规程　用时取 1 块如蚕豆大药泥，摊于纱布中央，敷于脐上，外以胶布固定后外贴自热式柔性 TDP 灸疗贴。
操作间隔　每日 1 次，10 次为 1 个疗程。一般敷药 1～2 个疗程，即获良效。
主治　虚寒性胃痛。

技术四

贴敷部位 神阙穴（图8）。

药物组成 防风、白芷、龙涎香、细辛、薄荷脑各10g。

制备方法 上药共研为细末，用时取适量调为糊。

操作规程 用时敷于肚脐上，以塑料薄膜或胶布固定，痛止药去。

操作间隔 一般用药1次即可止痛。

主治 胃痛。

技术五

贴敷部位 上脘、中脘、足三里（图8、图14）。

药物组成 当归30g，丹参20g，乳香、没药各15g，姜汁适量。

制备方法 将诸药研碎为末，加姜汁调成糊状。

操作规程 用时取药糊分别敷贴于上脘、中脘、足三里穴上。

操作间隔 每日3～5次，用药1～2日即可取得良效。

主治 胃痛。

技术六

贴敷部位 中脘、脾俞穴（图8、图9）。

药物组成 生附子、巴戟天、炮姜、炒茴香各30g，肉桂21g，党参、白术、吴茱萸、炒白芍、白茯苓、高良姜、甘草各15g，木香、丁香各12g，沉香末9g，麝香1g，香油、黄丹各适量。

制备方法 将前14味药粉碎，再将香油加热至沸后，入粉碎药炸枯，过滤去渣，继续熬炼药油滴水成珠为度。加入黄丹，对入麝香、沉香末搅拌均匀，摊成膏药备用。

操作规程 用时可将膏药温化，趁热贴于中脘、脾俞，外贴自热式柔性TDP灸疗贴。

操作间隔 3日换药1次。两侧交替使用，可连续较长时间敷贴。一般用药60日可取得良效。

主治 十二指肠溃疡引起的胃痛。

技术七

贴敷部位 胃脘部痛点。

药物组成 大黄、栀子、郁金、香附、延胡索各30g，姜汁适量。

制备方法　将上药共研为细末，用姜汁调和成糊。

操作规程　敷于胃脘部痛点。

操作间隔　每日1～2次，痛止停用。一般用药1～2日即可止痛。

主治　脾胃气滞痛。

技术八

贴敷部位　胃脘部痛点。

药物组成　栀子20g，生姜5g，白酒适量。

制备方法　将上药捣碎研烂，加白酒调和成糊。

操作规程　用时取适量敷于胃脘部痛点。

操作间隔　每日1次，3～5次为1个疗程。一般用药1个疗程可获满意疗效。

主治　胃热型胃脘痛。

技术九

贴敷部位　神阙、中脘穴（图8）。

药物组成　荜茇、延胡索、丁香、肉桂各15g，黄酒适量。

制备方法　上药共研为细末，贮瓶备用。用时每次取药末20～30g，加入黄酒调和成糊。

操作规程　用时涂敷患者脐部及中脘穴上，盖以纱布，以胶布固定后外贴自热式柔性TDP灸疗贴。

操作间隔　每日1次，敷至症状消除为止。一般用药5～10日即愈。

主治　虚寒性胃痛。症见胃脘疼痛，畏寒喜暖，口不渴，喜热饮。

技术十

贴敷部位　脐周及痛点。

药物组成　川椒、公丁香、吴茱萸、细辛各5g，青盐250g。

制备方法　前4味药共研为细末。

操作规程　将细末纳入脐中；再取青盐炒烫，分装若干布袋，热熨脐周及疼痛处，盐袋凉则更换。若疼痛剧烈，出冷汗者，加膻中、气海及背部腧穴。

主治　胃脘痛。

技术十一

贴敷部位　神阙穴（图8）。

药物组成 荜茇、干姜、甘松、山柰、细辛、白芷、肉桂、吴茱萸、艾叶各 50g。

制备方法 上药研为末，做成兜肚。

操作规程 用时覆于脐部。

主治 胃寒疼痛。

技术十二

贴敷部位 神阙，肝俞穴（图 8、图 9）。

药物组成 吴茱萸 10g，丁香 1.5g，黄连 2g，黄酒适量。

制备方法 诸药混合研为细末，用时取药末 10g，加黄酒炒热。

操作规程 分别贴于脐中（神阙）、肝俞，外加胶布固定。

操作间隔 每日换药一次。

主治 胃痛吐酸。

技术十三

贴敷部位 神阙穴（图 8）。

药物组成 吴茱萸叶、橘子叶、香薷叶各 60g，大葱 120g。

制备方法 上药共捣如泥。

操作规程 烘热，纱布包裹，敷神阙穴，外贴自热式柔性 TDP 灸疗贴。

操作间隔 1 次 30～60 分钟，1 日数次，痛止为度。

主治 寒湿胃痛。

技术十四

贴敷部位 神阙穴（图 8）。

药物组成 黄芩、黄连、栀子各 9g，白芍、甘草各 15g。

制备方法 将方中前 5 味药共碾成细末，贮瓶备用。

操作规程 用时取药末适量，以凉水调和成膏状，涂于脐内，外用穴位贴。

操作间隔 每 2 日换药 1 次，病愈方可停药。

主治 热性胃痛。

技术十五

贴敷部位 神阙、天枢、关元（图 8）。

药物组成 吴茱萸。

　　制备方法　将吴茱萸研末加白醋调成膏状，制成大小约 2cm×2cm、厚度约 0.5cm 的药饼。

　　操作规程　将吴茱萸用上法制备后，敷于神阙、天枢、关元，用胶布固定。每天 1 次。每次 6～8h。

　　操作间隔　连续 2 周 1 个疗程。

　　主治　胃肠道反应（包括胃痛、腹痛等）。

5 腹痛

5.1 腹痛概述

5.1.1 概念

腹痛是指胃脘以下、耻骨毛际以上部位发生疼痛为主要表现的一种脾胃肠病证。

5.1.2 病因病机

（1）中医病因病机

凡外邪入侵，饮食所伤，情志失调，跌仆损伤，以及气血不足，阳气虚弱等原因，引起腹部脏腑气机不利，经脉气血阻滞，脏腑经络失养，均可发生腹痛。

（2）西医病因病机

腹痛包括内脏性腹痛、躯体性腹痛及感应性腹痛三者。①内脏性腹痛是因腹腔中空性器官的平滑肌过度紧张收缩或因腔内压力增高而被伸展、扩张所引起。亦可因实质性器官的包膜受到内在的膨胀力或外在的牵引而引起。痛觉自内脏感觉神经末梢有关脊神经传入中枢。②躯体性腹痛因分布于腹部皮肤、腹壁肌层和腹膜壁层以及肠系膜根部份脊神经末梢，因受腹腔内外病变或创伤等刺激而引起。经胸6-腰1各种脊神经传入中枢。③感应性腹痛是在腹腔脏器病变时在相应神经节段的体表或深部感到的疼痛。亦有表现在远隔部位的则为放射性痛。

5.1.3 临床表现

腹痛部位在胃脘以下，耻骨毛际以上，疼痛范围可以较广，也可局限在大腹、胁腹、少腹，或小腹。疼痛性质可表现为隐痛、胀痛、冷痛、灼痛、绞痛、刺痛等，腹部外无胀大之形，腹壁按之柔软，可有压痛，但无反跳痛，其痛可呈持续性，亦可时缓时急，时作时止，或反复发作。疼痛的发作和加重，常与饮食、情志、受凉、劳累等诱因有关。起病或缓或急，病程有长有短，常伴有腹胀，嗳气，矢气，以及饮食、大便异常等脾胃症状。

5.1.4　临床诊断

（1）中医诊断

①以胃脘以下，耻骨毛际以上部位的疼痛为主要表现，腹壁按之柔软，可有压痛，但无肌紧张及反跳痛。②常伴有腹胀，矢气，以及饮食、大便的异常等脾胃症状。③起病多缓慢，腹痛的发作和加重，常与饮食、情志、受凉、劳累等诱因有关。

（2）西医诊断

腹部 X 线、B 超、结肠镜、大便常规等有关实验室检查有腹部相关脏腑的异常。能排除外科、妇科腹痛，以及其他内科病证中出现的腹痛症状。

5.2　药物贴敷技术在腹痛中的应用

技术一

贴敷部位　神阙、天枢、中脘及关元穴（图 8）。

药物组成　当归 120g，白芷 120g，小茴香 120g，木香 60g，大茴香 120g，香附 120g，乳香 30g，没药 30g，母丁香 30g，肉桂 30g，沉香 30g，麝香 4.5g。

制备方法　上药共研末。

操作规程　以水调少许贴肚脐、天枢、中脘及关元穴，外贴自热式柔性 TDP 灸疗贴。

操作间隔　药干则换，痛止停药。

主治　寒凝腹痛。

技术二

贴敷部位　腹部。

药物组成　补骨脂、吴茱萸、煨豆蔻、附子、五灵脂、炒蒲黄、赤石脂、罂粟壳各 30g，五味子、白芍各 20g，乌药 60g。

制备方法　上药研成细末，并制成药泥。

操作规程　加热，敷于脐腹部，外贴自热式柔性 TDP 灸疗贴。

操作间隔　隔日 1 次。

主治　虚寒性腹痛。

技术三

贴敷部位　下腹。

药物组成　吴茱萸、杜仲、蛇床子、五味子、木香、丁香各 15g。

制备方法　上药绢包。

操作规程　煎汤熏洗脐及下腹,再用药纳下腹,外贴自热式柔性 TDP 灸疗贴。

主治　虚寒腹痛,适用于妇女下焦虚冷腹痛,崩漏,带下。

技术四

贴敷部位　神阙穴（图 8）。

药物组成　小茴香 10g,花椒 10g,延胡索 10g,乳香 10g,枳实 10g,厚朴 10g。

制备方法　上药共研末备用。

操作规程　每次取药末 1～2g,纳脐中,外盖纱布,胶布固定。

操作间隔　每日换药 1 次。一般用药 1～2 日即获良效。

主治　气滞腹痛。

技术五

贴敷部位　神阙穴（图 8）。

药物组成　阿魏、木香、丁香各 0.5g。

制备方法　上药共研末。

操作规程　撒于膏药或胶布上,敷贴于肚脐上,孕妇禁用。

操作间隔　每日 1 次。一般敷药 30 分钟后即见显效。

主治　腹绞痛。

技术六

贴敷部位　神阙穴（图 8）。

药物组成　艾绒 10g,食盐 3g。

制备方法　将上药共炒热透。

操作规程　待温度适宜后填满脐眼,外加纱布包扎固定外贴自热式柔性 TDP 灸疗贴。

操作间隔　2 日 1 次。一般用药 1～2 次即可止痛。

主治　瘀证所致腹中绞痛,以及一切风寒所致的腹中冷痛等。

技术七

贴敷部位　神阙穴（图8）。
药物组成　盐制附子10g。
制备方法　附子研末备用。
操作规程　用时将药末填脐内，外用纱布包扎，外贴自热式柔性TDP灸疗贴。
操作间隔　24小时后去药或以痛消为度。一般敷药后2～5小时痛消泻止。
主治　寒泻腹痛。

技术八

贴敷部位　神阙穴（图8）。
药物组成　淡竹叶、鲜椒叶、吴茱萸各10g。
制备方法　上药共捣烂如糊。
操作规程　敷贴于脐部，用纱布包扎，胶布固定，以胀消痛止去药。
操作间隔　一般敷药1次即愈。
主治　腹胀痛。

技术九

贴敷部位　腹部痛点。
药物组成　大黄60g，黄柏60g，姜黄60g，白芷60g，天南星25g，陈皮25g，厚朴25g，甘草25g，天花粉120g，香油（醋）适量。
制备方法　上药共研为细末，用香油或醋调成糊。
操作规程　敷贴腹部痛点。
操作间隔　每日1次。一般用药2～3日即可痊愈。
主治　热毒腹痛。

技术十

贴敷部位　神阙穴（图8）。
药物组成　胡椒10g，干姜8g，雄黄3g，吴茱萸12g，姜汁适量。
制备方法　将以上诸药共研为细末，用姜汁调拌成膏。
操作规程　敷贴脐部。
操作间隔　每日换药1次。一般用药1～2日即获良效。
主治　腹痛。

技术十一

贴敷部位 局部痛处。

药物组成 大黄、栀子、芒硝各 10g，75%酒精 10ml，蓖麻油 30ml。

制备方法 上药共研为细末，加入酒精、蓖麻油调成糊，平摊于 2 层纱布的夹层中，中心处稍厚，将四边缝合。

操作规程 敷贴痛处，外用胶布固定，上盖塑料薄膜，以防药物渗出。

操作间隔 每日 1 次。一般用药 1～3 日即显效。

主治 腹痛。

技术十二

贴敷部位 神阙穴（图 8）。

药物组成 白芷、川芎、徐长卿、花椒各 100g。

制备方法 上药共研为细末，制成 1 个兜肚，装入药末。

操作规程 用时盖于脐部。为防止中药气味走漏，兜肚可用软草做外皮。

主治 慢性肠炎、肠粘连、盆腔炎引起的腹部疼痛。

技术十三

贴敷部位 神阙穴（图 8）。

药物组成 三七 10g、丹参 10g、白芷 10g、全当归 10g、土鳖虫 10g、红花 10g、大黄 10g、琥珀 10g、续断 15g、生薏仁 15 g、白术 15g、淫羊藿 10g、冰片 2g。

制备方法 将药材粉碎，装袋密封，用时放入无菌小杯内，兑入适量陈醋及温水调成糊状。

操作规程 清洁产妇脐部，取适量糊状药膏贴敷，外用透明胶布或输液贴固定。嘱产妇勿弄湿该处，有不适感随时告知医护人员。

操作间隔 剖宫产者术后第 1 天、自然分娩者产后第 1 天起采取中药贴敷神阙穴，2 次／天，3 天为一疗程。

主治 产后腹痛。

技术十四

贴敷部位 神阙穴（图 8）。

药物组成 木香、茴香、乌药、厚朴、甘草、当归、陈皮各 10g，延胡索、白芍各 15g。

制备方法 将上述药材研成细末，每次取 1.5g，用醋混合，调成糊状，要保证软硬适中。

操作规程 在神阙穴处用酒精棉球擦拭消毒，然后将药外敷在神阙穴上，然后用胶布固定。

操作间隔 每隔 1 天更换 1 次，以 3 天为一个疗程。

主治 小儿肠痉挛所致的反复性腹痛。

6 便秘

6.1 便秘概述

6.1.1 概念

便秘是指由于大肠传导功能失常导致的以大便排出困难，排便时间或排便间隔时间延长为临床特征的一种大肠病证。

6.1.2 病因病机

（1）中医病因病机

便秘的病因是多方面的，其中主要的有外感寒热之邪，内伤饮食情志，病后体虚，阴阳气血不足等。本病病位在大肠，并与脾胃肺肝肾密切相关。脾虚传送无力，糟粕内停，致大肠传导功能失常，而成便秘；胃与肠相连，胃热炽盛，下传大肠，燔灼津液，大肠热盛，燥屎内结，可成便秘；肺与大肠相表里，肺之燥热下移大肠，则大肠传导功能失常，而成便秘；肝主疏泄气机，若肝气郁滞，则气滞不行，腑气不能畅通；肾主五液而司二便，若肾阴不足，则肠道失润，若肾阳不足则大肠失于温煦而传送无力，大便不通，均可导致便秘。

（2）西医病因病机

便秘从病因上可分为器质性和功能性两类。①器质性病因主要包括：肠管器质性病变；直肠、肛门病变内分泌或代谢性疾病；系统性疾病等。②功能性便秘病因尚不明确，其发生与多种因素有关，包括：进食量少或食物缺乏纤维素或水分不足，对结肠运动的刺激减少；因工作紧张、生活节奏过快、工作性质和时间变化、精神因素等干扰了正常的排便习惯；滥用泻药，形成药物依赖，造成便秘等。

6.1.3 临床表现

本病主要临床特征为大便排出困难，排便时间或（及）排便间隔时间延长，粪质多干硬。其表现或粪质干硬，排出困难，排便时间、排便间隔时间延长，大便次数减少，常三五日、七八日，甚至更长时间解一次大便，每次解大便常需半小时或更长时间，常伴腹胀腹痛，头晕头胀，嗳气食少，心烦失眠等症；或粪质干燥坚硬，排出困难，排便时间延长，常由于排便努挣导致肛裂、出血，日久还可引起痔疮，而排便间隔时间可能正常；或粪质并不干硬，也有便意，但排便无力，排出不畅，常需努挣，排便时间延长，多伴有汗出、气短乏力、心悸头晕等症状。由于燥屎内结，可在左下腹扪及质地较硬的条索状包块，排便后消失。本病起病缓慢，多属慢性病变过程，多发于中老年和女性。

6.1.4　临床诊断

（1）中医诊断

①大便排出困难，排便时间或（及）排便间隔时间延长，粪质多干硬。起病缓慢，多属慢性病变过程。②常伴有腹胀腹痛，头晕头胀，嗳气食少，心烦失眠，肛裂、出血、痔疮，以及汗出，气短乏力，心悸头晕等症状。③发病常与外感寒热，内伤饮食情志，脏腑失调，坐卧少动，年老体弱等因素有关。

（2）西医诊断

①本病腹部触诊，可在乙状结肠处触及包块，叩诊多见肠胀气。②直肠指检可发现粪便填塞直肠。③下消化道钡餐X线检查，可见肠道张力减退，钡剂排空超过24小时。④肠道内窥镜检查对肠道器质性便秘有诊断意义，并可直接观察肠黏膜的状态。⑤活组织检查可确诊病变的性质。

6.2　药物贴敷技术在便秘中的应用

技术一

贴敷部位　神阙穴（图8）。

药物组成　当归30g，肉苁蓉、皂角、大黄各9g。

制备方法　将以上药物混合共碾成细末，装瓶密封备用。

操作规程　用时取药末适量，以蜂蜜调和如膏状，敷于脐孔上，盖以纱布，胶布固定。

操作间隔　每天换药1次。

主治　血虚便秘。

技术二

贴敷部位　神阙穴（图8）。

药物组成　大蒜、大黄、山栀子仁各9g。

制备方法　上药共捣烂，摊在厚纸上。

操作规程　贴脐。

主治　便秘。

技术三

贴敷部位　神阙穴或涌泉穴（图8、图11）。

药物组成　皂角、大黄各适量。

制备方法　上药2味同研为散。

操作规程　敷于脐部或涌泉。

主治　大便秘结。

技术四

贴敷部位　神阙穴（图8）。

药物组成　皂角刺12g，松子仁9g，五倍子6g，淡豆豉6g，葱白适量。

制备方法　将前4味药混合共碾成细末，加入葱白共捣烂如膏状，胶布固定。

操作规程　敷于脐上，外盖纱布，胶带固定。

操作间隔　每日换药一次。

主治　虚秘。

技术五

贴敷部位　神阙穴（图8）。

药物组成　大黄、玄明粉、生地黄、当归、枳实各32g，厚朴、陈皮、木香、槟榔、桃仁、红花各15g。

制备方法　麻油熬，黄丹收。

操作规程　贴脐上。

主治　便秘。

技术六

贴敷部位　神阙穴（图8）。

药物组成　大黄适量。

制备方法　研为细末备用。

操作规程　用时取药粉10g，以酒调成软膏状，敷于脐部，外以纱布盖上，胶布固定。外贴自热式柔性 TDP 灸疗贴。

操作间隔　每日换药 1 次。

主治　便秘（因乳食积滞所致）。

技术七

贴敷部位　神阙穴（图 8）。

药物组成　葱白（连须）50g，生姜 30g，食盐 15g，淡豆豉 37 粒。

制备方法　将上药混合捣融，制成小圆饼。

操作规程　放火上烘热，敷于神阙穴上，外贴自热式柔性 TDP 灸疗贴。

操作间隔　一般 12～24 小时气通自愈。

主治　便秘。

技术八

贴敷部位　神阙穴（图 8）。

药物组成　当归 60g，大黄 30g，芒硝 15g，甘草 15g。

制备方法　将上药熬成膏。

操作规程　敷贴于肚脐上，或煎汤摩腹。

操作间隔　每日 1 次。一般用药 3～5 日后即可显效。

主治　便秘。

技术九

贴敷部位　神阙穴（图 8）。

药物组成　甘薯叶 60g，红糖适量。

制备方法　将甘薯叶捣烂，加红糖调匀。

操作规程　敷于脐上。

操作间隔　每日 1 次。一般用药 5～7 次可获良效。

主治　便秘。

技术十

贴敷部位　劳宫穴（图 12）。

药物组成　干姜、高良姜、白芥子、硫黄、槟榔各 10g。

制备方法　将上药共研为细末，加水做成丸。

操作规程　清晨用花椒水洗手，再用香油涂掌心（劳宫穴），将药丸握手心。

操作间隔 每日 1 次。一般用药 7～10 日即可获取显著疗效。

主治 老年人虚寒性便秘。

技术十一

贴敷部位 神阙穴（图 8）。

药物组成 皮硝 9g，皂角末 1.5g。

制备方法 将皮硝加水溶解后，再加入皂角末调制成糊。

操作规程 敷于脐上。

操作间隔 每日 1 换。一般治疗 3～5 日即可痊愈。

主治 热秘。

技术十二

贴敷部位 天枢、关元、气海穴（图 8）。

药物组成 三棱、莪术、大黄、冰片，1∶1∶1∶1 比例。

制备方法 将上述药物研成粉末，加甘油调成膏状，制成大小约 1.5cm×1.5cm、厚度约 0.5cm 的药饼。

操作规程 敷于天枢、关元、气海穴，用胶布固定。

操作间隔 每日 1 次，每次 6～8 小时，7 次为一疗程。

主治 久病成瘀、气血积滞的便秘。

技术十三

贴敷部位 神阙穴（图 8）。

药物组成 生大黄粉 10g，红花 10g，枳实 10g，冰片 6g。

制备方法 研制成粉调入 20ml 甘露醇呈糊状，置于洁净敷料上。

操作规程 用温水毛巾清洁脐部皮肤，将中药贴于神阙穴上，并轻轻按压。

操作间隔 每天早晨 9 时和下午 4 时贴敷，4h 后取下贴敷，连用 3d 为 1 疗程，1 疗程结束后观察疗效。

主治 脑卒中后便秘。

技术十四

贴敷部位 神阙穴（图 8）。

药物组成 白术、厚朴、炒莱菔子各 200g，大黄、黄芪各 100g，炒枣仁、柏子仁各 50g。

制备方法 将上药烘干、粉碎，过 80 目细筛，分 60 份，备用。

操作规程 温水清洁神阙穴，揩干表面水分，取中药散 1 份（约 15g），用食醋 2～3ml 调成糊状，敷于神阙穴，敷药范围以穴位中心为圆心，直径约 2～3cm，外以透气小敷贴固定。

操作间隔 每 12h 更换 1 次，连用 1 个月。

主治 对肿瘤患者便秘。

技术十五

贴敷部位 神阙、天枢、关元、大肠俞、脾俞（图 8、图 9）。

药物组成 白芷、花椒、白附子、干姜、川芎、细辛按 4∶4∶1∶2∶2∶2 比例。

制备方法 研成粉末，加黄酒调成糊状，制成大小约 1.5cm×1.5cm、厚度约 0.3cm 的药饼。

操作规程 将上药饼敷贴穴位上，用胶布固定。

操作间隔 每日 1 次，每次 5～6 小时，7 次为一疗程。

主治 阳虚便秘。

7 消化不良

7.1 消化不良概述

7.1.1 概念

消化不良是一种临床症候群,是由胃动力障碍所引起的疾病,也包括胃蠕动不好的胃轻瘫和食道反流病。消化不良主要分为功能性消化不良和器质性消化不良。功能性消化不良属中医的"脘痞""胃痛""嘈杂"等范畴。

7.1.2 病因病机

(1)中医病因病机

功能性消化不良属中医的"脘痞""胃痛""嘈杂"等范畴。其病在胃,涉及肝脾,病机主要为脾胃虚弱、气机不利、胃失和降。正常生理情况下脾主运化,胃主受纳,脾主升而胃主降,脾喜燥而恶湿,胃喜湿而恶燥,在五行属土。肝主疏泄、性喜条达,在五行属木,长期情志失调,抑郁不舒,使肝气郁结,疏泄失司,肝木克土,脾胃失和;暴饮暴食,过食生冷,食谷不化,痰湿困阻,脾气不升,胃气不降;脾胃素虚或劳倦伤脾,脾胃气虚,中焦不运,水谷不化,聚成痰湿,进而使中焦气机升降失常;脾胃虚弱,健运失司,水反为湿,谷反为滞,湿滞久郁化热,寒热互结胃脘。以上终致胃肠运动功能紊乱,上则胸闷哽咽,中则胃脘胀痛,下则大便秘结;胃气不降反升,则嗳气反酸,呕吐烧心等;脾气不升反降,则中气下陷,出现胃脘坠胀,纳呆早饱,大便自利不禁。

(2)西医病因病机

消化不良可由特发性、先天性、炎症性、传染性或胰腺疾病所致,也可继发于多种全身性疾病。如乳糜泻为麸质敏感性肠病,是原发性肠道吸收不良综合征。因小肠黏膜缺乏某种肽酶,不能把麸质代谢产物 α 麸蛋白彻底分解,而麸蛋白对小肠黏膜有强烈损害作用。进食的麸质在肠黏膜局部刺激 IgA 抗体产生,而且可与 IgA 形成抗原-抗体原复合物,沉积于肠黏膜,在补体参与下发生变态反应,引起肠黏膜损伤。

7.1.3 临床表现

①上腹痛为常见症状，部分患者以上腹痛为主要症状，伴或不伴有其他上腹部症状。上腹痛多无规律性，在部分患者上腹痛与进食有关，表现为饱痛，进食后缓解，或表现为餐后 0.5～3.0 小时之间腹痛持续存在。②早饱，腹胀，嗳气亦为常见症状，可单独或以一组形式出现，伴或不伴有腹痛。③不少患者同时伴有失眠，焦虑，抑郁，头痛，注意力不集中等精神症状。

7.1.4 临床诊断

（1）中医诊断

有上腹痛、上腹胀、早饱、嗳气、恶心、呕吐等上腹不适症状，至少持续 4 周或在 12 月中累计超过 12 周。

（2）西医诊断

①内镜检查未发现胃及十二指肠溃疡、糜烂、肿瘤等器质性病变，未发现食管炎，也无上述疾病病史。②实验室、B 超、X 线检查排除肝胆胰疾病。③无糖尿病、肾脏病、结缔组织病及精神病。④无腹部手术史。

7.2 药物贴敷技术在消化不良中的应用

技术一

贴敷部位 神阙穴（图 8）。
药物组成 莱菔子、枳实、麸皮、食盐各适量。
制备方法 将莱菔子和枳实混合共碾成粗末，加入食盐、麸皮，在锅内炒热。
操作规程 用布包裹粗末，乘热熨于脐腹部，外贴自热式柔性 TDP 灸疗贴。
操作间隔 每日 1 次。
主治 伤食。

技术二

贴敷部位 神阙穴（图 8）。
药物组成 木香、丁香、砂仁、草果、莱菔子、枳实、麸皮、食盐各适量。
制备方法 药物共碾成粗末，在锅内炒热。
操作规程 贴于患者神阙穴（每 2～3 天更换 1 次）。用布包裹粗末，熨于脐腹部，外贴自热式柔性 TDP 灸疗贴。

操作间隔 每日 1 次。

主治 伤冷食。

技术三

贴敷部位 神阙、上脘穴（图 8）。

药物组成 党参、白术、炙甘草、半夏、陈皮、香附、木香、砂仁、益智仁、厚朴、神曲、干姜各适量，TDP 理疗贴 1 贴。

制备方法 以上药物混合共碾成细末，贮瓶备用。

操作规程 用时取药末适量，在锅中炒热，填满神阙穴，再将 TDP 理疗贴分别贴于神阙穴及上脘穴。

操作间隔 每 2 日换 1 次。

主治 脾胃虚弱型伤食。

技术四

贴敷部位 神阙穴（图 8）。

药物组成 丁香、木香各 3g，吴茱萸 4.5g，肉桂 1.5g。

制备方法 将上药共研为细末备用。

操作规程 敷神阙穴，外用纱布覆盖，胶布固定。

操作间隔 2 日换药 1 次，6 日为 1 个疗程。

主治 小儿消化不良（食滞）。

技术五

贴敷部位 神阙穴（图 8）。

药物组成 焦三仙各 10g，炒鸡内金、炒莱菔子、生栀子各 5g。

制备方法 将上药共研为细末备用。

操作规程 每次取 6g，用水调糊，涂在胶布上面，对准神阙穴贴敷。

操作间隔 每日 1 次，3～5 次为 1 个疗程。

主治 小儿消化不良（食积）。

技术六

贴敷部位 中脘、神阙（图 8）。

药物组成 吴茱萸、白胡椒、白术各 6g。

制备方法 将上药共研为细末备用。

操作规程 用陈醋调成软膏状，敷于上述穴位，外用纱布固定。

操作间隔 每日 1 次，连续 5 天为 1 个疗程。

主治 小儿消化不良（虚寒）。

技术七

贴敷部位 涌泉穴（图 11）。

药物组成 生栀子仁、丁香各 30 粒，杏仁 9g，白胡椒 6g，鸡蛋 1 枚，葱头 7 个，面粉 1 勺。

制备方法 上药除鸡蛋外，混合研烂，用高粱酒拌和，以鸡蛋清调匀，然后用荷叶包裹好备用。

操作规程 贴敷于两足底涌泉穴上，外用纱布包扎固定。

操作间隔 每日换药 1 次，贴至病愈为止。

主治 小儿消化不良（食火）。

技术八

贴敷部位 神阙穴（图 8）。

药物组成 荞麦粉 60g，苍术 25g，米醋适量，TDP 灸疗贴 1 贴。

制备方法 将苍术研细过筛与荞麦粉拌匀，掺入米醋炒热，备用。

操作规程 每取适量贴敷于神阙穴上，用纱布包扎，外贴自热式柔性 TDP 灸疗贴。

操作间隔 2～3 天换药 1 次。

主治 小儿消化不良。

8 头痛

8.1 头痛概述

8.1.1 概念

头痛病是指由于外感与内伤，致使脉络拘急或失养，清窍不利所引起的以头部疼痛为主要临床特征的疾病。头痛既是一种常见病证，也是一个常见症状，可以发生于多种急慢性疾病过程中，有时亦是某些相关疾病加重或恶化的先兆。

8.1.2 病因病机

（1）中医病因病机

1）感受外邪：多因起居不慎，坐卧当风，感受风寒湿热等外邪上犯于头，清阳之气受阻，气血不畅，阻遏络道而发为头痛。

2）情志郁怒：长期精神紧张忧郁，肝气郁结，肝失疏泄，络脉失于条达拘急而头痛；或平素性情暴逆，恼怒太过，气郁化火，日久肝阴被耗，肝阳失敛而上亢，气壅脉满，清阳受扰而头痛。

3）饮食不节：素嗜肥甘厚味，暴饮暴食，或劳伤脾胃，以致脾阳不振，脾不能运化转输水津，聚而痰湿内生，以致清阳不升，浊阴下降，清窍为痰湿所蒙；或痰阻脑脉，痰瘀痹阻，气血不畅，均可致脑失清阳、精血之充，脉络失养而痛。饮食伤脾，气血化生不足，气血不足以充营脑海，亦为头痛之病因病机。

4）先天不足：先天禀赋不足，或劳欲伤肾，阴精耗损，或年老气血衰败，或久病不愈，产后、失血之后，营血亏损，气血不能上营于脑，髓海不充则可致头痛。此外，外伤跌仆，或久病入络则络行不畅，血瘀气滞，脉络失养而易致头痛。

（2）西医病因病机

引起头痛的病因众多，大致可分为原发性和继发性两类。前者不能归因于某一确切病因，也可称为特发性头痛，常见的如偏头痛、紧张型头痛；后者病因可涉及各种颅内病变如脑血管疾病、颅内感染、颅脑外伤，全身性疾病如发热、内环境紊乱以及滥用精神活性药物等。

8.1.3　临床表现

患者自觉头部包括前额、额颞、顶枕等部位疼痛，为本病的证候特征。按部位中医有在太阳、阳明、少阳，或在太阴、厥阴、少阴，或痛及全头的不同，但以偏头痛者居多。按头痛的性质有掣痛、跳痛、灼痛、胀痛、重痛、头痛如裂或空痛、隐痛、昏痛等。按头痛发病方式，有突然发作，有缓慢而病。疼痛时间有持续疼痛，痛无休止，有痛势绵绵，时作时止。根据病因，还有相应的伴发症状。

8.1.4　临床诊断

（1）中医诊断

①以头痛为主症，表现为前额、额颞、巅顶、顶枕部甚至全头部疼痛，头痛性质或为跳痛、刺痛、胀痛、昏痛、隐痛、空痛。可以突然发作，可以反复发作。疼痛持续时间可以数分钟、数小时、数天或数周不等。②有外感、内伤引起头痛的因素，或有反复发作的病史。

（2）西医诊断

检查血常规、测血压、必要时做脑脊液、脑血流图、脑电图检查，有条件时做经颅多普勒、颅脑 CT 和 MRI 检查，有助于排除器质性疾病，明确诊断。

8.2　药物贴敷技术在头痛中的应用

技术一

贴敷部位　太阳穴（图 15）。

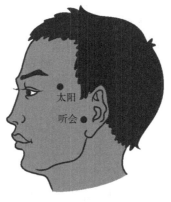

图 15

药物组成 川芎、花椒各 3g，薄荷脑 1g，葱白适量。

制备方法 将川芎、花椒共研细末，加入薄荷脑，同研和匀，取葱白适量捣烂绞汁，入药末调和成膏。

操作规程 用时搓成药饼 2 个，分别敷于双侧太阳穴，外以纱布覆盖，胶布固定。

操作间隔 每日换药 1 次，至愈为度。

主治 头痛（风热型）。

技术二

贴敷部位 阳白、印堂穴（图 16）。

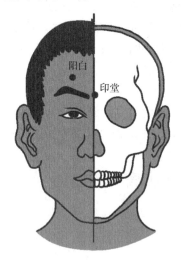

图 16

药物组成 蚕砂 15g，生石膏 30g，醋适量。

制备方法 蚕砂、生石膏共为细末，用醋调为糊状。

操作规程 敷于阳白、印堂，上盖纱布，胶布固定。

操作间隔 每日 1 换，3～5 次为 1 个疗程。

主治 头痛（风热型）。

技术三

贴敷部位 太阳穴（图 15）。

药物组成 青黛、黄连、石决明、黄芩、桑叶、当归、红花、生地黄、防风、苏叶、贝母各等份，黄花末适量。

制备方法　上药（除青黛外）用麻油熬，黄丹十分之七，朱砂十分之一，同青黛收，备用。

操作规程　取药膏适量，用时掺黄花末，左头痛贴右太阳穴，右头痛贴左太阳穴，全头痛贴双侧太阳穴。外以纱布盖上，胶布固定。

操作间隔　每日换药 1 次。

主治　头痛（风热型）。

技术四

贴敷部位　太阳穴（图 15）。

药物组成　草决明、苏子各 15g，草乌 5g。

制备方法　上药共研细末备用。

操作规程　用时每取 30g，用清水调和捏成 2 个饼状，贴敷于双侧太阳穴上，外以纱布适量上，胶布固定。

操作间隔　每日换药 1 次。

主治　头痛（肝火上炎型）。

技术五

贴敷部位　太阳穴（图 15）。

药物组成　全蝎 21 个，地龙 6 条，蝼蛄 3 个，五倍子 15g，生天南星 30g，生半夏 30g，白附子 30g，木香 9g，面粉、白酒各适量。

制备方法　将上药共研为细末，加入一半面粉，用酒调成饼。

操作规程　摊贴太阳穴，用纱布包扎固定。

操作间隔　每日 1 次。一般用药 7～10 日即愈或好转。

主治　头痛（血瘀）。

技术六（视频 3）

视频 3　头痛

贴敷部位　涌泉穴（图 11）。

药物组成　吴茱萸 10g，食醋 10ml。

制备方法　将吴茱萸研末，用食醋调糊。

操作规程　用时敷足心。

操作间隔　每日换药 1 次，7 日为 1 个疗程。一般敷药 2～3 个疗程，即愈或好转。

主治　肝阳头痛。

技术七

贴敷部位 太阳、风池、风府（图9、图15）。

药物组成 羌活、独活各45g，赤芍30g，白芷20g，石菖蒲18g，大葱头5个。

制备方法 将前5味药混合粉碎过筛后，以葱头加水煎浓汁，入药末调和成膏。

操作规程 取药膏敷贴于太阳、风池、风府穴上，胶布固定。

操作间隔 每日换药一次，用药7～10日即获良好疗效。

主治 头痛、遇风痛甚者。

技术八

贴敷部位 头痛处。

药物组成 当归12g，川芎6g，香附6g，食盐20g。

制备方法 上药共为粗末后炒热。

操作规程 布包敷贴头痛处。

操作间隔 每日1～2次，7日为1个疗程。一般敷药2～3个疗程即愈或显效。

主治 头痛。

技术九

贴敷部位 太阳穴（图15）。

药物组成 乳香、蓖麻子仁各10g。

制备方法 上药捣烂制成饼。

操作规程 敷贴双侧太阳穴。

操作间隔 每日1次。一般用药20分钟即显效。

主治 头额部疼痛。

技术十

贴敷部位 太阳穴（图15）。

药物组成 川芎、红花、全蝎各6g，白芷、冰片各5g。

制备方法 将上药研为细末。

操作规程 将药末撒伤湿止痛膏上贴太阳穴。

操作间隔 用药 2 小时即可好转，当日便能痛除。

主治 内伤头痛。

技术十一

贴敷部位 太阳穴（图 15）。
药物组成 麻黄（去节）、杏仁各 10g。
制备方法 上药捣烂如膏。
操作规程 敷贴于两侧太阳穴。
操作间隔 一般用药 20 分钟后会见效。
主治 风寒头痛。

技术十二

贴敷部位 后颈部。
药物组成 菊花、薄荷叶、桑叶、绿豆各适量。
制备方法 上药任选一味装于枕头内。
操作规程 睡时枕之。
操作间隔 每日用枕时间不少于 8 小时。连续用之，直至痊愈。
主治 各种头痛。

9 中风

9.1 中风概述

9.1.1 概念

中风是指以突然昏仆、半身不遂、口舌歪斜、言语謇涩或不语、偏身麻木为主要临床表现的病证。

9.1.2 病因病机

（1）中医病因病机

患者脏腑功能失调，气血素虚或痰浊、瘀血内生，加之劳倦内伤、忧思恼怒、饮酒饱食、用力过度、气候骤变等诱因，而致瘀血阻滞、痰热内蕴，或阳化风动、血随气逆，导致脑脉痹阻或血溢脉外，引起昏仆不遂，发为中风。其病位在脑，与心、肾、肝、脾密切相关。其病机有虚（阴虚、气虚）、火（肝火、心火）、风（肝风）、痰（风痰、湿痰）、气（气逆）、血（血瘀）六端，此六端多在一定条件下相互影响，相互作用。病性多为本虚标实，上盛下虚。在本为肝肾阴虚，气血衰少，在标为风火相煽，痰湿壅盛，瘀血阻滞，气血逆乱。而其基本病机为气血逆乱，上犯于脑，脑之神明失用。

（2）西医病因病机

引起中风的病因有：①动脉的损害：凡是引起脑动脉病变的因素，都可成为中风的病因。②血液流变学异常：血液黏度增高，血液浓缩。③血液动力学异常：低血压，放射病。④血液成分异常：各种栓子，红细胞、血小板、白细胞、凝血因子异常。⑤一些继发因素：肿瘤。

9.1.3 临床表现

脑脉痹阻或血溢脑脉之外所引起的脑髓神机受损是中风病的证候特征。其主症为神昏、半身不遂、言语謇涩或不语、口舌歪斜、偏身麻木。次症见头痛、眩晕、呕吐、二便失禁或不通、烦躁、抽搐、痰多、呃逆。舌象可表现为舌强、舌歪、舌卷、舌质暗红或红绛、舌有瘀点、瘀斑；苔薄白、白腻、黄或黄腻；脉象多弦，或弦滑、弦细，或结或代等。

9.1.4　临床诊断

（1）中医诊断

①以神志恍惚，甚至昏迷或昏愦，半身不遂，口舌歪斜，舌强言謇或不语，偏身麻木为主症。②多急性起病。③病发多有诱因，病前常有头晕、头痛、肢体麻木、力弱等先兆症。④好发年龄为40岁以上。

（2）西医诊断

血压、脑脊液检查、眼底检查、颅脑CT等检查，有助于诊断。

9.2　药物贴敷技术在中风中的应用

技术一

贴敷部位　神阙穴（图8）。
药物组成　菖蒲、川芎、羌活各50g，冰片5g，牛黄3g。
制备方法　上药共研细粉。
操作规程　以蜂蜜调膏涂脐，常规法固定。
操作间隔　每日1次。
主治　中风。

技术二

贴敷部位　神阙穴（图8）。
药物组成　乌梅12g，皂角、豨莶草各6g，薄荷3g。
制备方法　将上药混合共研为细末。
操作规程　用水调和成膏状，敷于脐内盖以纱布，胶布固定。
操作间隔　每3日换药1次，5次为1个疗程。
主治　中风。

技术三

贴敷部位　涌泉穴（图11）。
药物组成　广地龙20g，川芎、红花、石菖蒲、羌活各12g，薄荷8g，桃仁、冰片各3g。

71

制备方法 将上药研为细末，用凡士林适量调拌成糊膏状。

操作规程 均匀敷于双足心涌泉穴上，用纱布覆盖，外用胶布固定。

操作间隔 每日换药 1 次。

主治 中风后遗症。

技术四

贴敷部位 神阙穴（图 8）。

药物组成 天南星 12g，雄黄 6g，黄芪 12g，胡椒 3g。

制备方法 上药共研细末。

操作规程 用水调敷，贴敷于脐中。

操作间隔 每日换药一次。

主治 中风半身不遂，口闭，神志不清。

技术五

贴敷部位 神阙穴（图 8）。

药物组成 白花蛇舌草、鸡血藤各 20g，丝瓜络 30g，白酒、陈醋各适量。

制备方法 将方中前 3 味药共碾成细末，加入白酒和陈醋调成膏状。

操作规程 敷于患者脐部，以纱布覆盖，胶布固定。

操作间隔 每日换药 1 次。

主治 中风热毒壅盛。

技术六

贴敷部位 涌泉、阳陵泉、足三里、曲池、合谷（图 11、图 13、图 14、图 17）。

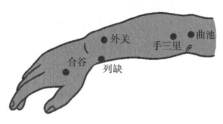

图 17

药物组成 穿山甲、大川乌头、红海蛤各 60g。

制备方法 以上诸药粉碎研为细末。每用 1.5g 药末，用葱汁调和成膏状，制成如 5 分硬币大的圆饼数枚备用。

操作规程　贴敷时根据病情将药饼分别贴于涌泉、阳陵泉、足三里、曲池、合谷等腧穴，上盖纱布，胶布固定。再取温水一盆，将敷灸药饼一侧的足浸泡在水内，微取自汗出，除去药饼。

操作间隔　每 3 日贴洗 1 次，病愈为止。

主治　中风半身不遂。

技术七

贴敷部位　神阙穴（图 8）。

药物组成　黄芪、羌活、威灵仙各 90g，乳香、没药各 40g，肉桂 10g。

制备方法　上药共研细末，和匀贮瓶备用。

操作规程　每次取 6g，用醋或黄酒调成糊状，于每晚睡前，将药糊敷入脐中，外贴自热式柔性 TDP 灸疗贴。

操作间隔　次夜如法换药，1 周后改隔日换药 1 次。

主治　中风（脑梗死）。

技术八

贴敷部位　肩俞、尺泽、环跳、委中穴（图 12、图 18）。

药物组成　麝香 1g，冰片 5g，川牛膝、桃仁各 15g，木瓜 20g，樟脑 50g，雄黄 40g，半夏 6g。

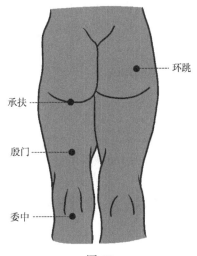

图 18

制备方法 上药共研细末分 30 等份。另备大活络丸（中成药）30g，生姜末 90g。

操作规程 每次用热米饭捶饼 2 个，每饼上放药末 1 份，大活络丸 1 粒，生姜末 3g，敷患侧上下肢各 1 穴位。上肢取肩髃、尺泽；下肢取环跳、委中交替使用。外以纱布盖上，胶布固定。

操作间隔 晚敷早取，半个月为 1 个疗程。

主治 中风后遗症（偏瘫）。

技术九

贴敷部位 患处。

药物组成 蔓荆子、黄芪各 10g，炙甘草 15g。

制备方法 上药共研细末，装瓶备用。

操作规程 取上药敷于患处（左歪敷右侧，右歪敷左侧），外以纱布盖上，胶布固定，每日换药 1 次。

操作间隔 每日换药 1 次。

主治 中风引起的口眼㖞斜。

技术十

贴敷部位 涌泉穴（图 11）。

药物组成 蔓荆子各 30g，黄芪 50g，红花、桃仁、穿山甲各 9g。

制备方法 上药共研细末，装瓶备用。

操作规程 取本药散 40g，以白酒或清水适量调和成膏状，敷于患侧足心涌泉穴，外加包扎固定。

操作间隔 每日换药 1 次。

主治 中风后遗症半身不遂或偏瘫。

技术十一

贴敷部位 听会穴（图 15）。

药物组成 牙皂角、吴茱萸、白胡椒各等分。

制备方法 上药研为细末。

操作规程 用时将药末撒于橡皮膏上，贴在耳垂部的听会穴，向左歪贴右侧，向右歪贴左侧。

操作间隔 每日换药 1 次。

主治 中风口眼㖞斜。

技术十二

贴敷部位 选取健侧穴位，若双侧瘫痪则取两侧穴位。健侧取上肢穴位：肩髃、臑腧、臂臑、曲池、手三里、外关、合谷等穴；健侧下肢穴：环跳、风市、伏兔、血海、阳陵泉、足三里、三阴交、涌泉等穴（图13、图14、图17～图22）。

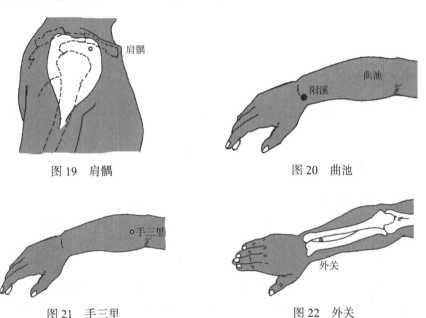

图 19 肩髃　　　　　　　　　　　图 20 曲池

图 21 手三里　　　　　　　　　　图 22 外关

药物组成 肉桂、附子、血竭、干姜、三七、丹参、川芎、当归等中药组成，以上中药各 50g。

制备方法 以上中药搅匀后打成粉末状，再用姜汁煎熬搅拌成膏状。

操作规程 将适量药放于所选穴位上，再用伤湿止痛膏外固定。

操作间隔 2～3 天换药，连续治疗 2 个月。

主治 中风偏瘫。

10 眩晕

10.1 眩晕概述

10.1.1 概念

眩是眼花或眼前发黑，晕是头晕甚或感觉自身或外界景物旋转，眩晕是以上述症状常常同时并见为主要临床表现的一种病证。

10.1.2 病因病机

（1）中医病因病机

眩晕的病因，主要是情志不遂、饮食不节、体虚年高、跌仆外伤等多方面，或致痰浊壅遏，化火上蒙；或肝风内动，上扰头目；或髓海不足，脑失所养，而形成眩晕。

（2）西医病因病机

传导径路及中继核的机能障碍均可导致眩晕。前庭核血供不畅且极易障碍，微小的血管腔改变和血压下降即可影响前庭核的功能，因此，眩晕多系前庭核功能障碍的结果。前庭系统功能障碍时，前庭感觉与来自肌肉、关节的本体觉以及视觉不同步，产生运动错觉，即眩晕。

10.1.3 临床表现

本病的临床表现特征是头晕与目眩，轻者仅眼花，头重脚轻，或摇晃浮沉感，闭目即止；重则如坐车船，视物旋转，甚则欲仆。或兼目涩耳鸣，少寐健忘，腰膝酸软；或恶心呕吐，面色苍白，汗出肢冷等。发作间歇期长短不一，可为数月发作一次，亦有一月数次。常可有情志不舒的诱因，但也可突然起病，并可逐渐加重。眩晕若兼头胀而痛，心烦易怒，肢麻震颤者。应警惕发生中风。

10.1.4 临床诊断

（1）中医诊断

①头晕目眩，视物旋转，轻者闭目即止，重者如坐车船，甚则仆倒。②可伴有恶心呕吐，眼球震颤，耳鸣耳聋，汗出，面色苍白等。③多慢性起病，反复发

作，逐渐加重。也可见急性起病者。

（2）西医诊断

①查血红蛋白、红细胞计数、测血压、做心电图、颈椎 X 线摄片、头部 CT、MRI 等项检查，有助于明确诊断。②应注意排除颅内肿瘤、血液病等。

10.2 药物贴敷技术在眩晕中的应用

技术一

贴敷部位 神阙穴（图 8）。

药物组成 吴茱萸 30g，半夏 15g，熟大黄 10g，生姜 30g，葱白 7 根（带须）。

制备方法 上药共为粗末，放铁锅内，加醋适量，炒热。

操作规程 分作两份，纱布包裹。放脐上熨之，两包轮流，冷则换之，每次 30～60 分钟。

操作间隔 每日 2～3 次（一剂药可用 3 日）。

主治 湿蒙清窍之眩晕。

技术二

贴敷部位 百会、翳风穴（图 23，图 24）。

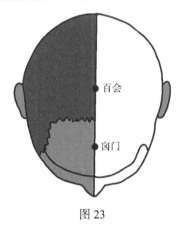

图 23

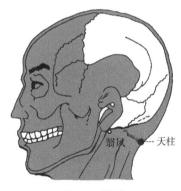

图 24 翳风

药物组成 白芥子、茯苓、泽泻各等份，酒适量。

制备方法 将诸药研细成细末。

操作规程 用时取 5g 与酒调成药饼，贴于百会、翳风穴。

操作间隔 每日一次，严重者两次。直至症状缓解。

主治 用于梅尼埃病，即耳源性眩晕。

技术三

贴敷部位 膈俞、脾俞、肾俞、膻中、厥阴俞、志室穴（图8、图9）。

药物组成 太子参200g，黄芪200g，白术200g，当归200g，熟地150g，半夏150g，附子150g，麦冬150g，柴胡150g，升麻150g，茯苓68g，五味子68g，益智仁68g，补骨脂68g，胡桃肉68g，肉桂68g，甘草68g。

制备方法 上药研细末过筛，麻油熬膏备用。

操作规程 膈俞、脾俞、肾俞、膻中、厥阴俞、志室，以上穴位交替使用2～3个。

操作间隔 3天换药1次，10次为1疗程。

主治 原发性直立性低血压眩晕（气血亏虚型）。

技术四

贴敷部位 涌泉穴（图11）。

药物组成 山栀20g，大黄、黄连各10g，肉桂5g。

制备方法 将上药研为细末。

操作规程 用米醋适量调拌成糊膏状，均匀敷于双足心涌泉上。用纱布覆盖，外用胶布固定。

操作间隔 每日换药1次。

主治 眩晕（肝阳上亢型）。

技术五

贴敷部位 神阙穴或双肾区（图8）。

药物组成 ①五加皮、枸杞叶、炒杜仲、沙苑子、女贞子各等份；②沙苑子、菟丝子、肉苁蓉各10g，肉桂2g，磁石10g。

制备方法 将上药研为细末，装瓶备用。

操作规程 随证选方，用清水适量调拌成糊膏状。或取本散60g，装入小布袋中，三段，分敷双肾区及脐孔处，外用胶布固定。

操作间隔 用药每日换药1次，用药袋则10天换药1次。

主治 肾虚眩晕（偏肾阴虚者用处方1，偏肾阳虚者用处方2）。

技术六

贴敷部位 神阙穴（图8）。

药物组成 法半夏、茯苓各 10g。

制备方法 共研细末，用清水适量调和稀糊状备用。

操作规程 治疗时取药膏外敷于肚脐处，上盖敷料，外贴自热式柔性 TDP 灸疗贴。

操作间隔 每日换药 1 次，一般用药 30 分钟后眩晕明显减轻，连用 3～5 天。

主治 眩晕。

技术七

贴敷部位 神阙穴（图 8）。

药物组成 黄芪 15g，五味子 10g，当归 5g，棉花根 10g。

制备方法 共研细末，装瓶备用。

操作规程 用时取本散适量，加清水调和成糊膏状，敷于肚脐处，上盖纱布，胶布固定。

操作间隔 每日换药 1 次，5 次为 1 疗程。

主治 眩晕。

技术八

贴敷部位 涌泉穴（图 11）。

药物组成 吴茱萸 20g，肉桂 2g。

制备方法 共研细末。

操作规程 用米醋调匀，捏成饼状，于睡前取药饼贴敷于双足心涌泉穴，外以青菜叶或树叶包扎，纱布、胶布固定，次晨取下。

操作间隔 连用 3～5 天。

主治 眩晕。

11 高血压

11.1 高血压病概述

11.1.1 概念

高血压病指以体循环收缩压和（或）舒张压持续升高为主要临床表现伴或不伴有多种心血管危险因素的综合征，通常简称为高血压。

11.1.2 病因病机

（1）中医病因病机

高血压一病，主要病因为情志失调、饮食不节、久病劳伤、先天禀赋不足等。主要病理环节为风、火、痰、瘀、虚，与肝、脾、肾等脏腑关系密切。病机性质为本虚标实，肝肾阴虚为本，肝阳上亢、痰浊内蕴为标。病机除了上述5个方面外，还有冲任失调、气阴两虚、心肾不交等，在临床中可参照辨证。

（2）西医病因病机

高血压的病因目前认为是与各种因素有关，如遗传因素，多种后天因素包括血压调节机制失代偿，肾素–血管紧张素–醛固酮系统（RAAS）及精神神经系统调节失常，钠潴留，血管内皮功能受损，胰岛素抵抗及缺少运动、肥胖、吸烟、过量饮酒、低钙、低镁、低钾等。原发性高血压的发病因素，到目前为止尚未完全明了。但其大致可分为内因、外因两大类，内因主要与遗传等因素有关，而精神紧张、压力大、吸烟、饮酒、饮食过咸等多为外因。

11.1.3 临床表现

早期高血压病人可表现头痛、头晕、耳鸣、心悸、眼花、注意力不集中、记忆力减退、手脚麻木、疲乏无力、易烦躁等症状，这些症状多为高级神经功能失调所致，其轻重与血压增高程度可不一致。后期血压常持续在较高水平，并伴有脑、心、肾等靶器官受损的表现。这些器官受损可以是高血压直接损害造成的，也可以是间接地通过加速动脉粥样硬化性疾病产生而造成的。这些靶器官受损的早期可无症状，最后导致功能障碍，甚至发生衰竭。如高血压引起脑损害后，可引起短暂性脑血管痉挛，使头痛头晕加重，一过性失明，半侧肢体活动失灵等，持续数分钟或数小时可以恢复，也可发生脑出血。对心脏的损害先是心脏扩大，后发生左心衰竭，可出现胸闷、气急、咳嗽等症状。当肾脏受损害后，可见夜间尿量增多或小便次数增加，严重时发生肾功能衰竭，可有尿少、无尿、食欲不振、恶心等症状。

11.1.4　临床诊断

（1）中医诊断

高血压一般分为三种类型，即肾虚型、血黏稠型、肾虚＋血黏稠型（混合型）。①肾虚型：高压 160mmHg，低压 90mmHg；主要表现为低压不高，高压很高，压差大。②血黏稠型：高压 150mmHg，低压 110mmHg；主要表现为，低压高，压差小。③混合型：高压 160mmHg，低压 120mmHg；主要表现为，高压也高，低压也高，压差小。

（2）西医诊断

①确定血压水平及其他心血管危险因素。②判断高血压的原因，明确有无继发性高血压。③寻找靶器官损害以及相关临床情况。从而作出高血压病因的鉴别诊断和评估患者的心血管风险程度，以指导诊断与治疗。

11.2　药物贴敷技术在高血压病中的应用

技术一

贴敷部位　神阙穴（图 8）。

药物组成　吴茱萸（胆汁制）500g，龙胆草醇提物 6g，硫黄、朱砂各 50g，白矾（醋制）100g。

制备方法　上药共研细末，装瓶备用。

操作规程　每次用药粉 200mg 左右，倒入患者肚脐窝内，覆盖棉球，胶布固定。

操作间隔　每周换药 1 次，至愈为度。

主治　高血压头痛头晕等症。

技术二

贴敷部位　涌泉穴（图 11）。

药物组成　蓖麻仁 50g，吴茱萸、附子各 20g。

制备方法　共研细末，加生姜 150g，共捣如泥，再加冰片 10g 和匀，调成膏状备用。

操作规程　每晚取膏贴敷双足心（涌泉穴），外用纱布包扎固定。

操作间隔　每日换药 1 次，7 天为 1 个疗程，连用 3 或 4 个疗程。

主治　高血压。

技术三

贴敷部位　涌泉、太冲、足三里穴（图 11、图 14、图 25）。

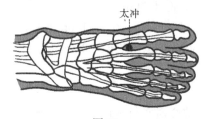

图 25

药物组成　肉桂、吴茱萸、磁石各等份。

制备方法　上药共研细末，密封备用。

操作规程　取上药末 5g，用蜂蜜调匀，贴于涌泉穴上，阳亢者加贴太冲穴，阴阳不足者加贴足三里。外贴自热式柔性 TDP 灸疗贴。每次贴 2 穴，交替使用。

操作间隔　每日于临睡前换药 1 次。

主治　高血压。

技术四

贴敷部位　心俞、肝俞、肾俞、关元穴（图 8、图 9）。

药物组成　白花蛇 3 条，蜈蚣 9 条，蝉蜕、地龙各 9g，土鳖虫、黄连、白芥子、延胡索各 6g，葛根 15g，甘遂、细辛、三七各 3g，麝香 1g，姜汁适量。

制备方法　先将前 12 味药共研细末，装瓶备用。

操作规程　取药散 35g，用姜汁适量调和为膏状，做成 7 个药饼，中心放少许麝香末，贴于双侧心俞、肝俞、肾俞和关元穴上，外盖塑料薄膜和纱布，胶布固定。

操作间隔　每日换药 1 次，每次贴 8～12 小时。

主治　高血压。

技术五

贴敷部位 肾区（第 11 胸椎至第 2 腰椎体两侧）。

药物组成 杜仲 9g，川芎 9g，附子 9g，牡蛎 9g，枣仁 9g，陈皮 9g，茯苓 9g，龙骨 9g，桑寄生 6g，狗脊 6g，党参 6g，熟地 6g，川楝子 4.5g（炮），远志 4.5g，香油 300ml，黄丹 120g。

制备方法 上药用香油 300ml 炸枯去渣，熬沸加黄丹收膏。

操作规程 将药膏贴在上述位置，每日 1 次。

主治 头昏头晕（高血压）。

技术六

贴敷部位 涌泉穴（图 11）。

药物组成 桃仁、杏仁各 12g，栀子 3g，胡椒 7 粒，糯米 14 粒。

制备方法 上药共捣烂，加一个鸡蛋清调成糊状。

操作规程 分 3 次敷用，于每晚临睡时贴敷于涌泉穴，翌日晨除去。每次贴敷 1 侧，两足交替贴敷。

操作间隔 每日 1 次。

主治 头昏头晕（高血压）。

技术七

贴敷部位 神阙、涌泉穴（图 8、图 11）。

药物组成 吴茱萸 100g（胆汁拌制），龙胆草 50g，朱砂 15g，明矾 30g，小蓟根汁适量。

制备方法 先将前 5 味药研为细末，过筛，加入小蓟根汁调和如糊。

操作规程 将药糊敷于神阙、涌泉（双侧），每穴 10～15g，上盖纱布，胶布固定即可。

操作间隔 2 日换药一次，一个月为一个疗程。

主治 头昏头晕（高血压）。

技术八

贴敷部位 神阙穴（图 8）。

药物组成 桂枝 3g，川芎 2g，罗布麻叶 6g，龙胆草 6g。

制备方法 上方共研细末。

操作规程　然后以酒调为膏状，敷脐部，外以伤湿止痛膏固定。

操作间隔　每日换药 1 次，连续用药 10 次为一个疗程。

主治　头昏头晕（高血压）。

技术九

贴敷部位　涌泉穴（图 11）。

药物组成　吴茱萸 15g，菊花 15g，醋适量。

制备方法　前 2 味药研细末，加适量食用醋调成糊状。

操作规程　于睡前敷于双足涌泉穴，用纱包扎固定，次晨去除。

操作间隔　每日 1 次，2 周为 1 个疗程，间歇 1 周再贴敷 1 个疗程，连续 3 个疗程。

主治　头昏头晕（高血压）。用于肝阳上亢型高血压病。

技术十

贴敷部位　单侧涌泉穴（图 11）。

药物组成　吴茱萸 150g。

制备方法　研细末，过 120 目筛，备用。

操作规程　用食用醋或凡士林调成软膏，于晚上敷涌泉穴（男左女右），外以青菜叶或树叶包裹，纱布固定，次日除去。

操作间隔　连贴 10～15 为 1 个疗程。

主治　高血压。

技术十一

贴敷部位　内关、曲池、涌泉、三阴交（图 11、图 12、图 13）。

药物组成　沙苑子、枸杞子、女贞子、决明子、菊花、生地黄等量。

制备方法　上述药物等量加白芥子研磨为细末，过 80 目筛，加醋调制，做成膏剂备用。

操作规程　患者穴位及周围皮肤使用 75%酒精消毒，取 1.5g 药膏摊在 3cm× 3cm 医用胶布固定于各个穴位贴敷，于每天夜晚睡前进行贴敷，第二日早晨取下。

操作间隔　每日一次，4 周为一疗程。

主治　高血压。

12　呕吐

12.1　呕吐概述

12.1.1　概念

呕吐是指以胃内容物经食道、口腔吐出为主要临床表现的一种病证。一般以有物有声为呕，有物无声为吐，无物有声为干呕。临床上呕与吐常同时发生，很难截然分开，故并称为呕吐。

12.1.2　病因病机

（1）中医病因病机

呕吐的病因是多方面的，且常相互影响，兼杂致病，如外邪可以伤脾，气滞可致食停，脾虚可以成饮等。呕吐的病机无外乎虚实两大类，实者由外邪、饮食、痰饮、气郁等邪气犯胃，致胃失和降，胃气上逆而发；虚者由气虚、阳虚、阴虚等正气不足，使胃失温养、濡润，胃失和降，胃气上逆所致。一般来说，初病多实，日久损伤脾胃，中气不足，可由实转虚；脾胃素虚，复为饮食所伤，或成痰生饮，则因虚致实，出现虚实并见的复杂病机。但无论邪气犯胃，或脾胃虚弱，发生呕吐的基本病机都在于胃失和降，胃气上逆。

（2）西医病因病机

呕吐是由于食管、胃或肠道呈逆蠕动，并伴有腹肌强力痉挛性收缩，迫使食管或胃内容物从口、鼻腔涌出。可分为：消化道器质性梗阻、消化道感染性疾病、身体功能异常、脑神经系统疾病、中毒。

12.1.3　临床表现

呕吐的临床表现不尽一致，常有恶心之先兆，其作或有声而无物吐出，或吐物而无声，或吐物伴有声音；或食后即吐，或良久复出；或呕而无力，或呕吐如喷；或呕吐新入之食，或呕吐不消化之宿食，或呕吐涎沫，或呕吐黄绿苦水；呕吐之物有多有少。呕吐常有诱因，如饮食不节，情志不遂，寒暖失宜，以及闻及不良气味等因素，皆可诱发呕吐，或使呕吐加重。本病常伴有恶心厌食，胸脘痞闷不舒，吞酸嘈杂等症。呕吐多偶然发生，也有反复发作者。

12.1.4 临床诊断

（1）中医诊断

①具有饮食、痰涎、水液等胃内之物从胃中上涌，自口而出的临床特征。也有干呕无物者。②常伴有脘腹不适，恶心纳呆，泛酸嘈杂等胃失和降之证。③起病或缓或急，常先有恶心欲吐之感，多由饮食、情志、寒温不适，闻及不良气味等因素而诱发，也有由服用化学药物、误食毒物所致者。

（2）西医诊断

上消化道 X 线检查，纤维胃镜检查，呕吐物的实验室检查等，有助于脏腑病变的诊断。

12.2 药物贴敷技术在呕吐中的应用

技术一

贴敷部位 涌泉穴（图 11）。
药物组成 吴茱萸 20g，醋适量。
制备方法 将吴茱萸研为细末，加醋调糊。
操作规程 用时外敷于涌泉穴，盖上纱布，胶布固定。
操作间隔 1～4 小时去掉药物，一般用药 1～2 次即效。
主治 呕吐。

技术二

贴敷部位 神阙、中脘、胃俞穴（图 8、图 9）。
药物组成 大黄、丁香、甘草各 30g。
制备方法 上药共研为细末，过筛。
操作规程 取药末 30g，分别撒布于 3 张黑膏药中间，分别敷贴于神阙、中脘、胃俞穴上。
操作间隔 每日 1 次，用药 2 日即愈。
主治 胃中有热，食后即呕吐。

技术三

贴敷部位 中脘、膻中、期门穴（图 8、图 26）。

药物组成　胡椒 10g，绿茶 3g，酒曲 2 个，葱白 20g。

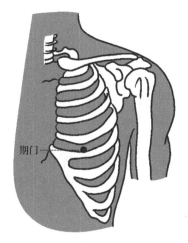

期门

图 26

制备方法　将上药共捣烂成糊，分别摊于 4 块直径 3 厘米的圆形塑料布或油纸上。

操作规程　用时敷贴于中脘、膻中、期门（双）穴处，以胶布固定。本药对皮肤有刺激性，敷贴后个别患者局部可出现丘彦、瘙痒，重复敷贴时可有轻微灼痛，停止敷贴即可消失。

操作间隔　每次敷贴 6～12 小时，每日 1 次。一般用药 1～5 次即可获愈。

主治　肝气犯胃所致的呕吐。

技术四

贴敷部位　神阙穴（图 8）。

药物组成　伤湿止痛膏 1 贴。

操作规程　伤湿止痛膏于乘车、乘船前 30 分钟敷贴于肚脐上。

操作间隔　一般贴敷 1 次即效。乘坐长途车船则每日换药 1 次。

主治　预防晕车、晕船所致的呕吐。

技术五

贴敷部位　膻中、神阙穴（图 8）。

药物组成　陈佛手、干明矾、生姜各适量。

制备方法　将陈佛手、干明矾研为末。

操作规程 先用生姜擦胸口，再取药贴于肚脐上。
操作间隔 每日 1 次。一般用药 2～3 日即获良效。
主治 呕吐。

技术六

贴敷部位 中脘，神阙穴（图 8）。
药物组成 生姜 12g，半夏 10g。
制备方法 将上药捣如泥，炒热。
操作规程 将以上药糊布包外敷中脘、脐中，外贴自热式柔性 TDP 灸疗贴。
操作间隔 30 分钟后见效。一般治疗 1～2 次即获显效。
主治 胃寒呕吐。

技术七

贴敷部位 涌泉穴（图 11）。
药物组成 活地龙 10 条。
制备方法 将活地龙捣烂如泥。
操作规程 敷贴于足心涌泉穴，用绷带包扎。
操作间隔 30 分钟后见效。一般用药 1～2 次即可痊愈。
主治 胃热引起的呕吐。

技术八

贴敷部位 涌泉穴（图 11）。
药物组成 绿豆粉 30g，鸡蛋 2 个。
制备方法 将绿豆粉用鸡蛋清调成泥状。
操作规程 分别敷贴于双足涌泉穴，用纱布包扎。
操作间隔 每日 1 次。一般治疗 1 次即获显效。
主治 热性呕吐。

技术九

贴敷部位 鸠尾穴（图 8）。
药物组成 酒炒白芍 9g，胡椒 1.5g，葱白 60g。
制备方法 将白芍、胡椒共研为细末，加入葱白共捣成膏。
操作规程 敷贴于鸠尾穴，用纱布覆盖，胶布固定。

操作间隔 每日 1 次。一般用药 1～2 次即获良效。

主治 寒湿所致呕吐。

技术十

贴敷部位 神阙穴（图 8）。

药物组成 吴茱萸 30g，葱、姜各少许。

制备方法 炒吴茱萸，与葱、姜共捣如糊。

操作规程 敷贴于脐部，纱布覆盖，胶布固定。

操作间隔 每日 1 次。一般用药 1～2 次可见效。

主治 呕吐。

技术十一

贴敷部位 涌泉穴（图 11）。

药物组成 明矾（研末）、陈醋、面粉各适量。

制备方法 上药调成糊状，备用。

操作规程 取适量药膏，敷于两足底涌泉穴上，外用纱布包扎固定。2 小时可除去药物。

操作间隔 一般 1 或 2 次即止。

主治 各种呕吐。

技术十二

贴敷部位 神阙穴（图 8）。

药物组成 雄黄、五倍子各 30g，枯矾 15g，葱头 5 个，肉桂 3g，麝香 0.3g。

制备方法 上药研末，捣烂混匀，以酒调成药饼备用。

操作规程 取药饼贴神阙穴（肚脐），用艾条隔药悬灸。

操作间隔 每日 1 次。

主治 呕吐、泄泻。

技术十三

贴敷部位 中脘、胃俞穴（图 8、图 9）。

药物组成 金沸草、代赭石各等份。

制备方法 药共研细末，加米醋适量调和成糊状。

操作规程 取药膏分别外敷于中脘、胃俞（双）穴上。

操作间隔　每日换药 3～5 次。

主治　呕吐。

技术十四

贴敷部位　神阙、足三里、内关穴（图 8、图 14、图 12）。

药物组成　枳实 30g、姜半夏 30g、姜黄连 6g、厚朴 15g、苍白术各 30g、茯苓 30g、炙甘草 15g、吴茱萸 6g。

制备方法　将上述配方制成巴布剂。巴布剂是一类经皮给药系统的制剂，将药材提取物、药物与适宜的亲水性基质混匀后，涂布于布上制成的外用制剂。

操作规程　巴布贴穴位贴敷，贴敷穴位包括神阙、双侧足三里及内关。

操作间隔　24h 更换贴剂 1 次，化疗后连续使用 2～5 天。

主治　化疗延迟性呕吐。

技术十五

贴敷部位　一侧内关穴和足三里穴（图 12、图 14）。

药物组成　制半夏、生姜等份。

制备方法　等份共捣为末，醋调备用。

操作规程　在化疗前一日开始使用，以取穴为中心直径 2cm 范围敷药，以无菌敷贴固定，每日更换，左右交替。

操作间隔　每日更换，左右交替，从化疗开始日观察至化疗结束后 3 天。

主治　含顺铂的联合化疗所致的呕吐。

技术十六

贴敷部位　双侧内关，涌泉穴（图 12、图 11）。

药物组成　吴茱萸、半夏各 50g，新鲜生姜 200g 备用。

制备方法　吴茱萸、半夏粉碎制成细末装于密闭容器中备用每次用前 30 min 将生姜 20g 洗净去皮、捣烂成泥状，取药末15g，加少许陈醋与生姜共同调成糊状，分成 4 份，制成 2cm×2cm 药饼贴，置于胶布。

操作规程　将上胶布贴于穴位即可。

操作间隔　每天更换 1 次，1 周为 1 个疗程。

主治　妊娠剧烈呕吐。

技术十七

贴敷部位　内关、梁门、足三里（图 12、图 8、图 14）。

药物组成 半夏、吴茱萸、生姜等量。

制备方法 半夏、吴茱萸、生姜等量研末制成的止呕散为穴位贴敷原料，以蒸馏水调匀。

操作规程 以取穴为中心直径 2cm 范围敷药，以宽棉胶布固定。

操作间隔 每日更换。

主治 以顺铂为主方化疗的非小细胞肺癌患者所出现的呕吐。

技术十八

贴敷部位 内关、足三里、中脘穴（图12、图14、图8）。

药物组成 干姜、半夏、石菖蒲、麦冬等量。

制备方法 碾粉备用，患者接受化疗后，即取药粉少许，用水调成糊状，制成直径约 1cm 的药丸。

操作规程 每天化疗用药前 30min 将上药丸敷贴于穴位上，用胶布固定贴敷 4～6h 后除去，用温水清洁皮肤。

操作间隔 每天 1 次，于化疗用药前 1 天开始至化疗用药结束后的第 2 天。

主治 肺癌患者化疗后呕吐。

13   失眠

13.1   失眠概述

13.1.1   概念

不寐是指以入睡困难，或睡眠时间不足，或睡眠不深，严重时彻夜不眠为主要临床表现的一类病证，俗称失眠。

13.1.2   病因病机

（1）中医病因病机

失眠以情志、饮食或气血亏虚等内伤病因居多，由这些病因引起心、肝、胆、脾、胃、肾的气血失和，阴阳失调，其基本病机以心血虚、胆虚、脾虚、肾阴亏虚进而导致心失所养及由心火偏亢、肝郁、痰热、胃失和降进而导致心神不安两方面为主。其病位在心，但与肝、胆、脾、胃、肾关系密切。失眠虚证多由心脾两虚，心虚胆怯，阴虚火旺，引起心神失养所致。失眠实证则多由心火炽盛，肝郁化火，痰热内扰，引起心神不安所致。但失眠久病可表现为虚实兼夹，或为瘀血所致，故清代王清任用血府逐瘀汤治疗。

（2）西医病因病机

①环境原因：常见的有睡眠环境的突然改变。②个体因素：不良的生活习惯，如睡前饮茶，饮咖啡，吸烟等。③躯体原因：广义地说，任何躯体的不适均可导致失眠。④精神因素：包括因某个特别事件引起兴奋，忧虑所致的机会性失眠。⑤情绪因素：情绪失控可引起的心境上的改变，这种改变特别会在情绪不稳时表现出来，它可以是由某些突发事件引起，如特别的喜事或特别的悲伤、生气等都可导致失眠。⑥安眠药或嗜酒者的戒断反应。

13.1.3   临床表现

失眠以睡眠时间不足，睡眠深度不够及不能消除疲劳、恢复体力与精力为主要证候特征。其中睡眠时间不足者可表现为入睡困难，夜寐易醒，醒后难以再睡，严重者甚至彻夜不寐。睡眠深度不够者常表现为夜间时醒时寐，寐则不酣，或夜寐梦多。由于睡眠时间及深度质量的不够，致使醒后不能消除疲劳，表现为头晕、头痛、神疲乏力、心悸、健忘，甚至心神不宁等。由于个体差异，对睡眠时间和质量的要求亦不相同，故临床判断失眠不仅要根据睡眠的时间和质量，更重要的是以能否消除疲劳、恢复体力与精力为依据。

13.1.4　临床诊断

（1）中医诊断

①轻者入睡困难或睡而易醒，醒后不寐，连续 3 周以上，重者彻夜难眠。②常伴有头痛头昏、心悸健忘、神疲乏力、心神不宁、多梦等。

（2）西医诊断

经各系统及实验室检查，未发现有妨碍睡眠的其他器质性病变。

13.2　药物贴敷技术在失眠中的应用

技术一

贴敷部位　神阙穴（图 8）。
药物组成　黄连、肉桂各适量。
制备方法　上药共研细末，蜜调为丸。
操作规程　填脐内。
操作间隔　每日一次。
主治　失眠。

技术二

贴敷部位　神阙穴（8）。
药物组成　黄连 6g，朱砂 5g，五味子 5g。
制备方法　上药共研细粉，备用。
操作规程　每次取药粉 0.3g，填脐内，外贴胶布。
操作间隔　每日换药 1 次。
主治　失眠，烦躁。

技术三

贴敷部位　神阙穴（图 8）。
药物组成　朱砂 10g，琥珀 12g，丹参 15g，枣仁 12g，茯神 10g。

制备方法　上药共研末备用。

操作规程　用时每次取药粉勾，蜂蜜调为膏，敷脐部。

操作间隔　每日换药 1 次。

主治　烦躁，失眠。

技术四

贴敷部位　神阙穴（图 8）。

药物组成　珍珠层粉、丹参粉、硫黄粉、冰片各等量。

制备方法　上述药物混匀，储瓶备用。

操作规程　上药适量，纳入脐窝（神阙），使之与脐平，胶布固定即可。

操作间隔　5～7 天换敷。

主治　失眠。

技术五

贴敷部位　神阙穴（图 8）。

药物组成　石菖蒲 6g，郁金 6g，枳实 6g，沉香 6g，朱砂 2g，琥珀 2g，炒枣仁 6g。

制备方法　上方共研细末，混匀备用。

操作规程　每次取药末，填敷脐中，滴生姜汁适量，外盖布固定。

操作间隔　24 小时换药 1 次，1 周为 1 个疗程。

主治　各种原因引起的顽固性失眠。

技术六

贴敷部位　胸前。

药物组成　磁石 30g，朱茯神 15g，黄连、阿胶各 10g。

制备方法　将磁石、朱茯神先煎取汁，再加黄连稍煎后去渣取汁，阿胶烊化，混匀。

操作规程　热摊贴于胸前，每晚 1 次，每次 20 分钟后擦净入寐。

操作间隔　每日一次，病愈为止。

主治　用于失眠阴虚火旺者。

技术七

贴敷部位　胸部。

药物组成　黄连 15g，阿胶 9g，白芍、黄芩各 9g，鸡蛋黄 1 个。

制备方法　将黄连煎汤入阿胶化开。

操作规程　摊贴胸部。或加白芍、黄芩、鸡蛋黄搅贴。

操作间隔　一般用药 5～10 次即显效。

主治　失眠。

技术八

贴敷部位　神阙穴（图 8）。

药物组成　朱砂安神丸、归脾丸或补心丹、醋各适量。

制备方法　每次取上方 10g 或 1 丸研末或捻碎，加醋调成糊。

操作规程　睡前敷于脐部，外用胶布封贴。

操作间隔　每晚 1 次。一般用药 5～10 次即获显效。

主治　神经衰弱引起的顽固性失眠。

技术九

贴敷部位　涌泉、神门、三阴交（图 11、图 27、图 13）。

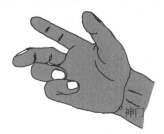

图 27　神门

药物组成　吴茱萸、肉桂各 15g。

制备方法　取吴茱萸、肉桂共研末，密封备用。

操作规程　临睡前取药末 10g，调酒炒热敷于双足涌泉穴；也可取此药 5g，调蜂蜜为软膏，敷贴于一侧神门、三阴交穴。

操作间隔　每日换药 1 次，左右两侧穴位交替，一般敷药 10～15 日即愈或好转。

主治　失眠。

技术十

贴敷部位　前额及太阳穴（图 15）。

药物组成　磁石 20g，茯神 15g，五味子 10g，刺五加 20g。

制备方法 先煎煮磁石 30 分钟，然后再加入其余药物煎 30 分钟，取汁。

操作规程 将纱布浸药汁中，趁热敷于患者前额及太阳穴。

操作间隔 每晚 1 次，每次 20 分钟。一般用药 3～7 日可获良效。

主治 各型失眠。

技术十一

贴敷部位 涌泉穴（图 11）。

药物组成 磁石 9g。

操作规程 每晚睡前用热水浸浴双足 20 分钟，擦干后用磁石 9g，分别放在两片麝香壮骨膏上，贴敷于双侧足底涌泉穴。

主治 失眠。

技术十二

贴敷部位 涌泉穴（图 11）。

药物组成 吴茱萸 9g，米醋适量。

制备方法 吴茱萸研成细末，米醋调成糊状。

操作规程 敷于两足涌泉穴，盖以纱布，胶布固定。

操作间隔 每日 1 次。

主治 失眠（心肾不交型）。

技术十三

贴敷部位 涌泉、神阙穴（图 11、图 8）。

药物组成 黄连、酸枣仁、肉桂，按 1∶1∶0.1 比例。

制备方法 将以上药物研磨成药粉，按比例制成直径 2cm 药膏。

操作规程 睡前贴敷于涌泉穴和神阙穴，晨起取下。

操作间隔 隔日 1 次，每周 3 次，共治疗两个月。

主治 失眠。

技术十四

贴敷部位 三阴交、涌泉、照海、内关穴（图 13、图 11、图 28、图 12）。

药物组成 黄连、酸枣仁、肉桂均 4g。

制备方法 将上述药物加入少许的蜂蜜进行研磨，并制成药膏。

操作规程 在患者睡前将制定的药膏贴敷在选取的穴位并在次日早晨取下。

操作间隔 每隔 1 日治疗 1 次，每周 3 次，4 周为 1 个临床治疗疗程，连续治疗 2 个疗程。

主治 失眠。

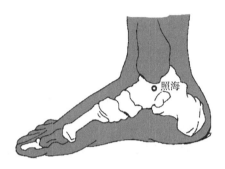

图 28 照海

14　肥胖症

14.1　肥胖症概述

14.1.1　概念

肥胖是由多种原因导致体内膏脂堆积过多，体重异常增加，并伴有头晕乏力、神疲懒言、少动气短等症状的一类病证。

14.1.2　病因病机

（1）中医病因病机

肥胖多因年老体弱、过食肥甘、缺乏运动、先天禀赋等导致气虚阳衰、痰湿瘀滞形成。病机总属阳气虚衰、痰湿偏盛。脾气虚弱则运化转输无力，水谷精微失于输布，化为膏脂和水湿，留滞体内而致肥胖；肾阳虚衰，则血液鼓动无力，水液失于蒸腾气化，致血行迟缓，水湿内停，而成肥胖。

（2）西医病因病机

人类肥胖的病因迄今尚未阐明，有若干因素需要考虑，如遗传、神经系统、饮食生活习惯、代谢紊乱。特别是能量供需失调，以及内分泌调节功能失常等。具体发病机制是一致的，即饮食能量入量多于机体消耗量，形成过剩，过剩的能量以脂肪形式储存于机体，脂肪组织增多，形成肥胖。

14.1.3　临床表现

脂肪在躯体的沉积，女性一般多沉积于四肢、腹部、臀部和腰部，而男性多沉积于颈部、腹部和腰部；肌肉无力，体力与耐久力差；动作迟缓，缺乏活力、心理精神障碍；常伴有高血压、心肌功能受损、糖尿病、高脂血症和动脉粥样硬化等；严重肥胖可出现肥胖通气不足综合征；此外还可有肾脏损害、痛风症、月经失调、不育症、多汗症等代谢综合征的表现。

14.1.4　临床诊断

（1）中医诊断

①有饮食过多，恣食肥甘厚味等不良饮食习惯，或缺乏运动，或有肥胖家族史。②体重明显超过标准体重，或有身体沉重、头晕乏力、行动迟缓，甚或动则喘促等症状。③排除水肿等器质性病变。

（2）西医诊断

对于18岁以上的成年人可以用体质指数来衡量。体质指数=体重（千克）/〔身高^2（平方米）〕。一般而言，男性体质指数>25千克/平方米，女性体质指数>24千克/平方米即为肥胖。而在肥胖者当中，犹以中心型肥胖危害最大。

14.2　药物贴敷技术在肥胖症中的应用

技术一

贴敷部位　全身。
药物组成　冬瓜皮500g，茯苓300g，木瓜100g，猪苓60g。
制备方法　上药加水煎煮，取液。
操作规程　温热全身洗浴。
操作间隔　每日1次，20～30日为1个疗程。
主治　单纯性肥胖症。

技术二

贴敷部位　中脘、足三里、丰隆、气海、梁丘、列缺穴（图8、图14、图29、图30）。
药物组成　泽泻128g，丹皮128g，大黄128g，广木香32g，苦参32g。
制备方法　上药共研细末，用麻油熬，黄丹收。
操作规程　调敷于中脘、足三里、丰隆、气海、梁丘、列缺穴位处。
操作间隔　每日1次，每次2～5小时，1～3个月为1疗程。
主治　肥胖症。

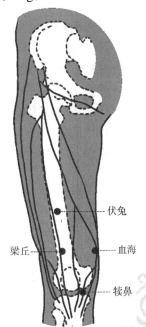

伏兔

梁丘　　血海

犊鼻

图29

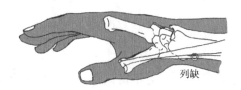

图 30 列缺

技术三

贴敷部位 神阙穴（图 8）。

药物组成 半夏、荷叶各 10g，茯苓、泽泻各 15g，焦三仙 9g，二丑、槟榔各 5g。

制备方法 将上药研为细末，装瓶备用。

操作规程 用时取药末 15～30g，用鲜荷叶捣烂取汁，或用大黄 15g 水煎取汁调成膏状，敷于脐部，外用纱布覆盖，胶布固定。

操作间隔 每日换药 1 次。

主治 肥胖症。

技术四

贴敷部位 中脘、神阙穴（图 8）。

药物组成 厚朴花、代代花、枳壳、苍术各 30g，小茴香、大黄各 150g。

制备方法 将上药加清水煎 3 次，3 次煎液合并，浓缩成膏状，制成药饼，装入稀薄布袋里备用。

操作规程 用时取药袋贴敷于中脘、神阙穴上，外用包扎固定。

操作间隔 15～20 天换药 1 次。

主治 肥胖症。

技术五

贴敷部位 神阙穴（图 8）。

药物组成 当归 30g，川芎 15g，细辛、三棱、莪术各 10g，乳香、没药、丁香各 5g，冰片 3g（另研粉）。

制备方法 将上药加清水煎 3 次，3 次煎液合并，加热浓缩，烘干研粉，制成药饼，装入稀薄布袋里备用。

操作规程 用时取药袋贴敷于神阙穴上，外用包扎固定。

操作间隔 15～20 天换药 1 次，3 次为 1 疗程。

主治　肥胖症（气滞血瘀型）。

技术六

贴敷部位　神阙穴（图8）。

药物组成　番泻叶5g，泽泻、山楂各30g，油麻草（又名油草）50g。若油麻草暂缺，可用干荷叶100g代之。

制备方法　上药共研细末，备用。

操作规程　用时取上药末15～20g，以红茶水调和成软膏状，敷于肚脐上，外以纱布盖上，胶布固定。

操作间隔　每日换药1次。

主治　肥胖症。

技术七

贴敷部位　神阙穴（图8）。

药物组成　佩兰20g，白芷、苍术各15g，独活、木香各10g，花椒、艾叶各5g，桂枝12g。

制备方法　上药加清水适量煎3次，3次煎液合并浓缩、烘干，研成细末，装入小布袋内，封口备用。

操作规程　取药袋敷于神阙穴，外加包扎固定。

操作间隔　15～20天换药1次，3～6次为1个疗程。

主治　肥胖症（脾虚湿盛型）。

技术八

贴敷部位　中脘、关元、气海、天枢、水道、大横（图8）。

药物组成　制南星、三棱、莪术、大黄、冰片，按3∶3∶3∶3∶1比例。

制备方法　上述药物研成粉末，加甘油调成膏状，制成大小约1.5cm×1.5cm、厚度约0.3cm的药帖。

操作规程　将上帖贴敷于穴位，用胶布固定，保留6～8小时后由患者自行取下。

操作间隔　每日1次，1个月为一疗程，治疗3个疗程。

主治　单纯性肥胖。

15 水肿

15.1 水肿概述

15.1.1 概念

水肿是体内水液潴留，泛溢肌肤，表现以头面、眼睑、四肢、腹背，甚至全身浮肿为特征的一类病证。

15.1.2 病因病机

（1）中医病因病机

人体水液的运行，有赖于气的推动，即有赖于脾气的升化转输，肺气的宣降通调，心气的推动，肾气的蒸化开合。这些脏腑功能正常，则三焦发挥决渎作用，膀胱气化畅行，小便通利，可维持正常的水液代谢。反之，若因外感风寒湿热之邪，水湿浸渍，疮毒浸淫，饮食劳倦，久病体虚等导致上述脏腑功能失调，三焦决渎失司，膀胱气化不利，体内水液潴留，泛滥肌肤，即可发为水肿。基本病机是肺失宣降通调，脾失传输，肾失开合，膀胱气化失常，导致体内水液潴留，泛滥肌肤。

（2）西医病因病机

生理情况下，人体的组织间液处于不断的交换与更新之中，组织间液量却相对恒定的。组织间液量恒定的维持，有赖于血管内外液体交换平衡和体内外液体交换平衡。如果这两种平衡被破坏，就有可能导致组织间隙或体腔中过多体液积聚，从而导致水肿的发生。

15.1.3 临床表现

水肿初起多从眼睑开始，继则延及头面、四肢、腹背，甚者肿遍全身，也有的水肿先从下肢足胫开始，然后及于全身。轻者仅眼睑或足胫浮肿，重者全身皆肿，肿处皮肤绷急光亮，按之凹陷即起，或皮肤松弛，按之凹陷不易恢复，甚则按之如泥。如肿势严重，可伴有胸腹水而见腹部膨胀，胸闷心悸，气喘不能平卧，唇黑，脐突、背平等症。

15.1.4　临床诊断

（1）中医诊断

①水肿初起多从眼睑开始，继则延及头面、四肢、腹背，其者肿遍全身，也有先从下肢足胫开始，然后及于全身者。轻者仅眼睑或足胫浮肿；重者全身皆肿，肿处按之凹陷，其凹陷或快或慢皆可恢复。如肿势严重，可伴有胸腹水而见腹部膨胀，胸闷心悸，气喘不能平卧等症。②可有乳蛾、心悸、疮毒、紫癜，感受外邪，以及久病体虚的病史。

（2）西医诊断

尿常规、24 小时尿蛋白定量、血常规、血沉、血浆白蛋白、血尿素氮、肌酐、体液免疫、心电图、心功能测定、肾脏 B 超等实验室检查，有助于诊断和鉴别诊断。

15.2　药物贴敷技术在水肿中的应用

技术一

贴敷部位　神阙穴（图 8）。

药物组成　地龙、猪苓（去皮）、朱砂各 50g。

制备方法　上药研为细末，以葱汁调成膏状备用。

操作规程　取上膏敷脐，纱布固定。

操作间隔　以小便多为度。每日 2 次。

主治　水肿、小便绝少。

技术二

贴敷部位　气海穴（图 8）。

药物组成　黑丑、白丑（煅）、猪牙皂（煅）各 8g，木香、沉香、乳香、没药各 10g，琥珀 3g。

制备方法　上药共研细末，加砂糖、水、飞滑石粉少许，用酒调成膏状备用。

操作规程　贴气海穴。

操作间隔　每日换药 1 次。

主治　肾炎（头面浮肿，肚腹胀满，上逆喘气）。

技术三

贴敷部位　神阙穴（图 8）。

药物组成　商陆 3g，麝香少许。

制备方法　上药研细末，和匀，以酒调成膏状备用。

操作规程　贴神阙穴。

操作间隔　每日换药 1 次。

主治　肿胀。

技术四

贴敷部位　肾俞、涌泉、神阙穴（图 9、图 11、图 8）。

药物组成　丁香、土鳖虫、肉桂、大黄各 10g，黄芪、黄精各 30g，甘遂 8g，穿山甲 15g。

制备方法　上药共研细末，和匀，贮瓶备用。

操作规程　时取药粉适量，以生姜汁、大蒜汁适量，调成糊状，外敷双肾俞、涌泉穴及神阙穴，外贴麝香壮骨膏固定。

操作间隔　用每晚睡时敷，晨起去掉。1 个月为 1 个疗程。疗程间隔 1 周。一般治疗 3 个疗程。

主治　慢性肾小球肾炎。

技术五

贴敷部位　涌泉穴（图 11）。

药物组成　①紫皮大蒜（去皮）1 枚，蓖麻仁（去壳）60 粒；②蓖麻仁 50g，薤白 3～5 个；③鲜萆薢适量。

制备方法　均为共捣烂如泥状。

操作规程　外敷于双足心（涌泉穴），方①可加敷腰部（另配药），包扎固定。

操作间隔　每日 1 换。

主治　方①利尿消肿；方②利湿消肿；方③清热利湿。用于治疗急慢性肾炎。

技术六

贴敷部位　神阙穴（图 8）。

药物组成　结子大葱（鲜）5 棵，白矾 30g。

制备方法　上药共捣烂如泥。

操作规程　敷于脐上，以纱布覆盖，胶布固定。

操作间隔　每日 1 次。一般用药 7～10 日即可显效。

主治　水肿。

技术七

贴敷部位 神阙穴（图8）。

药物组成 商陆1000~2000g，鲜姜2片。

制备方法 商陆粉碎，过100目筛，鲜姜捣烂如泥。

操作规程 用时取商陆粉1~1.5g和鲜姜泥加适量水调成糊，敷满脐窝，固定。

操作间隔 每日更换1~2次，7日为1个疗程。一般用药7日内即见效。

主治 各种水肿。

技术八

贴敷部位 神阙穴（图8）。

药物组成 商陆、大戟、甘遂各20g。

制备方法 诸药混合粉碎为末，过筛备用。

操作规程 每次取药末5~10g，撒入神阙穴内，盖以纱布，胶布固定。

操作间隔 每日换药1次。一般用药2~3日开始见效。

主治 急性发作期水肿。

技术九

贴敷部位 神阙穴（图8）。

药物组成 凤尾草根1大把，鸡蛋1个，麝香少许。

制备方法 凤尾草根洗去泥、捣烂，与鸡蛋同研成膏。

操作规程 入麝香，敷脐上。

操作间隔 每日换药1次，小便即多，肿退甚速。敷药3~5日即见明显疗效。

主治 水肿。

技术十

贴敷部位 腹部。

药物组成 煅牡蛎粉60g，炮干姜30g。

制备方法 上药共研为细末。

操作规程 冷水调糊敷于腹部，干则更敷，小便通利即愈。

操作间隔 一般用药1~2次即愈。

主治 水肿。

技术十一

贴敷部位　足部。

药物组成　酒糟 1500g。

制备方法　将酒糟蒸热（50℃～70℃）。

操作规程　趁热包在脚上，外裹纱布，以汗出为度。

操作间隔　每日 1～3 次。一般敷药 2～3 日即效。

主治　各型水肿。

技术十二

贴敷部位　神阙穴（图 8）。

药物组成　苍术 9g，厚朴 7g，陈皮 9g，甘遂 10g，白术 9g，泽泻 9g，猪苓 12g，茯苓 12g。

制备方法　上药共研为末。

操作规程　炒热，用布包裹，热熨脐部，外贴自热式柔性 TDP 灸疗贴。

操作间隔　每日 1 次。

主治　阴水症。症见水肿尿涩，喘急腹冷，或大便滑泄等。

技术十三

贴敷部位　臀部。

药物组成　大葱 500g。

制备方法　将大葱捣烂如泥。

操作规程　用纱布包裹，制成坐垫，令病人坐其上。

主治　小便不利、水肿。

技术十四

贴敷部位　神阙穴（图 8）。

药物组成　桂枝、干姜、党参、白术、硫黄、白芍、白矾各等量。

制备方法　上药共研细末。

操作规程　每次取药粉 0.5～1g 纳脐中，胶布贴固，外贴自热式柔性 TDP 灸疗贴。

操作间隔　1 周更换 1 次。

主治　脾肾阳虚型水肿，腰以下肿甚。

技术十五

贴敷部位　神阙穴（图 8）。
药物组成　菟丝子、地龙各 15g，蓖麻子 27g，葱白 1 根，蜂蜜适量。
制备方法　将前 4 味药混合共捣烂，加入蜂蜜调和成膏状。
操作规程　敷于脐上，盖以纱布，胶布固定。
操作间隔　每天换药 1 次，10 次为 1 个疗程。
主治　水肿。

技术十六

贴敷部位　神阙穴及腹部。
药物组成　白术、厚朴、独活、吴茱萸、官桂、木香、茴香、川椒、肉蔻仁、陈皮、槟榔 3g，附子、泽泻各 9g。
制备方法　上药共研细末，撒在薄棉布上，缝制成药兜。
操作规程　令患者系缚于脐腹。
主治　水肿，阴水。

技术十七

贴敷部位　神阙穴（图 8）。
药物组成　党参 10g，白术 7g，干姜 5g，炙甘草 3g，硫黄、石矾各等量。
制备方法　上药共研细末。
操作规程　敷脐中，外贴自热式柔性 TDP 灸疗贴。
操作间隔　每天换药 1 次，10 次为 1 个疗程。
主治　脾肾阳虚之水肿。

技术十八

贴敷部位　神阙穴（图 8）。
药物组成　大蒜头、车前子各 15g。
制备方法　上药共合捣烂。
操作规程　敷脐上，布包扎。
操作间隔　每日换药 2 次。
主治　腹水。

技术十九

贴敷部位 腰腹，神阙穴（图8）。

药物组成 木通、车前子、黑丑各10g，椒目1.5g，葱白30g。

制备方法 上药5味，煎汤。

操作规程 抹腰腹，并用麝香膏贴于脐部。

操作间隔 日1次。

主治 水肿。

技术二十

贴敷部位 神阙穴（图8）。

药物组成 硫黄1g，吴茱萸5g，大蒜3枚，蛇床子10g。

制备方法 前2味共研为散。

操作规程 同大蒜捣涂脐，炒蛇床子布包熨之。

操作间隔 日1次。

主治 水湿肿满，小便不通。

技术二十一

贴敷部位 关元、脐部（图8）。

药物组成 桂附八味丸15g，车前子15g，牛膝10g。

制备方法 上药拌匀炒。

操作规程 熨关元穴，并煎抹、敷脐部，外贴自热式柔性TDP灸疗贴。

操作间隔 日1次。

主治 肾炎水肿，肾虚水肿。

技术二十二

贴敷部位 神阙穴（图8）。

药物组成 白芥子10粒，白胡椒10粒，麝香0.3g。

制备方法 前2药研细末，与麝香0.3g混匀。

操作规程 用蒸馏水调成膏状，贴于脐中。

操作间隔 日1次。

主治 癌性腹水。

技术二十三

贴敷部位　神阙穴（图 8）。

药物组成　赤小豆 100g。

制备方法　将赤小豆研成极细粉末，贮瓶备用。

操作规程　用时取药末 30～50g，以水调和成糊状，敷于脐上，外用纱布覆盖，胶布固定。

操作间隔　每日换药 1 次，10 次为 1 疗程。

主治　水肿。

技术二十四

贴敷部位　神阙穴（图 8）。

药物组成　生姜、青葱、大蒜各 24g。

制备方法　将上药共捣烂如糊状。

操作规程　敷于脐孔上，盖以纱布，胶布固定。

操作间隔　每日换药 3 次，10 次为 1 疗程。

主治　肾炎水肿。

技术二十五

贴敷部位　期门、神阙穴（图 8）。

药物组成　桂枝、丁香、冰片、路路通、沉香、柴胡、乳香、漏芦。

制备方法　上药各等份研为末，调成膏状。

操作规程　敷于穴位上，以塑料布覆盖，绷带包扎固定。

操作间隔　每次贴敷 12h，每日 1 次。1 个月为 1 疗程，连续治疗 3 个月。

主治　肝硬化腹水。

16 癃闭

16.1 癃闭概述

16.1.1 概念

癃闭是由于肾和膀胱气化失司导致的以排尿困难，全日总尿量明显减少，小便点滴而出，甚则闭塞不通为临床特征的一种病证。其中以小便不利，点滴而短少，病势较缓者称为"癃"；以小便闭塞，点滴全无，病热较急者称为"闭"。癃和闭虽有区别，但都是指排尿困难，只是轻重程度上的不同，因此多合称为癃闭。

16.1.2 病因病机

（1）中医病因病机

水液的吸收、运行、排泄，还有赖于三焦的气化和肺脾肾的通调、传输、蒸化，故癃闭的病位还与三焦、肺脾肾密切相关。上焦之气不化，当责之于肺，肺失其职，则不能通调水道，下输膀胱；中焦之气不化，当责之于脾，脾气虚弱，则不能升清降浊；下焦之气不化，当责之于肾，肾阳亏虚，气不化水，肾阴不足，水府枯竭，均可导致癃闭。肝郁气滞，使三焦气化不利，也会发生癃闭。此外，各种原因引起的尿路阻塞，均可引起癃闭。基本病机可归纳为三焦气化不利，或尿路阻塞，导致肾和膀胱气化失司。

（2）西医病因病机

癃闭相当于西医学的尿潴留，引起尿潴留的原因很多，一般可分为阻塞性和非阻塞性两类。阻塞性尿潴留的病因有前列腺增生、尿道狭窄、膀胱或尿道结石、肿瘤等疾病、阻塞了膀胱颈或尿道而发生尿潴留。非阻塞性尿潴留即膀胱和尿道并无器质性病变，尿潴留是由神经或肌源性因素导致排尿功能障碍引起的。

16.1.3 临床表现

本病以排尿困难，全日总尿量明显减少，甚至小便闭塞不通，点滴全无为主要临床表现。起病或突然发生，或逐渐形成。一般在癃的阶段表现为小便不利，排尿滴沥不尽，或排尿无力，或尿流变细，或尿流突然中断，全日总尿量明显减少；在闭的阶段表现为小便不通，全日总尿量极少，甚至点滴全无，或小便欲解不出，小腹满胀，状如覆碗。尿闭可突然发生，亦可由癃逐渐发展而来。病情严重时，尚可出现头晕，胸闷气促，恶心呕吐，口气秽浊，水肿，甚至烦躁，神昏等症，尿道无疼痛感觉。

16.1.4　临床诊断

（1）中医诊断

①以排尿困难，全日总尿量明显减少，点滴而出，或小便闭塞不通，点滴全无为临床特征。②多见于老年男性，或产后妇女，手术后患者。常有淋证、水肿病病史。

（2）西医诊断

①凡小腹胀满，小便欲解不出，触叩小腹部膀胱区明显胀满者，是为尿潴留，若全日小便总量明显减少或不通，无尿意，无小腹胀满，触叩小腹部膀胱区亦无明显充盈征象，则多属肾功能衰竭。②适当选择肛门指诊、B超、腹部X线摄片、膀胱镜、肾功能检查，以明确是肾、膀胱、尿道还是前列腺等疾病引起的癃闭。

16.2　药物贴敷技术在癃闭中的应用

技术一

贴敷部位　神阙穴（图8）。
药物组成　芒硝30g，冰片20g，伤湿止痛膏1张。
制备方法　将上2味药共研为细末。
操作规程　调少量温开水，敷脐，贴伤湿止痛膏。
操作间隔　日1次。
主治　热性癃闭。

技术二

贴敷部位　神阙穴（图8）。
药物组成　寒水石60g，滑石、发灰、车前子、木通各20g，葱白适量。
制备方法　将前5味药共碾成细末。
操作规程　加入葱白共捣烂如膏状，敷于脐上，盖以敷料，胶布固定。
操作间隔　日1次。

主治 热性癃闭。

技术三

贴敷部位 神阙穴及腹部（图8）。

药物组成 皮硝60g，连须葱白10g。

制备方法 上药共捣。

操作规程 贴敷脐腹，热水袋熨之。

主治 热结癃闭。

技术四

贴敷部位 神阙穴（图8）。

药物组成 党参10g，白术7g，干姜5g，炙甘草3g，硫黄、白矾各等量。

制备方法 上药共研细末。

操作规程 敷脐中。

操作间隔 日1次。

主治 虚弱癃闭。

技术五

贴敷部位 神阙穴（图8）。

药物组成 肉桂15g，附子15g，葱白30g，面粉少许。

制备方法 先将附子、肉桂碾成粉末，加入葱白捣烂如泥，再掺入面粉，调匀做成桂圆大之药丸备用。

操作规程 用时取丸1粒填脐中，胶布固定。

操作间隔 2日换药1次，直至小便通下为止。

主治 虚寒癃闭。

技术六

贴敷部位 神阙穴（图8）。

药物组成 车前草60g，连须葱白60g。

制备方法 上药共捣。

操作规程 敷脐上，热水袋热敷。

操作间隔 日1次。

主治 气滞癃闭。

技术七

贴敷部位　神阙穴（图8）。

药物组成　干姜、附子、补骨脂各等量。

制备方法　上药共研末。

操作规程　水调涂脐中。

操作间隔　日1次。

主治　虚弱癃闭。

技术八

贴敷部位　神阙穴（图8）。

药物组成　甘遂15g，生姜3g，葱白适量。

制备方法　将甘遂1味碾成细末，再将葱、姜捣融如膏。

操作规程　用时先将甘遂末撒于脐中（只取5g即可），以葱姜膏贴在上面，盖以纱布，胶布固定。

操作间隔　2日换药1次。

主治　小便闭塞不通，寒热通用。

技术九

贴敷部位　神阙穴（图8）。

药物组成　吴茱萸、干姜、丁香各50g，小茴香75g，肉桂、生硫黄各30g，山栀子20g，胡椒5g，荜茇25g。

制备方法　上药共为细末混匀，贮瓶备用。

操作规程　贴敷时取上药末25g，加等量面粉调成糊状，敷于脐部，上以温水袋热敷。

操作间隔　每日1次，排尿后取下。

主治　小便不通。

技术十

贴敷部位　神阙穴（图8）。

药物组成　鲜车前子9g，滑石9g，甘草1.5g。

制备方法　甘草、滑石研为细末。

操作规程　用车前子捣汁调，敷脐。

操作间隔　日 1 次。

主治　小便不通。

技术十一

贴敷部位　神阙穴（图 8）。

药物组成　肉桂、车前子各适量。

制备方法　上药共为细末。

操作规程　敷脐中。

操作间隔　日 1 次。

主治　小便不通。

技术十二

贴敷部位　中极或关元穴（图 8）。

药物组成　连须葱白 250g，川椒末 15g。

制备方法　上药放锅中炒热后捣匀。

操作规程　趁热贴敷于中极或关元穴

操作间隔　每日敷灸 1～2 次，排尿后即可取下。

主治　小便不通。

技术十三

贴敷部位　神阙穴（图 8）。

药物组成　麝香 0.3g，血竭 1g；或麝香 0.3g，肉桂粉 1g。

制备方法　分别共研细末。

操作规程　实证取前者粉末，虚证取后者粉末，填入脐中，橡皮膏固定。

操作间隔　日 1 次。

主治　小便不通。

技术十四

贴敷部位　神阙及关元穴（图 8）。

药物组成　磁石、商陆各 5g。

制备方法　研成极细粉末后，兑入麝香 0.1g，研匀。

操作规程　将上药分成 2 份，分别摊放于神阙及关元穴处，外以胶布覆盖固定即可。

操作间隔　每日贴敷 1 次，排尿后即可取下。

主治　小便不通，产后尿潴留。

技术十五

贴敷部位　中极穴（图 8）。

药物组成　甘遂适量。

制备方法　将甘遂研为细末，密贮备用。

操作规程　取甘遂末 9g，兑入麝香少许（或冰片），面粉适量，用温开水调成糊膏状，贴敷中极穴处，敷药面直径约 2 寸，外以塑料布覆盖，胶布固定即可。

操作间隔　每日贴敷 1～2 次，排尿后取下。不效时可外贴自热式柔性 TDP 灸疗贴。

主治　小便不通。

技术十六

贴敷部位　神阙穴（图 8）。

药物组成　鲜青蒿 200～300g。

制备方法　上药捣细碎（注意勿让汁水流掉）。

操作规程　随即放于脐窝（神阙），外面覆盖 25cm×30cm 塑料薄膜及棉垫各一块，胶布固定即可。

操作间隔　待排尿后，即可去药。

主治　小便不通。

技术十七

贴敷部位　气海穴（图 8）。

药物组成　党参 30g，当归 15g，川芎、柴胡、升麻各 10g。

制备方法　上药加水熬煎，去渣浓缩成流浸膏备用。

操作规程　临用时取药膏适量贴气海穴，外用胶布固定。

主治　老人、产妇气虚尿闭。

技术十八

贴敷部位　气海或关元穴（图 8）。

药物组成　取车前草 30g，食盐 3g。

制备方法　捣烂为泥。

操作规程　患者取仰卧位，将药泥贴敷于脐下气海或关元穴部位，范围为 10cm×10cm 为宜，涂敷成一片。药泥可直接接触皮肤，无明显刺激反应，待药泥干后再反复涂敷 2～3 次。用塑料薄膜封包效果更好。

操作间隔　一般 20～40min。

主治　产后尿潴留。

技术十九

贴敷部位　神阙穴（图 8）。

药物组成　茯苓 5g。

制备方法　捣碎，加少量水，拌成泥状。

操作规程　用时患者取俯卧位，先消毒神阙穴，再将泥状茯苓均匀敷于穴位上，然后覆盖纱布、塑料薄膜，用胶布固定。外贴自热式柔性 TDP 灸疗贴。

操作间隔　贴敷 30min。

主治　手术后尿潴留。

技术二十

贴敷部位　三阴交、气海穴（图 13、图 8）。

药物组成　麝香 0.1g。

制备方法　无需制备。

操作规程　麝香 0.1g 用 2 层纱布包裹，置于穴位上，透明敷贴固定。

操作间隔　1 天 1 次，7 次 1 个疗程。

主治　肛肠病术后尿潴留。

17 血症

17.1 血症概述

17.1.1 概念

凡血液不循常道，或上溢于口鼻诸窍，或下泄于前后二阴，或渗出于肌肤，所形成的类出血性疾患，统称为血证。在古代医籍中，亦称为血病或失血。

17.1.2 病因病机

（1）中医病因病机

血证可由感受外邪、情志过极、饮食不节，劳倦过度、久病或热病等多种原因所导致。而其病机可以归结为火热熏灼，迫血妄行及气虚不摄，血溢脉外两类。

（2）西医病因病机

西医学中多种急慢性疾病所引起的出血，包括多系统疾病有出血症状者，以及造血系统病变所引起的出血性疾病，均可参考本节辨证论治。

17.1.3 临床表现

血证具有明显的证候特征，即表现血液或从口鼻，或从尿道、肛门，或从肌肤而外溢。出血是一个常见的重要主症，辨治的中心。

（1）鼻衄

凡血自鼻道外溢而非因外伤、倒经所致者，均可诊断为鼻衄。

（2）齿衄

血自齿龈或齿缝外溢，且排除外伤所致者，即可诊断为齿衄。

（3）咳血

血由肺，气道而来，经咳嗽而出痰血相兼，痰中带血。多有慢性咳嗽或觉喉痒胸闷，一咯即出，血色鲜红，或夹泡沫痰喘、肺痨等病史。

（4）吐血

发病急骤，吐血前多有恶心、胃脘不适，头晕等症。血随呕吐而出，常伴有食物残渣等胃内容物，血色多为咖啡色或紫暗色，也可为鲜红色，大便色黑如漆，或呈暗红色。有胃痛，胁痛、黄疸、癥积等病史。

（5）便血

大便色鲜红、暗红或紫暗，甚至黑如柏油样，次数增多。有胃肠或肝病病史。

（6）尿血

小便中混有血液或夹有血丝，排尿时无疼痛。

（7）紫斑

肌肤出现青紫斑点，小如针尖，大者融合成片，压之不退色。紫斑好发于四肢，尤以下肢为甚，常反复发作。重者可伴有鼻衄、齿衄、尿血、便血及崩漏。小儿及成人皆可患此病，但以女性为多见。

17.2 药物贴敷技术在出血症中的应用

技术一

贴敷部位 神阙穴（图8）。
药物组成 鲜茜草根10g。
制备方法 上药打烂成糊。
操作规程 涂脐，常规方法固定。
操作间隔 每日用药1次，连用5日。
主治 咯血。

技术二

贴敷部位 神阙穴（图8）。
药物组成 生大黄。
制备方法 生大黄压粉。
操作规程 取药粉10g，以醋调膏涂脐。
操作间隔 每日用药1次，连用5次。
主治 咯血。

技术三

贴敷部位 涌泉穴（图11）。
药物组成 独头蒜1头，或加硫黄末6g，肉桂末3g，冰片3g。

制备方法 将大蒜去皮洗净，捣烂成泥膏状，或加入上药末调匀。

操作规程 贴敷时每次用蒜泥 10g，分别贴于涌泉穴，用胶布固定（为防止局部起泡，可先在穴位处涂植物油少许）。

操作间隔 每次贴敷 3～5 小时，每天贴敷 1 次，连续 3 天。

主治 咯血。

技术四

贴敷部位 膻中、肺俞、大杼穴（图 8、图 9）。

药物组成 瓜蒌 1 枚（大者），贝母 50g，元胡 10g（煅），牙皂 15 个，青黛 10g，蜂蜜 100g。

制备方法 先将贝母、元胡、牙皂、青黛混合碾为细末，再将瓜蒌（连籽、皮）捣融，放蜂蜜入锅内加热，炼去浮沫，入以上 5 味药，调和如膏备用。

操作规程 治疗时取药膏如核桃大，分别敷于膻中、肺俞或大杼穴处，盖以纱布，胶布固定即可。

操作间隔 每次贴敷 12 个时，每日或隔日贴敷 1 次。

主治 咯血。

技术五

贴敷部位 神阙穴（图 8）。

药物组成 鲜小蓟 50g。

制备方法 上药打烂成糊。

操作规程 涂脐，常规方法固定。

操作间隔 每日用药 1 次，连用 3 日。

主治 吐血。

技术六

贴敷部位 神阙穴（图 8）。

药物组成 大蓟、小蓟、茅根、大蒜各 10g。

制备方法 上药共捣烂如膏。

操作规程 敷脐部。

操作间隔 每日一次，病愈为止。

主治 呕血。

技术七

贴敷部位　神阙穴（图8）。

药物组成　大黄、栀子各20g，米醋适量。

制备方法　将大黄和栀子研为细末，贮瓶备用。

操作规程　用时取药末适量。以米醋调成膏状。敷于患者肚脐上，盖以纱布，胶布固定。

操作间隔　每日换药1次。

主治　吐血。

技术八

贴敷部位　神阙穴及双侧涌泉（图8、图11）。

药物组成　百草霜15g，大蒜1个，鲜小蓟、鲜旱莲草各适量。

制备方法　先将鲜小蓟和旱莲草共捣烂取汁，再将大蒜捣烂如泥，然后将百草霜与蒜泥和均匀，掺入小蓟、旱莲草鲜汁制成膏状。

操作规程　敷于患者的脐窝及双侧涌泉穴，外以纱布覆盖，胶布固定。

操作间隔　每日换药2～3次。

主治　吐血不止。

技术九

贴敷部位　神阙穴（图8），背部第6、7胸椎处。

药物组成　黄芩、桑白皮、生地、玄参、侧柏叶各15g。

制备方法　将上述药物共碾成细末，贮瓶备用。

操作规程　用时取药末适量，以凉开水调和成膏状，涂于患者脐孔内，外用普通膏药封固，同时将另一贴普通膏药贴于背部第6、7胸椎处。

操作间隔　每3日换药1次。

主治　鼻衄。

技术十

贴敷部位　神阙穴（图8）。

药物组成　龙胆草、柴胡各15g，栀子、黄芩各12g，生地、白茅根各18g，木通9g。

制备方法　以上药物混合共碾成细末，贮瓶备用。

操作规程 用时取药末适量，以凉开水调成稠膏状，敷于患者脐孔内，外用穴位贴。

操作间隔 每2～3日换药1次。

主治 鼻衄。

技术十一

贴敷部位 神阙穴、长强穴（图8、图9）。

药物组成 川芎、当归各3g，黄连、槐花各6g，膏药1张。

制备方法 将川芎、当归、黄连和槐花混合均匀，取之3/4煎水，反复洗抹患者的肚脐及肛门处，剩余部分碾成细末待用。

操作规程 将膏药置火焰上溶化后，加入适量药末，搅匀，分摊于布上，每贴重20～25g，分别贴于患者的肚脐及长强穴上。

操作间隔 每3日用药1次。

主治 便血。

技术十二

贴敷部位 脐下、眉心、胸口。

药物组成 大生地64g，白芍、黄芩、黄柏、黑山栀、生甘草各32g，丹皮、犀角（紫草代）各15g。

制备方法 将上药用麻油500ml熬，入黄丹222g收膏，加石膏128g搅拌均匀即成，摊膏备用。

操作规程 便血贴脐下，衄血贴眉心，吐血贴胸口。

操作间隔 每3日用药1次

主治 胃热便血。

技术十三

贴敷部位 神阙穴、小腹部（图8）。

药物组成 蒲黄、旱莲草、车前子各20g，膏药2贴。

制备方法 将蒲黄、旱莲草和车前子共碾成细末，过筛，贮瓶备用。

操作规程 用时取药末12g，以凉开水调和成糊状，敷于患者脐孔内，外用普通膏药封固，同时将另一贴贴于小腹部。

操作间隔 每2～3天换药1次，血止方可停药。

主治 尿血。

技术十四

贴敷部位 神阙穴（图8）。

药物组成 鲜旱莲草1握，生小蓟汁适量。

制备方法 将旱莲草捣烂如泥，掺入面粉少量共调匀，以生小蓟汁共调成厚膏状。

操作规程 取适于纱布或白布上，贴于脐孔，外以胶布固定。

操作间隔 每日换药1～2次，至尿血止停药。

主治 尿血。

技术十五

贴敷部位 前阴、小腹。

药物组成 生地30g，茜草根30g，旱莲草50g，车前草50g，生侧柏叶30g，生艾叶20g，生荷叶30g。

制备方法 上药加水煎煮。

操作规程 去渣，取药液熏洗前阴及小腹部。

操作间隔 每日1次。

主治 用于泌尿系感染所致的血尿。

技术十六

贴敷部位 印堂穴（图16）。

药物组成 黄芩15g，白及10g。

制备方法 白及研末，黄芩水煎汁，调白及为膏。

操作规程 纱布包裹敷印堂穴。

操作间隔 每日一次

主治 鼻衄。

技术十七

贴敷部位 涌泉穴（图11）。

药物组成 葱白适量。

制备方法 捣烂如泥。

操作规程 捏成半粒黄豆大小，贴敷涌泉穴

操作间隔 一般贴3～5分钟，血止即除去敷药。

主治　鼻衄。

技术十八

贴敷部位　膻中穴（图8）。
药物组成　决明子适量。
制备方法　决明子研成粉末。
操作规程　陈醋调成糊状，外敷膻中穴，外用塑料包固定。
操作间隔　6小时换1次，每日2次。
主治　鼻衄（肝火上炎型）。

技术十九

贴敷部位　足心。
药物组成　大蒜5瓣，生地黄15g，韭菜根汁适量。
制备方法　大蒜去皮与生地黄一起捣烂如泥，韭菜根洗净，切细捣汁半小杯加适量凉开水以备用。
操作规程　把捣烂的药物，摊在青布上，做1个如铜钱大、厚0.3厘米的蒜泥饼，左鼻孔出血贴右足心，右鼻孔出血贴左足心，二鼻孔俱出血，两足心俱贴之。同时服用已稀释好的韭菜根汁。
操作间隔　敷1小时左右即止。
主治　鼻衄。

技术二十

贴敷部位　鼻孔。
药物组成　五倍子、海螵蛸、白及各15g，麻黄碱1.5g，甘油适量。
制备方法　将前几味药共研细末备用。
操作规程　用药棉卷成圆条状，蘸甘油至前半处湿后，蘸满药粉，塞入患侧鼻孔中。
操作间隔　血止后3分钟取出。
主治　鼻衄。

技术二十一

贴敷部位　涌泉穴、神阙穴（图11、图8）。
药物组成　黄柏、牡丹皮、郁金、山栀子各15g，大蒜适量。

制备方法 上药共研细末，与大蒜捣匀成糊状，分为 3 份备用。

操作规程 用时取药糊，分贴双足心涌泉穴及肚脐处，待足心及脐部有强烈刺激感时除去。

操作间隔 每日 1 次。

主治 经行鼻出血不止。

18 慢性疲劳综合征

18.1 慢性疲劳综合征概述

18.1.1 概念

慢性疲劳综合征又称雅痞症、慢性伯基特淋巴瘤病毒（EBV）、慢性类单核白血球增多症等，其症状包括发烧、喉咙痛、淋巴结肿大、极度疲劳、失去食欲、复发性上呼吸道感染、小肠不适、黄疸、焦虑、忧郁、烦躁及情绪不稳、睡眠中断、对光及热敏感、暂时失去记忆力、无法集中注意力、头痛、痉挛、肌肉与关节痛。

18.1.2 病因病机

（1）中医病因病机

本病类似于中医的虚劳。虚劳的病因病机主要有禀赋薄弱，因虚致病、烦劳过度，损伤五脏、饮食不节，损伤脾胃、大病久病，失于调理、误治失治，损耗精气等。以上各种病因，或是因虚致病，因病成劳，或因病致虚，久虚不复成劳，而其病性，主要为气、血、阴、阳的虚损。病损部位主要在五脏，尤以脾肾两脏更为重要。引起虚损的病因，往往首先导致某一脏气、血、阴、阳的亏损，而由于五脏相关，气血同源，阴阳互根，所以在虚劳的病变过程中常互相影响，一脏受病，累及他脏，气虚不能生血，血虚无以生气；气虚者，日久阳也渐衰；血虚者，日久阴也不足；阳损日久，累及于阴；阴虚日久，累及于阳。以致病势日渐发展，而病情趋于复杂。

（2）西医病因病机

病因尚不明确，本病多发于 20～50 岁，与长期过度劳累（包括脑力和体力）、饮食生活不规律、工作压力和心理压力过大等精神环境因素以及应激等造成的神经、内分泌、免疫、消化、循环、运动等系统的功能紊乱关系密切。

18.1.3 临床表现

心理方面：比躯体症状出现得早，自觉也较为突出。多数表现为心情抑郁，焦虑不安或急躁、易怒，情绪不稳，脾气暴躁，思绪混乱，反应迟钝，记忆力下降，注意力不集中，做事缺乏信心，犹豫不决。

身体方面：体型容貌常呈现为瘦、胖两类，多数为身体消瘦。面容则多数表现为容颜早衰，面色无华，过早出现面部皱纹或色素斑；肢体皮肤粗糙，干涩，脱屑较多；指（趾）甲失去正常的平滑与光泽；毛发脱落，蓬垢，易断，失光。

运动系统：全身疲惫，四肢乏力，周身不适，活动迟缓。有时可能出现类似感冒的症状，肌痛、关节痛等，如果时间较长，累积数月或数年，则表现得尤为明显，可有一种重病缠身之感。

消化系统：食欲减退，对各种食品均缺乏食欲，尤以油腻为著。无饥饿感，有时可能出现偏食，食后消化不良，腹胀；大便形状多有改变，便秘、干燥或大便次数增多等。

神经系统：表现出精神不振或精神紧张，初期常有头晕、失眠、心慌、易怒等；后期则表现为睡眠不足、多梦、夜惊、中间早醒、失眠等，甚至嗜睡、萎靡、懒散、记忆力减退等症状。

泌尿生殖系统：伴随精神异常，可以出现尿频，尿急等泌尿系统症状。此外，疲劳过甚的人，在容器中排尿最容易起泡沫，且泡沫停留时间长久。生殖系统症状，在男子出现遗精、阳痿、早泄、性欲减退；女子出现月经不调或提前闭经、性冷淡等。长此下去，可能发生不孕不育症。

感官系统：在视觉系统主要表现为眼睛疼痛，视物模糊，对光敏感等；在听觉系统则主要表现为耳鸣，听力下降等。

18.1.4 临床诊断

（1）中医诊断

多见神疲体倦，心悸气短，面容憔悴，自汗盗汗，或五心烦热，或畏寒肢冷，脉虚无力等症。若病程较长，久虚不复，症状可逐渐加重。具有引起虚劳的致病因素及较长的病史。排除类似病证。应着重排除肺痨及其他病证中的虚证类型。

（2）西医诊断

排除其他疾病的情况下疲劳持续 6 个月或者以上；至少具备以下症状中的四项：①短期记忆力减退或者注意力不能集中。②咽痛。③淋巴结痛。④肌肉酸痛。⑤不伴有红肿的关节疼痛。⑥新发头痛。⑦睡眠后精力不能恢复。⑧体力或脑力劳动后连续 24 小时身体不适。

18.2 药物贴敷技术在慢性疲劳综合征中的应用

技术一

贴敷部位 神阙穴（图8）。

药物组成 五灵脂24g，青盐15g，乳香3g，没药3g，夜明砂6g，地鼠粪9g（微炒），葱头6g（干者），木通9g，麝香0.1g。

制备方法 以上诸药共研细末备用，水和大麦面做成面圈。

操作规程 置脐上，将前药末6g放于脐内，用槐树皮剪如钱大，盖于药上，以艾炷灸，每岁1壮，药与槐树皮不时添换。

主治 慢性疲劳综合征。

技术二

贴敷部位 神阙穴（图8）。

药物组成 人参、白术、茯苓、炙甘草各等量。

制备方法 上药共研细末，取适量和水，调成糊状。

操作规程 敷于脐中。

主治 久病体虚。

技术三

贴敷部位 神阙穴（图8）。

药物组成 当归、熟地、川芎、白芍各等量。

制备方法 上药共研细末，和水调成糊状。

操作规程 敷脐。

主治 血虚体弱。

技术四

贴敷部位 神阙穴（图8）。

药物组成 人参、白术、茯苓、炙甘草、当归、熟地、川芎、白芍各等份。

制备方法 上药共研细末，取适量和水调成糊状。

操作规程 敷脐。

主治 气血亏虚。

技术五

贴敷部位 男子贴气海穴，女子贴关元穴，腰腿疼痛贴患处（图8）。

药物组成 细辛45g，生黄芪70g，生杜仲45g，羌活24g，茯苓45g，怀牛膝45g，防风45g，甘草36g，生白芍45g，川芎45g，人参45g。

制备方法 以上药料用香油7500ml，炸枯去渣滤净炼沸，漳丹2700g搅匀成膏。

操作规程 每膏药油7500ml。兑肉桂面3g，麝香4.5g，搅匀。每大张净油24ml，每小张净油15ml。

主治 身体瘦弱，神经官能症，腰酸腿疼，失眠。

技术六

贴敷部位 脾俞、肾俞穴（图9）。

药物组成 苍术、熟地各500g，五味子、茯苓各250g，干姜30g，川椒15g。

制备方法 将上药用麻油熬，入黄丹收膏，摊膏备用。

操作规程 贴两侧脾俞、肾俞穴上。

主治 脾肾两虚。

技术七

贴敷部位 心口、丹田穴。

药物组成 生地、熟地、山药、茯神各96g，当归、泽泻、黄柏各48g，山萸肉、枸杞子、牛膝、丹皮、黄连、生甘草、龟甲、鹿角各32g。

制备方法 将上药用麻油熬，黄丹收膏，入朱砂32g搅匀。摊膏备用。

操作规程 贴心口、丹田穴上。

主治 劳损心肾，虚而有热。

技术八

贴敷部位 神阙穴（图8）。

药物组成 党参、黄芪、丹参各等份。

制备方法 上药共研细末，装瓶备用。

操作规程 取本散10g，用清水调和成糊状，外敷神阙穴，上盖纱布，胶布固定。

操作间隔 每日换药1次，10次为1个疗程。

主治　慢性疲劳综合征（脾气不足型）。

技术九

贴敷部位　背部、腰部、气海、关元。

药物组成　黄芪20g，独活12g，当归、地龙、香附、补骨脂、延胡索各10g，没药、肉桂、川乌各6g，蜂蜜或黄酒适量。

制备方法　将诸药共研细末，装瓶备用。

操作规程　先将背、腰部用热水擦净，取药末适量，用蜂蜜或黄酒调成糊状，敷于背部、腰部及气海、关元穴上，外用纱布覆盖，胶布固定。

操作间隔　每次敷12小时以上，隔日1次，5次为1个疗程。

主治　慢性疲劳综合征。

技术十

贴敷部位　神阙穴（图8）。

药物组成　人参30g，黄芪30g，当归15g，生、熟地黄各15g，丹参30g，苦参30g，紫草30g，郁金15g，茯苓15g，白术15g，败酱草30g，陈皮10g。

制备方法　上药干燥、粉碎，过100目筛，包装袋密封备用。

操作规程　治疗时取脐（神阙穴），贴药前温水洗净脐部，再以75%酒精棉球擦拭，取药粉0.3～0.5g，用2%氮酮3～5ml，调成糊状，采用"填贴混合法"将药糊填满脐窝，外用麝香膏严密固封。外贴自热式柔性TDP灸疗贴，以利药物吸收及迅速发挥药效，24小时后取下，用温水洗净脐部药渣。

操作间隔　隔日治疗1次，10次为1个疗程，每疗程间隔7天，共治疗3个疗程。

主治　慢性疲劳综合征。

19 胃下垂

19.1 胃下垂概述

19.1.1 概念

胃下垂指站立位时，胃的下缘达盆腔，胃小弯弧线最低点降至髂嵴连线以下。临床表现为食后上腹饱胀等消化不良症状。胃下垂通常是内脏下垂的一部分。

19.1.2 病因病机

（1）中医病因病机

长期饮食失调，七情内伤，劳倦过度等，引起肝胃不和，脾气亏虚，运化无力，营气亏虚，形体失充，肌肉瘦削，筋肉松弛，脾气下陷，固护升举无力，以致胃体下垂而成胃缓。先天禀赋薄弱，形体消瘦，分娩后腹壁弛缓，均可使肌肉不坚，亦可形成胃缓。证属脾虚气陷，但若病情久延，气郁血瘀、寒饮停胃、阴虚内热，则形成虚实夹杂之证。

（2）西医病因病机

腹内脏器正常位置主要由三个因素予以固定：①横膈的位置及膈肌的活动力。②腹内压力的维持，特别是腹肌张力以及腹壁和腹内脂肪层厚度的托垫作用。③邻接脏器或某些相关韧带的固定作用。由于体形和体质因素，膈肌悬吊力不足，胃-膈、胃-肝等韧带松弛或被切断，腹内压下降或腹肌极度松弛等因素，可使正常胃呈极度鱼钩状。这种无张力型胃，即形成胃下垂。

19.1.3 临床表现

轻度胃下垂患者大多无症状，下垂明显者可有上腹不适、餐后饱胀、食欲不振、恶心感、嗳气和便秘等，可能和胃肠动力和分泌功能低下有关。可有腹部深处隐痛。可能和肠系膜或腹膜受牵拉有关。患者常于饱餐后、多站立或劳累后上腹不适加重，或呈现沉坠感。严重患者偶可并发胃扩张和胃扭转。此外，常伴有其他内脏下垂的表现，如明显肾下垂时常可有腰背酸痛等，以及所谓"循环无力症"，表现为站立性昏厥、低血压、心悸等。患者腹上角呈锐角。站立时因胃囊下移，触诊患者上腹部时，腹主动脉搏动特别明显；托扶患者下腹部向上时，患者感觉上腹重坠减轻。患者上腹部常无压痛点，如出现压痛点时，可因立卧位变动而下固定，有些患者因胃排空延缓可出现振水声。

19.1.4 临床诊断

（1）中医诊断

中医称此病为胃缓，多因长期饮食失调，或因劳倦太过等，使中气亏虚，脾气下陷，肌肉瘦削不坚，固护升举无力，以致胃体下垂。以脘腹坠胀作痛，食后或站立时为甚的劳病类疾病。

（2）西医诊断

多发生于瘦长体型、经产妇及消耗性疾病进行性消瘦者等。轻者无明显症状，重者可有上腹不适，多在餐后、站立及劳累后加重，有饱胀、厌食、恶心、嗳气及便秘等症状。亦可出现站立性昏厥、低血压、心悸、乏力、眩晕等"循环无力症"的其他内脏下垂的表现。肋下角常<90°；站立时腹主动脉搏动明显；振水声，以双手托扶下腹部往上则上腹坠胀减轻；也可同时伴有肝、肾、结肠下垂的现象。X线检查可见胃角部低于髂嵴连线；胃幽门管低于髂嵴连线；胃呈长钩形或无力型，上窄下宽，胃体与胃窦靠近，胃角变锐。胃的位置及张力均低，整个胃几乎位于腹腔左侧。

19.2 药物贴敷技术在胃下垂中的应用

技术一

贴敷部位 百会穴（图23）。

药物组成 蓖麻子仁98g、五倍子2g。

制备方法 去选用饱满而洁白的仁，将五倍子去除灰屑，研成细末过筛，后将蓖麻子仁和五倍子末按上述比例混合均匀，打成烂糊，制成每粒重约10g，直径1.5厘米的药饼备用。

操作规程 成人每次用1粒，点准百会穴（剃去一片头发，与药饼等大），将药饼紧贴百会穴上，用纱布绷带固定，不使移动。每日早、中、晚各1次以搪瓷杯盛半杯开水，将杯底置于药饼上进行热熨，每次10分钟左右，以感觉温而不烫伤皮肤为度。

操作间隔 一次贴上药饼，可5昼夜不换。如第1次治疗完毕，自觉症状未见好转，休息1天后，进行第2次治疗，一般以10天为度。

主治 胃下垂。

技术二

贴敷部位 百会、鸠尾、胃俞、脾俞穴（图23、图8、图9）。

药物组成 黄芪24g，升麻18g，附子20g，五倍子18g，蓖麻子30g。

制备方法 将前四味中药共捣烂，研细末，以蓖麻子捣烂和之，另加少量芝麻油和匀备用。

操作规程 取黄豆大小于六穴外敷，外布固定。

操作间隔 每天换药1次。

主治 胃下垂。

技术三

贴敷部位 神阙穴（图8）。

药物组成 升麻10g，新鲜石榴皮1块。

制备方法 将升麻研末，与石榴皮捣烂，制成成球形备用。

操作规程 取1个放于肚脐，用胶布固定，外贴自热式柔性TDP灸疗贴。

操作间隔 每次30分钟以上，每天3次。

主治 胃下垂。

技术四

贴敷部位 神阙穴（图8）。

药物组成 党参、黄芪、白术、甘草、当归、陈皮、升麻、柴胡各15g。

制备方法 上药共煎汤取液备用。

操作规程 将药液浸入纱布放入肚脐，外贴自热式柔性TDP灸疗贴。

操作间隔 每日1次。

主治 胃肠下垂。

技术五

贴敷部位 涌泉、百会穴（图11、图23）。

药物组成 附子120g，五倍子90g，大麻子150g，细辛10g。

制备方法 将上药分别捣烂，混合研匀，装瓶备用。

操作规程 用时先用生姜将涌泉穴和百会穴摩擦至发热，再取上药适量，用黄酒或温水调成膏状，做成直径1～1.5cm的药饼，分别敷于涌泉穴和百会穴，外用伤湿膏固定，外贴自热式柔性TDP灸疗贴。

操作间隔　2 天换药 1 次，3 次为 1 疗程。
主治　胃肠下垂。

技术六

贴敷部位　百会穴（图 23）。
药物组成　蓖麻子仁 10g，升麻粉 2g。
制备方法　将蓖麻子仁捣烂如泥，拌入升麻粉，制成直径 2cm，厚 1cm 的圆药饼。
操作规程　剃去患者百会穴周围 2 平方厘米内头发，敷以药饼，加以固定。患者仰卧，放松裤带，用装有 80 度热水的瓶子熨烫药饼。
操作间隔　每次 30 分钟，每日 3 次。每块药饼可连用 5 日。10 日为 1 个疗程，共治疗 3 个疗程。
主治　胃下垂。

技术七

贴敷部位　百会、鸠尾穴（图 23、图 8）。
药物组成　附子 20g，蓖麻子仁 30g，五倍子 18g。
制备方法　上药共捣烂备用。
操作规程　用医用胶布敷贴于百会及鸠尾穴。
操作间隔　每日 1 次。一般治疗 1～2 个月可获满意疗效。
主治　气虚下陷、胃肠停饮之胃下垂。

技术八

贴敷部位　神阙穴（图 8）。
药物组成　蓖麻子仁 20g，五倍子 10g。
制备方法　上药共捣烂。
操作规程　用纱布包裹，敷贴于肚脐上，外贴自热式柔性 TDP 灸疗贴。
操作间隔　每日 1 次，5 次为 1 个疗程。休息 1 日，如法进行第二个疗程。一般用药 3～4 周可痊愈或显效。
主治　各种类型胃下垂。

技术九

贴敷部位　神阙穴（图 8）。

药物组成　黄芪、党参、丹参各 15g，当归、白术、枳壳、生姜末各 10g，升麻、柴胡各 6g。食欲缺乏者，加鸡内金 10g；大便泄者，加焦六曲 10g。

制备方法　上药除生姜外，烘干，共研为细末和匀，装瓶备用。

操作规程　用时将药末 10g 左右填入神阙穴（肚脐），铺平呈圆形，直径 2～3cm，再用 8cm×8cm 胶布贴紧，外贴自热式柔性 TDP 灸疗贴。每隔 3 日换药末 1 次。

操作间隔　以 1 个月为 1 个疗程。一般治疗 1～2 个疗程可痊愈或显效。

主治　胃下垂、胃痛、泄泻、带下等病症。

技术十

贴敷部位　胃脘部。

药物组成　三棱、莪术各 15g，肉桂 10g，陈艾 45g，草果、公丁香各 10g，水仙子 15g，红花 15g，高良姜 12g，砂仁 6g。

制备方法　上药共研为细末。

操作规程　用 3 尺布折成双层，内铺棉花。将棉布铺于药末之外，用棉花将药末包好，用线缝住，防止药末堆积和漏出。日夜兜在胃脘部，于胃痛易发季节开始使用，连用半年或至病愈。

操作间隔　每月换药 1 次。

主治　治疗肝胃不和，胃肠停饮之胃下垂、胃痛。

技术十一

贴敷部位　涌泉、百会穴（图 11、图 23）。

药物组成　附子 120g，五倍子 90g，大麻子 150，细辛 10g，生姜、黄酒适量。

制备方法　将上药分别捣烂，混合研匀，装瓶备用。

操作规程　生姜（切片）将涌泉穴和百会穴摩擦至发热，再取适量，加黄酒或温水调成膏状，做成直径 1～1.5cm 的药饼，分别敷于百会穴和涌泉穴，外用伤湿止痛膏固定。

操作间隔　2 天换药 1 次，3 次为 1 个疗程。

主治　胃下垂。

技术十二

贴敷部位　神阙穴（图 8）。

药物组成　黄芪、党参各 15g，柴胡、升麻各 9g，米醋少许。

制备方法 上药共研为末。

操作规程 用生姜 3 片捣烂，加米醋少许，入药末 15g 调为糊状，贴于肚脐处，上盖纱布，胶布固定。

操作间隔 每日一换。

主治 胃下垂。

技术十三

贴敷部位 神阙穴（图 8）。

药物组成 五味子、菟丝子、蓖麻仁各 15g，枳壳 9g，升麻 5g，生姜 3 片，米醋少许。

制备方法 共研为末。

操作规程 用生姜 3 片捣烂，加米醋少许，入药末 15g 为糊状，贴敷肚脐处，上盖纱布，胶带固定。

操作间隔 每日一换。

主治 胃下垂。

技术十四

贴敷部位 胃脘部。

药物组成 葛根 30g，山药、黄芪、党参、五味子各 15g，肉桂、木香、草果各 10g，升麻 5g。

制备方法 上药共研细末，装入双层布袋中，用线缝闭备用。

操作规程 取药袋日夜兜在胃脘部。

操作间隔 每剂可用 1 个月。

主治 胃下垂。

第二章　外科及骨科疾病

1　痔疮

1.1　痔疮概述

1.1.1　概念

痔疮是肛门直肠底部及肛门黏膜的静脉丛发生曲张而形成的一个或多个柔软的静脉团的一种慢性疾病。

1.1.2　病因病机

（1）中医病因病机

痔疮的发病原因主要是脏腑本虚，过食肥腻、辛辣、饥饱失常、饮酒过量也是主要原因。久泻久痢，久坐久站，负重远行，便秘，妇女行经、怀孕、分娩、哺乳，慢性疾患，房事过度，情志郁结，思虑太过，气血下坠，湿热风燥之邪流注而为痔。

（2）西医病因病机

1）肛垫下移：在肛管的黏膜下有一层环状的有静脉（或称静脉窦）、平滑肌、弹性组织和结缔组织组成的肛管血管垫，简称"肛垫"。起闭合肛管、节制排便作用。正常情况下，肛垫疏松地附着在肛管肌上，排便时主要受到向下的压力被推向下，排便后借其自身的收缩作用，缩回到肛管内。弹性回缩作用减弱后，肛垫则充血、下移形成痔。

2）静脉曲张：从解剖学上看，肛门静脉系统及其分支直肠静脉都无静脉瓣，血液易于淤积而使静脉扩张，加之直肠上、下静脉丛壁薄、位浅、抵抗力低，末端直肠黏膜下组织又松弛，都有利于静脉扩张，若加上各种静脉回流受阻的因素，如经常便秘、妊娠、前列腺肥大及盆腔内巨大肿瘤等，都可使直肠静脉回流发生障碍而扩张弯曲成痔。肛门腺及肛周感染也可引起静脉周围炎，静脉失去弹性而扩张成痔。

3）遗传：痔疮患者常有家族史，可能与食物、排便习惯及环境有关。可能与高纤维食物饮食有关。目前，在发达国家多食高纤维饮食，除了预防大肠癌的发生，也可减低痔的发病率。

1.1.3　临床表现

（1）内痔

内痔早期，最主要也是唯一的症状就是无痛性便血。特点是间断性便血，色鲜红，或附于大便表面，或手纸染血，也可呈点滴状或喷射状出血，若长期便血可引起贫血；内痔进一步发展，排便时会有痔核脱出，轻者便后自行还纳回肛门，重者需用手上推还纳。当内痔脱出没有及时还纳时，会出现嵌顿水肿、血栓形成、溃疡或感染，将有剧烈疼痛。

（2）外痔

外痔一般无任何症状，偶有肛门坠胀不适，但当出现血栓、水肿时则会疼痛。

（3）混合痔

混合痔则具备内痔、外痔的共同特点。此外，肛门异物感、污染内裤、局部瘙痒也是比较常见的症状。肛门不适、潮湿不洁，可伴发血栓形成及皮下血肿。

1.1.4　临床诊断

（1）中医诊断

1）症状：①间歇性便血：特点为便时滴血、射血，量多、色鲜红，血不与粪便相混淆。亦可表现为手纸带血。②脱垂：便后颗粒状肿物脱出肛外，初期可自行还纳，后期需用手托回或卧床休息才可复位，严重者下蹲、步行、咳嗽或喷嚏时都可能脱出。③肛门不适感：包括肛门坠胀、异物感、瘙痒或疼痛，可伴有黏液溢出。

2）体征：肛检见齿线上下同一方位黏膜皮肤隆起，连成整体，质柔软，多位于3、7、11点处。

具备以上体征加症状中的间歇性便血或脱垂，诊断即可成立。

（2）西医诊断

依据病史和肛门物理检查、肛管直肠指检和肛门镜检，参照痔的分类和内痔分度做出诊断。如稍有可疑应进一步检查，以除外结、直肠、肛管的良、恶性肿瘤及炎性疾病。

1.2 药物贴敷技术在痔疮中的应用

技术一

贴敷部位 脱去痔核后之溃疡面。

药物组成 白及 12g，龙骨 12g，血竭 12g，象皮木 6g，儿茶 6g，熟石膏 6g，漳丹 6g，川白蜡 6g，冰片 6g。

制备方法 共研细末，以适量公猪板油炖去渣，再以净油蜡再煞成膏。

操作规程 将肛门洗净，敷药。

操作间隔 每日敷药 2 次。

主治 痔疮，溃烂（肉芽生长、痔核、溃疡）。

技术二

贴敷部位 痔核。

药物组成 蝉蜕 15g，冰片 12g，金银花 20g，木鳖子 12g（捣碎），甘草 12g，麻油 30ml。

制备方法 先将蝉蜕用微火焙焦存性、研末，入冰片共研细末，用麻油调匀即成。

操作规程 每晚临睡前，先用金银花 20g，木鳖子 12g（捣碎），甘草 12g，煎汤熏洗患处，然后用棉签蘸油膏涂敷于痔核上。

操作间隔 每日敷药 1 次。连用 5～7 天。

主治 混合痔。

技术三

贴敷部位 痔核。

药物组成 青黛 20g，五倍子 30g，黄连 30g，樟脑 5g，冰片 10g，薄荷脑 10g，明矾 10g，赤石子 20g。

制备方法 上药共研细末，储瓶备用。

操作规程 使用时将生理盐水调和适量药粉敷患处，覆盖纱布，胶布固定，每日换药 1 次至痔核还纳，痔核还纳后，每日取药粉 5g 加生理盐水 20ml 调匀，用甘油注射器注入肛内。

操作间隔 每日敷药 1 次。连注 3～5 日。

主治 内痔嵌顿或环状外痔。

技术四

贴敷部位 肛内。

药物组成 紫草 15g，乳香 15g，没药 15g，黄连 20g，大黄 15g，元胡 10g，麝香 1g，冰片 20g，凡士林 200g，香油适量。

制备方法 将紫草、乳香、没药、黄连、大黄、元胡共研细末，过 300 目筛；再将乳香、没药放入香油中浸泡 5 小时，然后将香油加热至沸。待水蒸发后，乳香没药被炸成乳白色，用细筛过滤去渣，待油温降至 30℃时加入凡士林，再继续降至 10℃时放入麝香、冰片搅匀。冷却后加入散剂搅拌均匀即可。

操作规程 温开水清洗肛门。用甘油灌肠器于肛内灌入紫云膏 2g，肛门肿胀处外敷紫云膏，覆盖无菌纱布，胶布固定。

操作间隔 每日 1 次。

主治 各种炎性外痔病人。

技术五

贴敷部位 患处。

药物组成 乌药、大黄、当归、血竭、地榆各 150g，黄柏、石菖蒲、红花各 75g，黄连 15g，冰片、白矾各 50g。

制备方法 上药共研极细末，过 120 目筛，加凡士林 1500g 调匀成膏，装瓶备用（高压消毒）。

操作规程 先用 1∶5000 高锰酸钾溶液坐浴后，再将药膏涂敷患处。

操作间隔 每日换药 2 次。

主治 外痔。

技术六

贴敷部位 患处。

药物组成 生天南星、生半夏、紫荆皮、王不留行各 15g，芒硝适量。

制备方法 先将前 4 味药共研细末，用芒硝适量水化，与药末调匀成软膏状备用。

操作规程 用时取药膏适量贴敷患处。

操作间隔 每日换药 1 次。

主治 痔疮。

技术七

贴敷部位 痔疮处。

药物组成 芒硝 30g，冰片 10g，猪胆汁适量。

制备方法 先将前 2 味药共研细末，再用猪胆汁调匀成糊状（如痔疮表面有溃疡或分泌物多者加白矾 10g）备用。

操作规程 外敷于痔疮处，再用纱布棉垫覆盖，胶布固定。

操作间隔 每日早、晚各敷 1 次。

主治 痔疮发炎肿痛。

技术八

贴敷部位 痔疮处。

药物组成 龙骨、仙鹤草、儿茶各 60g，血竭 20g，乳香、没药、冰片、黄连各 18g。

制备方法 上药共研细末备用。取药粉 50g，用植物油或液状石蜡 50ml，凡士林 120g，配置成药膏。

操作规程 用时将棉球蘸上药膏适量，塞入肛门（即塞入出血痔疮的表面），便后换药 1 次。

操作间隔 每日早、晚各 1 次。

主治 痔疮出血。

技术九

贴敷部位 患处。

药物组成 蜈蚣 4 条，五倍子末 9g，香油适量。

制备方法 将香油煮 1～2 沸，蜈蚣浸入，再入五倍子末，装入瓶内密封。

操作规程 如遇外痔痛不可忍，取药外敷。

操作间隔 每日 1 次，一般用药 3～5 日即显效。

主治 外痔。

技术十

贴敷部位 患处。

药物组成 冰片 3g，芒硝 30g，白矾 10g。

制备方法 上药加开水 1000ml 溶化。

操作规程 趁热以药棉适量蘸药液敷患处。

操作间隔 每次 20～30 分钟。

主治 外痔。

技术十一

贴敷部位 肛门内。

药物组成 生大黄、猪油、黄连、黄芩、栀子、槐花、苦参、地榆各 60g，冰片 40g。

制备方法 将凡士林、熟猪油置大号铝锅中加热烊化，然后放入上药（除冰片外），用火煎熬；油沸后用竹棒经常翻动药物，防止沉底烧焦，煎药至渣成黑色（但不能成炭），药汁已出，煎毕离火。用纱布过滤到有盖容器内，待药液稍凉后加入冰片，用竹棒搅拌油膏，使冰片均匀地熔化其中。待油膏完全冷却后加盖备用。

操作规程 患者可先用温水清洗肛门，将药膏贴患处，也可将此膏注入肛门内约 2cm。

操作间隔 每日 1～2 次。

主治 内痔、外痔、肛裂、肛瘘、血栓痔等肛肠疾病。

技术十二

贴敷部位 肛门内。

药物组成 白及、地榆各 80g，三七、黄连、乳香、血竭、明矾、大黄各 50g，仙鹤草 30g，甘油脂肪酸 910g，冰片 25g。

制备方法 将上药前 9 味共研为细末，过 160 目筛，加入半合成甘油脂肪酸，加热熔解后入冰片，搅拌均匀，倒入冷却的涂有润滑油的模中至稍微溢出为度，冷却后切除溢出部分，然后开模，将栓剂包装并置于 30℃ 以下冷处保存。

操作规程 每次 1 粒，于便后或睡前塞入肛门内 2cm 处。

操作间隔 每日 1～2 次。

主治 痔疮。对单纯性初发病人出血量较多或反复发作的Ⅲ期内痔比较有效，均可于短期内达到止血效果，但对纤维型内痔效果不理想。

技术十三

贴敷部位 大肠俞、天枢、足三里、三阴交、承山穴（图 9、图 8、图 14、图 13、图 31）。

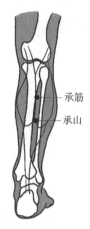

图 31

药物组成　延胡索、乳香、没药。

制备方法　适量研成细粉，每 100g 药粉加山茶油 80～100ml，制成软膏剂，取适量均匀涂抹于敷贴内。

操作规程　用温水清洁皮肤，将中药贴膏贴敷于穴上，使用敷贴型号 5cm×5cm，轻轻按压。

操作间隔　双侧肢体交换贴，每天更换 1 次，5 天为一个疗程。

主治　混合痔术后疼痛。

2 淋巴结核

2.1 淋巴结核概述

2.1.1 概念

淋巴结核，中医称之为"瘰疬"，是体现于肌表的毒块组织，是由肝肺两方面的痰毒热毒凝聚所成。

2.1.2 病因病机

（1）中医病因病机

瘰疬发病情况多由三焦、肝、胆等经风热气毒蕴结而成，肝肾两经气血亏损，虚火内动所致，可分为急性、慢性两类。急性多因外感风热、内蕴痰毒而发；慢性多因气郁、虚伤而发。该病常恚怒忿郁，谋虑不遂，精神颓靡。

（2）西医病因病机

淋巴结结核发病原因有两种：一种是结核杆菌通过上呼吸道或随食物在口腔及鼻咽部尤其是扁桃体腺引起的原发灶上感染。后沿淋巴管到达颈部浅深层淋巴结。各部位多为单侧性淋巴结。受累咽部。

另一种是原发结核感染后血中结核杆菌随血行进入内侧颈淋巴结，引起颈淋巴结核；还可以从腰腹部淋巴感染，然后汲及深部淋巴结群继发感染，在颈淋巴结结核发病中较为常见。

2.1.3 临床表现

多在颈部一侧或双侧长出疙瘩，逐渐长大，不痛不痒，推入滑动，无明显压痛，如身体抵抗力低则逐渐增大，皮肤发变紫，最终破溃流水样脓液并排出黄浊样干酪样脓液，中医称之谓"老鼠疮"。反复溃烂少，部分病人可有低热、盗汗食欲不振、消瘦等全身中毒症状。

2.1.4 临床诊断

(1) 中医诊断

初期：颈部一侧或双侧，结块肿大如豆，较硬，无疼痛，推之活动，不热不痛，肤似正常。可延及数日不溃。一般无全身症状。

中期：结块逐渐增大，与皮肤和周围组织粘连，结块亦可相互粘连，融合成块，形成不易推动的结节性肿块。

后期：液化成脓的结块经切开或自行溃破后，脓液稀薄，或夹有败絮样坏死组织。疮口呈潜行性空腔，创面肉色灰白，疮口皮色紫暗，久不收敛，可以形成窦道。此时部分患者出现低热、乏力、头晕、食欲不振、腹胀便溏等症；或出现盗汗、咳嗽、潮热等症；如脓水转稠，肉芽转成鲜红色，表示将收口愈合。

(2) 西医诊断

1）颈侧部淋巴结肿大，结节状，无痛。多见于儿童和青年。

2）初期为孤立结节，较光滑，可活动，以后结节融合成块，不规则，活动度差。肿块可形成脓肿，有波动感，破溃后可形成窦道，随皮肤下部潜行，经久不愈。

3）分泌物稀薄，常含有干酪样物，创面肉芽不健康。

4）可有低热、盗汗、乏力、消瘦等全身症状。

5）有些患者可有肺部等结核病史或病变。

6）取病变组织进行 PCR 检测，可呈阳性结果。

7）病理活检可明确诊断。

2.2 药物贴敷技术在淋巴结核中的应用

技术一

贴敷部位 患处。

药物组成 雄猪胆 10 个。

制备方法 熬煎，摊油纸上，剪作膏药状。

操作规程 贴在溃患之处。如有脓水，随贴随换，不久自然收功，奇验。

主治 痰核。

技术二

贴敷部位 患处。

药物组成　乌蛇皮。

制备方法　取乌蛇皮放于第 2 次淘米水中浸泡软化。

操作规程　贴敷在肿核上，用胶布固定即可。

操作间隔　待乌蛇皮干后，另换 1 块贴敷，连续 7 天为 1 疗程。

主治　瘰疬未溃破者。

技术三

贴敷部位　患处。

药物组成　蛇床子 90g，黄蜡 60g，血余炭 15g（细研），大麻油 120g。

制备方法　微火养油 120ml，先煎蛇床子十数沸，滤去渣，次下血余炭、黄蜡，熬成膏，旋取摊于帛上。

操作规程　贴患处。

主治　瘰疬（淋巴腺结核）。

技术四

贴敷部位　患处。

药物组成　玄参 15g，露蜂房 30g，蛇蜕皮 15g，黄芪 0.9g，杏仁 30g（汤浸去皮尖研），血余炭 15g，黄丹 150g。

制备方法　上药细切，用麻油 500ml，先煎血余炭及杏仁，候血余炭消尽，即以绵滤其渣，都入锅中，将前药煎令焦黄，又滤其渣，下黄丹，以柳木棍不停地手搅，候煎成膏，即倾于瓷盒中盛，旋取涂帛上。

操作规程　贴患处。

主治　瘰疬（淋巴腺结核）。

技术五

贴敷部位　患处。

药物组成　桂心 15g，琥珀 30g（细研），丁香 0.9g，木香 0.9g，朱砂 15g，木鳖子 15g（去壳），当归 15g，白芷 15g，防风 15g（去芦头），木通 15g，垂柳枝 90g，松脂 60g，黄丹 210g，麻油 560ml。

制备方法　先用琥珀、木香、丁香、桂心、朱砂五味捣箩细研为末，其木鳖子以下 6 味，并细切，以油浸一宿，于净锅内以慢火煎，候白芷焦黄色滤出，次下松脂令消，棉滤过澄油清，却安锅以慢火煎熬，下黄丹，以柳棍不停地手搅令黑色，试看硬软得所，入琥珀末等搅匀，倾于瓷盒中。

操作规程 每使用时看疮大小，纸上匀摊贴之。

操作间隔 每日两度换之。

主治 瘰疬（淋巴腺结核）。

技术六

贴敷部位 患处。

药物组成 川芎 15g，芍药 15g，细辛 15g（去苗叶），牛脂 15g，当归 30g（切焙），黄蜡 30g，黄连 30g，黄芩 30g，松脂 30g。

制备方法 上 9 味除牛脂、蜡、松脂外，捣为末，先熬脂令沸，下蜡，松脂消溶，即下诸药末，搅匀，以瓷盒盛。

操作规程 涂疮上。

操作间隔 3 日 1 换。

主治 瘰疬（甲状腺结核）。

技术七

贴敷部位 患处。

药物组成 肉桂 15g（末后下），草乌 90g（炒），干姜 90g（煨），赤芍 30g（炒），白芷 30g，生南星 30g，麻油 390ml。

制备方法 以上各药，用麻油熬枯过滤，加黄丹 150g，或再加黄蜡 12g 成膏，或将各药共为细末，用凡士林调成膏。

操作规程 以纱布摊贴患处。

主治 瘰疬（淋巴腺结核）。

技术八

贴敷部位 患处。

药物组成 夏枯草 500g（鲜的须加倍），苦参 120g（细切），浙贝 60g（切片），白蔹 60g（如未溃者加），白芷 60g，牡蛎 60g（煅研，如已溃者加），黄丹 60g。

制备方法 先将夏枯草用冷开水浸一宿，次日用锅置火炉上，放开水 2000ml，先熬苦参 20 分钟，再下浙贝，过 10 分钟，再将夏枯草、白蔹一起投入合熬，约再经一刻钟，便可熬好，过滤去渣，再上火慢慢浓缩，再下牡蛎、黄丹搅匀，瓷瓶或玻璃瓶收储。

操作规程 先用淡盐水洗净患处，以毛笔涂药膏，遍涂一层，并宜涂红肿范围一指宽之部位。

操作间隔 每日换药 2 次。

主治 瘰疬（淋巴腺结核）。

技术九

贴敷部位 患处。

药物组成 生半夏 30g，皂角、生穿山甲各 9g，生甘遂 3g，生马钱子 10g，血竭 6g，黄丹适量，麝香少许，香油 750ml。

制备方法 将前 5 味药用香油炸焦，去渣，文火熬炼，加黄丹收膏，火候到时，将血竭研细粉徐徐加入，熔化和匀收膏。

操作规程 取药膏适量，加麝香少许贴患处。

操作间隔 每 3～5 天换药 1 次。

主治 瘰疬。

技术十

贴敷部位 患处。

药物组成 煅炉甘石 18g，乳香、没药、硼砂各 9g，明雄黄 6g，硇砂 0.6g，冰片 0.9g。

制备方法 将上药研为细末，装瓶备用，勿泄气。

操作规程 取少量药末，撒布或涂敷患处，疮口日久不敛者，可加珍珠粉 0.3g，研细掺入和匀。

操作间隔 每日 3～4 次。

主治 瘰疬溃烂者。

技术十一

贴敷部位 患处。

药物组成 山慈菇 30g，土贝母 30g，五倍子 30g（瓦上炙透），独活 30g，生香附 30g，生南星 30g，生半夏 15g。

制备方法 共研细末，用醋调和如厚糊状。

操作规程 摊贴核块上。

操作间隔 每日 1 次，至全消为止（近时用法，将膏涂脱脂纱布上，橡皮膏贴上较好）。切忌时时揭开，时时更换。

主治 瘰疬、瘿瘤（淋巴腺结核、甲状腺瘤）。

技术十二

贴敷部位　患处。

药物组成　海螵蛸、鸡内金、穿山甲、血竭各 100g，儿茶、白芷、当归、象皮、乳香、没药、龙骨、骨碎补各 50g，冰片（后入）150g，珍珠 5g，白蜡 400g，麻油 3000ml。

制备方法　先将麻油加热放入白蜡后溶化，候凉再将上药研细面撒入油内，后加入冰片调匀成膏，备用。

操作规程　贴敷患处。

操作间隔　每日换药 1 次。

主治　瘰疬溃破。

技术十三

贴敷部位　患处。

药物组成　当归 6g，白芷 4.5g，川椒、红花、硫黄各 2.4g，生牡蛎 4.5g，生甘草 0.6g。

制备方法　上药共研极细末，用白酒调成糊状备用。

操作规程　敷贴瘰疬上，再罩以麻纸，用控温熨斗熨之。

操作间隔　每日 3～5 次，每次 10 分钟，以患者能忍受为度，不致发生烫伤之温度为宜。

主治　瘰疬。

技术十四

贴敷部位　患处。

药物组成　猪苦胆汁（去皮）5000ml，食醋 6500ml，松香 32g。

制备方法　将猪苦胆汁与食醋混匀后置铁锅中，温火煎熬，时时搅拌以防糊底，熬药 3～4 小时成膏状，兑入松香末和匀即可，装瓶备用。

操作规程　外敷时，药膏应与所触及的淋巴结大小相近，尽量不波及健康皮肤。已溃与未溃的均可敷用。有窦道者可用其做成纱条引流。

操作间隔　最初每日换药，以后应每 2～3 天换药 1 次。

主治　淋巴结结核。

技术十五

贴敷部位　患处（阿是穴）。

药物组成　煅炉甘石 18g，乳香、没药、硼砂各 9g，明雄黄 6g，硇砂 0.6g，冰片 0.9g。

制备方法　上药共研极细末，装瓶备用，勿泄气。

操作规程　取少许药末，撒布或涂擦患处（阿是穴），疮口日久不敛者，可加煅珍珠粉 0.3g，研细末掺入，和匀即可。

操作间隔　每日 3～4 次。

主治　瘰疬溃烂者。

技术十六

贴敷部位　患处。

药物组成　生川乌、生草乌、生天南星、生半夏、黄柏各 20g，香油 500ml。

制备方法　上药入香油中浸泡 7 天后，以文火煎开，炸焦，过滤去渣，加入黄蜡 30g 熔化和匀，取膏摊布上备用。

操作规程　取膏药 1 张，软化后贴阿是穴（患处）。

操作间隔　5～7 天换药 1 次。

主治　瘰疬。

3 冻疮

3.1 冻疮概述

3.1.1 概念

冻疮是人体遭受寒邪侵袭过久，引起以手背、足背、耳郭、面颊等部位出现红肿发凉、瘙痒疼痛，甚至皮肤紫暗、溃烂为主要表现的疮疡类疾病。

3.1.2 病因病机

（1）中医病因病机

寒邪侵袭过久，耗伤元气，以致气血运行不畅，气血凝滞而成冻疮；重者肌肤坏死，骨脱筋连，甚则阳气绝于外，荣卫结涩，不复流通而死。此外暴冻着热、暴热着冻也可导致气血瘀滞而坏死成疮。

（2）西医病因病机

本病是因肌体受低温侵袭后，体温调节中枢失常，血液循环障碍和细胞代谢不良，继之复温后的微循环方面的改变，是冻伤引起组织损伤和坏死的基本原因。

3.1.3 临床表现

表现为单个或多发的肿胀性鲜红或暗红色斑疹、丘疹或结节，严重者可见水疱和溃疡。通常伴瘙痒或烧灼感，好发部位为手指、足趾、足跟、大腿、鼻子和耳朵。一类特殊的冻疮发生于大腿部，多见于经常穿紧身不透气裤子的人，表现为蓝色至红绀性斑块。肢端冻疮也常见于有饮食障碍的患者。刻意减肥而运动过度的人也易得冻疮。自然病程会持续数周，具有自限性。

3.1.4 临床诊断

（1）中医诊断

局部性者以局部肿胀发凉、瘙痒、疼痛、皮肤紫斑，或起水疱、溃烂为主要表现；全身性者以体温下降，四肢僵硬，甚则阳气亡绝为主要表现。

（2）西医诊断

对于复发性、慢性、迁延至温暖季节或治疗效果差的病例，则应查找潜在的病因。必要时进行全血细胞计数、自身免疫谱、冷凝蛋白、冷凝集素、老年人外周血管成像、组织学和免疫荧光检查。全血计数以排除溶血性贫血和粒-单核细胞白血病。冷球蛋白、冷凝集素和冷纤维蛋白原水平以排除对寒冷敏感的异常蛋白血症。血清蛋白电泳以排除单克隆丙种球蛋白病。冻疮样红斑狼疮有典型的组织学特征和血清学证据（如 ANA 阳性）。好发于鼻部的狼疮样冻疮通过组织学结节病的特征明确诊断。

3.2 药物贴敷技术在冻疮中的应用

技术一

贴敷部位 患处。

药物组成 芒硝、黄柏各适量。

制备方法 其比例为未溃破者，芒硝用量大于黄柏 1 倍，已溃破者，黄柏用量大于芒硝 1 倍。两药共研为极细末，以冰水或雪水调如糊膏状。

操作规程 敷患处。

操作间隔 每日换药 1 次。

主治 冻疮。

技术二

贴敷部位 患处。

药物组成 取大黄适量。

制备方法 研为细末，加冷开水调如糊膏状。

操作规程 敷于患处，纱布覆盖，胶布固定。

操作间隔 每日换药 1 次。

主治 冻疮。

技术三

贴敷部位 患处。

药物组成 鲜山楂（去皮）适量。

制备方法 捣如泥膏状。

操作规程 敷于患处，纱布包扎。

操作间隔 每日换敷 1 次。

主治 冻疮。

技术四

贴敷部位 患处。

药物组成 取鲜姜适量。

制备方法 捣如泥膏状。

操作规程 敷于患处，纱布包扎。

操作间隔 每日换敷 1 次。

主治 冻疮。

技术五

贴敷部位 患处。

药物组成 柏叶 120g（炙干为末），杏仁 40 枚（去皮研），血余炭 15g，盐 15g，乳香 0.3g（研），黄蜡 30g，清油 30ml。

制备方法 先煎油令沸，次下众味药，以血余炭消尽为度，次下黄蜡搅匀，瓷器中收。

操作规程 敷患处。

操作间隔 每日 1 洗 1 换，如疮渐好，即 3～4 日 1 换。

主治 冻疮（冻伤）。

技术六

贴敷部位 患处。

药物组成 ①萝卜 1 个，麻油适量；②当归、黄柏、麻油各等份。

制备方法 方①在萝卜中间挖一个圆洞，把麻油倾入萝卜洞内，再将萝卜放入木炭火中烧，待麻油滚后，即可取其油备用；方②将当归、黄柏与麻油混合放入铜容器内，置于火上熬至二味药焦枯，用纱布过滤，再将所滤之药油放入铜皿内，再熬 10 分钟左右，然后放适量蜂蜡，待蜂蜡熔化，即可将药油拿起待冷成软膏即可使用。

操作规程 方①用无菌棉花蘸萝卜油涂于患处（热涂）；方②用硼酸水或甘草汤（浓茶也好），将患处局部洗净，然后用无菌棉花擦干局部，再将归黄膏摊于纱布上，敷在患处。

操作间隔　每日1次，重者每日2次。

主治　方①适用于冻疮轻症，冻疮初起或在手，或在足，或在面，冻疮处红肿、青紫，其痒难忍；方②适用于冻疮重者，手足破溃，流胶水，日久不愈，或有糜烂成片者。

技术七

贴敷部位　患处。

药物组成　煅明矾30g，干姜（炒黄）30g，马勃15g。

制备方法　上药共研细末备用。

操作规程　先用温开水将患处洗净拭干，再敷上药粉，包上纱布固定。

操作间隔　每2日换药1次。

主治　冻疮已溃烂者。

技术八

贴敷部位　患处。

药物组成　肉桂2g，炙乳香、炙没药各10g，冰片、樟脑各2g，凡士林适量。

制备方法　将前5味药分别研细后混合均匀，调入凡士林即成。

操作规程　使用时先用萝卜汤或淡盐水清洗溃烂面，再将此膏涂患处。

操作间隔　2～3日1次。一般用药2～3日即愈。

主治　冻疮。

技术九

贴敷部位　患处。

药物组成　大蒜1头，辣椒茎60g，陈皮20g。

制备方法　上药共煎水。

操作规程　趁热浸泡患处。

操作间隔　每日1次，连用3日。

主治　冻疮。

技术十

贴敷部位　患处。

药物组成　鲜蚌壳50g，植物油适量。

制备方法　将鲜蚌壳煅后，研为细末。

操作规程　以植物油调敷患处。

操作间隔　每日 1～2 次。一般用药 3～5 日即愈。

主治　冻疮。

技术十一

贴敷部位　患处。

药物组成　红花、桂枝、川椒、干姜、当归、干辣椒各 30g，樟脑 10g，冰片 5g，95%酒精 750ml。

制备方法　将前 8 味药放置于酒精中浸泡 3 日，以纱布过滤，收集药液贮瓶备用。

操作规程　使用时将患部洗净，用棉球浸药液涂擦局部。

操作间隔　每日 3～5 次，一般 5～7 日可愈。

主治　冻疮。

技术十二

贴敷部位　患处。

药物组成　1 号方：当归浸膏 20g，干姜粉 20g，薄荷脑 0.5g，甘油 10g，凡士林 29.5g，羊毛脂 20g。2 号方：当归浸膏 10g，血竭 10g，硼酸 2g，鱼肝油 15g，桉油 3g，凡士林 30g，羊毛脂 30g。

制备方法　1 号方药取当归浸膏、凡士林、羊毛脂置容器中，水浴加热溶化，冷凝前加姜粉、薄荷脑（研细）搅匀即成。

操作规程　治疗红斑、水疱期，用温水洗净患部，擦干后涂 1 号方药膏，轻轻搓擦。2 号方药取当归浸膏、鱼肝油、桉油、凡士林、羊毛脂置容器中，水浴加热溶化，冷凝前加血竭、硼酸（共研为细末）搅匀即成。糜烂期并有感染用温开水洗去脓液，涂上 2 号方药膏。

操作间隔　每日 2～3 次。

主治　冻疮。

技术十三

贴敷部位　患处。

药物组成　橘皮 3～4 个，生姜 30g。

制备方法　橘皮、生姜加水 2000ml，煎煮 30 分钟后取药液。

操作规程　用毛巾浸湿热敷患处，每次 30 分钟。

操作间隔　每日 1 次，一般用药 2～4 次即可。
主治　冻疮。

技术十四

贴敷部位　患处。
药物组成　樟脑 10g，花椒 50g，干辣椒 3g，甘油 20g，95%酒精 100ml。
制备方法　将花椒、干辣椒泡入酒精内，7 日后滤出，再加樟脑、甘油即成。
操作规程　用此药液反复摩擦患处。
操作间隔　每日 5～7 次，4～7 日为 1 个疗程。
主治　未溃破冻疮。

技术十五

贴敷部位　阿是穴。
药物组成　乳香 10g，没药 10g，肉桂 5g，冰片 2g，樟脑 2g。
制备方法　上述药物研成细末。
操作规程　用清水调成糊状，取适量涂于穴位上。
操作间隔　每日 1 次，每次 30 分钟。
主治　冻疮。

技术十六

贴敷部位　阿是穴。
药物组成　桂枝 50g，川椒 30g，干姜 30g，红花 20g，荆芥 20g，细辛 10g。
制备方法　将上述药物放入砂锅内加水浸泡，按中药煎制方法煎煮，去渣取液。
操作规程　用纱布或棉花沾取药液，敷于患处。
操作间隔　每日 2～3 次。
主治　冻疮。

4 寻常疣

4.1 寻常疣概述

4.1.1 概念

寻常疣、跖疣、扁平疣皆由一种人类乳头瘤病毒所引起，由于其发病部位及机体反应性不同而产生不同的临床症状。

4.1.2 病因病机

（1）中医病因病机

疣目是因肝血失养，燥瘀肌肤，兼感邪毒所致。

（2）西医病因病机

人类乳头瘤病毒是一种 DNA 病毒，呈球形，人是其唯一宿主，对任何其他动物无致病性。疣是直接接触或经污染物如针、刷子等间接接触而传染。在免疫陷缺时，如何杰金氏病、恶性淋巴瘤、慢性淋巴性白血病、肾移植的病人皆易发生疣。因此认为疣的感染可能与细胞免疫缺陷有关，外伤也是引起该病的一个重要因素。

4.1.3 临床表现

多见于儿童及青少年，好发于手背、手指、足缘等处。

初起为针尖大小的丘疹，渐扩大到豌豆大或更大，呈圆形或多角形，表面粗糙，角化明显，触之硬固，高出皮面。皮色为灰黄、污黄或污褐色，继续发展呈乳头样增殖。遇有摩擦或撞击时易于出血，偶可引起细菌感染。数目不等，初起多为一个，可长期不变，但亦有逐渐增多到数个或数十个，有时数个可融合成片。一般无自觉症状，偶有疼痛。若位于甲下，可破坏甲的生长，易致裂口、疼痛及继发感染。

4.1.4 临床诊断

（1）中医诊断

风热毒蕴：赘疣新起，时间短，自觉痒而不适，疼痛明显，碰撞后易出血。

伴口渴，大便干，小便黄，舌红，苔薄黄，脉滑数。肝郁痰凝：疣起日久，质地较硬，色暗褐，挤压疼痛，出血不多。伴性情烦闷易怒，胸闷不适，纳食不香，二便正常，舌淡红，苔白，脉弦。

本病发于手背、手指者多属肝郁痰凝，发于头面者多为风热毒盛；病程长，皮疹色暗，质硬，出血量少者为肝郁痰凝；病属新起，出血多，质略软者为风热毒盛。

（2）西医诊断

损害为针头至豌豆大之半球形、多角形角质隆起，呈灰黄、污黄、污褐色或正常皮色，表面粗糙坚硬，顶端分裂成花蕊或刺状。初发时为单发，可增至数个皮疹。一般地无自觉症状，偶有压痛、撞击痛，撞击时可出血。多见于儿童及青少年，好发在手指、手背、足缘及甲周，也可发生于其他部位。发生在甲缘时，可在甲下蔓延，有触痛，易致裂隙感染。寻常疣的形态可呈柔软的细长丝状突起，顶端为角质状，像一个倒立在皮肤上的小钉，称为丝状疣，此多发于颈部和眼睑。亦有呈多数指状者，基底柔软，丛生出一簇指状突起，此称指状疣，多发于面部、头部、趾间。病程缓慢，有时可自愈，愈后不留痕迹。

4.2 药物贴敷技术在寻常疣中的应用

技术一

贴敷部位 疣体。

药物组成 鸦胆子适量。

制备方法 取鸦胆子仁适量，捣如泥膏状。

操作规程 可先用胶布剪一圆洞与疣体同大，套住疣体以保护周围皮肤，然后将鸦胆子泥敷于疣体，上盖纱布，固定。

操作间隔 每次贴敷1天，3日1次。

主治 寻常疣。

技术二

贴敷部位 疣体。

药物组成 大蒜适量。

制备方法 将适量大蒜捣为泥糊状。

操作规程 先用胶布将寻常疣根基部的皮肤遮盖，以75%的酒精消毒疣体，用无菌剪刀剪破疣的顶部，以见血为好，再用蒜泥贴敷其上，胶布包盖好。

主治　寻常疣。

技术三

贴敷部位　患处。

药物组成　苍术 9g，马齿苋 30g，苦参 15g，细辛 6g，陈皮 15g，露蜂房 9g，蛇床子 12g，白芷 9g。

制备方法　上药加水 500ml，煎至 200ml，去渣，取液。

操作规程　用纱布蘸药液，趁热频涂患处，使皮肤略呈淡红色为度。

主治　扁平疣。

技术四

贴敷部位　患处。

药物组成　苍术 30g，白芷 20g，莪术 20g，牡蛎 50g，生落铁 50g，守宫 20条（又名壁虎），食醋 200ml。

制备方法　将苍术、白芷、莪术、守宫装烧瓶内，用清水适量浸泡 30 分钟，文火轻煎约 20～30 分钟，滤液，同法共煎 2 次，取液约 100ml 即可。将牡蛎、生落铁装砂罐，用清水适量煎沸 1 小时，取液 100ml 即可。将食醋 200ml 加热浓缩至 100ml，加药液混合轻煎约 200ml 即可。

操作规程　每日用棉棒蘸药液点涂患处。

操作间隔　早、晚各 1 次，20 天为 1 个疗程。

主治　扁平疣。

技术五

贴敷部位　患处。

药物组成　冰片 3g，鲜荸荠 12g。

制备方法　将荸荠洗净，去皮，加冰片捣成泥膏。

操作规程　敷贴于患部，用胶布固定。群生疣，只涂母疣，子疣亦消失。

操作间隔　每日 1 次。一般用药 3～8 次即可治愈。

主治　寻常疣。

技术六

贴敷部位　疣体。

药物组成　紫硇砂 30g。

制备方法　将紫硇砂研成极细末，装瓶备用。

操作规程　使用时选择一个最大的疣体洗净擦干，取药 1.5g，敷于疣体上，然后用胶布固定。

操作间隔　1 周为 1 个疗程。一般用药 1～2 个疗程可治愈。

主治　寻常疣。

技术七

贴敷部位　患处。

药物组成　木贼、香附各 30g。

制备方法　将上药共研为细末，用温开水调和成膏。

操作规程　取药膏敷于患处。

操作间隔　每日 3～5 次。一般用药 5～7 日即愈。

主治　寻常疣及扁平疣。

技术八

贴敷部位　患处。

药物组成　天南星 5g，醋适量。

制备方法　将天南星研末，用醋调为糊。

操作规程　敷贴于患处。

操作间隔　每日 1～2 次。一般用药后 5～10 日即愈。

主治　寻常疣。

技术九

贴敷部位　患处。

药物组成　补骨脂 30g，70%酒精 100ml。

制备方法　将补骨脂压碎，放入酒精中浸泡 1 周，过滤备用。

操作规程　用棉签蘸少许药液涂患处。

操作间隔　每日数次，至愈为止。

主治　寻常疣。

技术十

贴敷部位　疣体。

药物组成 六神丸1瓶。

制备方法 药丸数粒研碎。

操作规程 局部消毒,用手术刀将疣体表面角质层刮破,取药,敷于患处,胶布固定。

操作间隔 一般用药后5～7日即可脱落结痂而愈。

主治 寻常疣。

技术十一

贴敷部位 疣体。

药物组成 鲜艾叶20g。

制备方法 鲜艾叶捣烂,取汁。

操作规程 反复涂擦疣体表面至微红。

操作间隔 每日2次。一般治疗3～7次即获痊愈。

主治 寻常疣、扁平疣。

技术十二

贴敷部位 疣体。

药物组成 鲜天门冬3～5个。

制备方法 天门冬块根折断。

操作规程 将疣体表面消毒刺破,取天门冬块根折断,用其断面反复擦疣体。

操作间隔 每日2次,3～5日擦1次。一般用药15日左右即消失。

主治 寻常疣、扁平疣。

技术十三

贴敷部位 患处。

药物组成 鸡内金1只。

制备方法 取鲜品或用水浸软。

操作规程 摩擦患处,以不擦破表皮为宜。

操作间隔 每次用1只。一般用药后2～5日即愈。

主治 寻常疣、扁平疣。

技术十四

贴敷部位 疣体。

药物组成 鲜半夏 1 小块。

制备方法 7~9 月间采挖的鲜半夏洗净，去皮。

操作规程 先用温水浸泡疣体 10~20 分钟，用刀片刮去表面角化层。取药，摩擦疣体 1~2 分钟。

操作间隔 每日 3~4 次。

主治 寻常疣。

5　溃疡性结肠炎

5.1　溃疡性结肠炎概述

5.1.1　概念

本病是一种病因不明的，以直肠和结肠的浅表性、非特异性炎症病变为主的肠道疾病，主要累及直肠和乙状结肠，也可侵及其他部分或全部结肠；病变严重者，其中少数可出现10cm以内的"反流性回肠炎"。临床症状以黏液脓血便、腹痛、腹泻或里急后重为主。

5.1.2　病因病机

（1）中医病因病机

本病多因先天禀赋不足，或素体脾胃虚弱，或饮食不节，或忧思恼怒等致脾胃损伤，湿热内生，蕴结肠腑，而致反复发作。其病位在脾、肾、大肠，病初多为湿热内蕴；病久及肾，则出现脾肾阳虚、寒热错杂之证。本病不只是结肠局部的病变，而是一种全身性疾病，与脏腑功能障碍，阴阳平衡失调关系密切。也有学者认为气血瘀滞在本病中具有重要意义。各种原因影响脾运化水谷精及水湿，肠道传导水湿及饮食代谢物的功能，导致泄下黏液、脓血便。

（2）西医病因病机

感染因素尚未发现任何病毒、细菌或原虫与本病有何特异性联系。临床常伴有自身免疫性疾病、体液免疫、细胞免疫、免疫复合物存在等。感染为直接病因，而后引起自身免疫的致病变原因，渐渐被更多的人接受。总之，上述有关因素中，任何一种单独存在都不足以致病，也不能使病情病势急转多变，因此目前认为本病是受到免疫遗传影响的宿主反应及外源性刺激交互作用而发生的多因素疾病。

5.1.3　临床表现

消化道症状：腹泻、腹痛、出血、里急后重、消化不良。肠道外症状多见于急性期病人，关节症状、皮肤症状、眼部症状、肝的症状。全身症状多见于急性期重型，发热、消瘦、水肿。

5.1.4 临床诊断

（1）中医诊断

湿热内蕴型：便中夹脓带血，里急后重，身热，舌苔黄腻，脉滑数。气滞血瘀型：肠鸣腹胀或腹痛拒按，面色晦暗，舌紫或有瘀斑，瘀点，脉弦涩。脾肾两虚型：久泻不愈，形寒肢冷，食减纳呆，腰膝酸软，遇寒加重，舌淡、苔白、脉沉细。阴血亏虚型：午后低热，头晕目眩，失眠盗汗，舌红少苔，脉象细数。

（2）西医诊断

有持续性反复发作性黏液血便、腹痛，伴有不同程度的全身症状，不应忽视少数只有便秘或无血便的患者。既往史及体检中要注意关节、眼、口腔、肝脾等肠道外表现。肠镜检所见：①黏膜有多发性溃疡伴充血，水肿。病变大多从直肠开始，且呈弥漫性分布。②黏膜粗糙呈细颗粒状，脆易出血，或附有脓血性分泌物。③可见息肉，结肠袋往往变钝或消失。黏膜活检：呈炎症性反应，同时常可见糜烂、陷窝脓肿、腺体排列异常及上皮不典型增生等变化。钡灌肠所见：①黏膜粗乱和（或）有细颗粒样改变。②多发性溃疡或有假性息肉。③肠管狭窄、缩短，结肠袋消失可呈管状。

5.2 药物贴敷技术在溃疡性结肠炎中的应用

技术一

贴敷部位 神阙穴（图8）。

药物组成 车前子、丁香、吴茱萸、胡椒、肉桂各等份，麝香少许。

制备方法 上药共研细末，加入麝香少许同研和匀，装瓶密封备用。

操作规程 取药散适量，用生姜汁少许调和成糊状，敷于肚脐处，外贴自热式柔性TDP灸疗贴。

操作间隔 2天换药1次，3次为1个疗程。

主治 慢性结肠炎。

技术二

贴敷部位 神阙、命门穴（图8、图9）。

药物组成 肉桂、干姜、附子、苍术、草豆蔻、黄芪、白术、肉豆蔻、柴胡、升麻、五味子各4g，枯矾、硫黄各2g，艾叶10g。

制备方法 上药共研细末，分装于2个布袋中，缝闭袋口备用。

操作规程 用时取药袋贴敷于肚脐处及命门穴（背部正对肚脐）处，外以松紧带固定。

操作间隔 每剂可用 10 天，连用 3～5 剂。

主治 慢性结肠炎。

技术三

贴敷部位 神阙穴（图 8）。

药物组成 肉桂、丁香各 45g，五倍子 15g，川黄连 10g。

制备方法 上药共研细末，和匀，贮瓶备用。

操作规程 用时每取药末 10g，用陈醋调成糊状，摊于布上，敷于脐部外贴自热式柔性 TDP 灸疗贴。

操作间隔 每天 1 次，第 2 天换药，用完 1 料为 1 个疗程。

主治 慢性结肠炎。

技术四

贴敷部位 神阙穴（图 8）。

药物组成 生黄芪 15g，乌梅、白及、白芷各 10g，白头翁 30g，公丁香、冰片各 5g，黄连、肉桂各 3g，麝香 0.5g。

制备方法 上药共研细末，和匀，贮瓶备用。

操作规程 用时每取药末 5～6g，用米醋调成稠膏状，敷于神阙穴，外用伤湿止痛膏覆盖固定。

操作间隔 3 天换药 1 次，1 个月为 1 个疗程。

主治 溃疡性结肠炎。

技术五

贴敷部位 神阙穴（图 8）。

药物组成 艾叶 5g，小茴香、细辛、川椒、防风、益母草各 10g，公丁香、干姜、香附各 15g，大青盐 20g。

制备方法 上药共研为粗末，和匀，加热，装入白布袋中备用。

操作规程 置放于脐部，患者感到温暖舒适为宜。当患者感到凉时，可用外贴自热式柔性 TDP 灸疗贴。

操作间隔 3 周为 1 个疗程。每日 1 剂。

主治 慢性溃疡性结肠炎。

技术六

贴敷部位 左下腹压痛区。

药物组成 黄芪、苦参各 10g，白术、防风各 5g，肉豆蔻、白芍各 6g。

制备方法 上药共研细末，和匀，用凡士林调和成软膏状，贮瓶备用。

操作规程 用时取药膏适量，外敷左下腹压痛区，直径 5～7cm 外用纱布覆盖，胶布固定。

操作间隔 每隔 48 小时更换 1 次，8 天为 1 个疗程。

主治 慢性过敏性结肠炎。

技术七

贴敷部位 肛门。

药物组成 阿胶 20～30g。

制备方法 将阿胶放入茶缸内，隔水加热使其软化后，取出剪成 1.5～2g 小段，然后再逐块直接放入沸水中，待其充分软化后，立即用镊子夹出，用手捏成椭圆形而又光滑的栓剂备用。

操作规程 用时先将本药放入热水中，待其软化光滑后，让患者采取膝胸卧位或膀胱截石位，将本药立即塞入肛门，再用 26 号肛管送入，送入的深度和枚数以病位深浅和病变范围大小而定，一般 1～2 枚。

操作间隔 大便后上药 1 次，7～10 日为 1 个疗程，疗程间隔 4 日。一般用药 2～3 个疗程可获取良好疗效。

主治 慢性溃疡性结肠炎。

技术八

贴敷部位 神阙穴（图 8）。

药物组成 五倍子、露蜂房、皂角刺、虎杖各 20g，樟脑粉 0.2g，麝香 0.1g，75%酒精适量。

制备方法 五倍子、露蜂房、皂角刺、虎杖共研为细末。

操作规程 每次取药末 3g，加樟脑粉、麝香混匀。先用 75%酒精消毒脐孔，再填入药粉，外用胶布固定。

操作间隔 3 日更换 1 次，15 日为 1 个疗程。一般用药 2～3 个疗程可痊愈或好转。

主治 溃疡性结肠炎。

技术九

贴敷部位 腹部。

药物组成 煨肉豆蔻 15g，附子、肉桂、炮姜、吴茱萸、五味子各 10g。

制备方法 上药共研为细末，制成药物热泥。

操作规程 外敷腹部，外贴自热式柔性 TDP 灸疗贴。

操作间隔 每日 1～2 次，10 日为 1 个疗程，一般用药 3～5 个疗程获痊愈或显效。

主治 溃疡性结肠炎，属脾肾两虚证。

技术十

贴敷部位 神阙、关元、气海穴（图 8）。

药物组成 干姜 45g，肉桂 20g，吴茱萸、补骨脂各 15g，大葱适量。

制备方法 上药除大葱外共研为细末，加大葱共同捣烂。

操作规程 分敷于神阙、关元、气海穴，外贴自热式柔性 TDP 灸疗贴。

操作间隔 每晚 1 次，15 次为 1 个疗程。一般用药 2～3 个疗程可获良效。

主治 溃疡性结肠炎，属虚证者。

技术十一

贴敷部位 神阙穴（图 8）。

药物组成 车前子 30g，肉桂、川椒各 15g，公丁香 10g，食醋适量。

制备方法 上药共研为细末，用食醋调制成饼。

操作规程 烘热敷脐，外贴自热式柔性 TDP 灸疗贴。

操作间隔 每日 1 次，15 日为 1 个疗程。一般用药 3～5 个疗程可获显效。

主治 溃疡性结肠炎。

技术十二

贴敷部位 神阙穴上，沿任脉至关元穴之间（图 8）。

药物组成 艾叶 3g，毕澄茄 1.5g，茴香 15g，吴茱萸 10g，细辛 10g，公丁香 10g，川椒 15g，干姜 15g，防风 10g，大青盐 20g，香附 15g。

制备方法 上药共研为粗末，炒热，温度以不烫伤皮肤为宜，装入事先缝制好的 30cm×20cm 的粗布袋中。

操作规程 放置肚脐（神阙穴）上，沿任脉至关元穴之间，直至病人感觉温热舒适为宜。稍凉后可用电熨斗反复熨药袋，以保持药袋温度。时间 40～60 分钟。

操作间隔　每晚治疗 1 次为住，1 剂药可用 3 次。一般用药 3～5 周可痊愈或好转。

主治　慢性非特异性溃疡性结肠炎。

技术十三

贴敷部位　神阙穴（图 8）。

药物组成　车前子 20g，花椒、肉桂、丁香各 10g。

制备方法　共研为细末，用醋调和制成药饼。

操作规程　烘热后贴敷于神阙，外面覆盖 6 层消毒纱布，外贴自热式柔性 TDP 灸疗贴，每日更换 1 次。

操作间隔　30 天为 1 个疗程，连续治疗 2 个疗程。

主治　慢性非特异性溃疡性结肠炎。

6 荨麻疹

6.1 荨麻疹概述

6.1.1 概念

荨麻疹是一种以身体瘙痒，搔之出现红斑隆起，形如豆瓣，堆累成片，发无定处，忽隐忽现，退后不留痕迹为主要表现的皮肤疾病。

6.1.2 病因病机

（1）中医病因病机

本病多由赋禀不受，又食鱼虾等腥荤动风之物，或因饮食失节，胃肠实热；或因平素体虚卫表不固，复感风热，风寒之邪，郁于皮毛肌腠之间而发病；再有情志不遂，肝郁不舒，气机壅滞不畅，郁而化火，灼伤阴血，致使阴血不足，复受风邪而诱发。

（2）西医病因病机

过敏、自身免疫、药物、饮食、吸入物、感染、物理刺激、昆虫叮咬等原因引起肥大细胞依赖性和非肥大细胞依赖性导致的炎症介质（组胺、5-羟色胺、激肽及慢反应性物质等）的释放，造成血管扩张、血管通透性增加、炎症细胞浸润。

6.1.3 临床表现

皮疹为发作性的皮肤黏膜潮红或风团，风团形状不一、大小不等，颜色苍白或鲜红，时起时消，单个风团常持续不超过 24～36 小时，消退后不留痕迹。自觉瘙痒剧烈，少数伴发热、关节肿痛、头痛、恶心、呕吐、腹痛、腹泻、胸闷、气憋、呼吸困难、心悸等全身症状。

6.1.4 临床诊断

（1）中医诊断

风寒：风团色淡微红，以露出部位如头面，手足为重，遇风、冷后皮疹加重，得温则缓，冬重夏轻，舌体胖淡，苔白，脉浮紧或迟缓。风热：发病急聚，风团色红、灼热，遇热则剧，得冷则减，伴有发热，咽喉肿痛，舌红苔薄黄，脉浮数。血热：先感皮肤灼热刺痒，搔抓后即随手起风团或条痕隆起，越抓越起，以夜间为重，发时心烦不宁，口干思饮，舌红苔净，脉弦滑。脾虚：风团迭发不愈，伴形寒怕冷，四肢不温，脘闷纳呆，腹痛便泻，舌淡苔白，脉沉细缓。血虚：风疹反复发作，迁延日久不愈，且多于午后或夜间发作，或疲劳时加重，舌红少津或舌质淡，脉沉细。

（2）西医诊断

皮肤出现大小不等之风团样损害，骤然发生，迅速消退，瘙痒剧烈，愈后不留痕迹。慢性荨麻疹，风团损害反复发作，时间持续 1~3 个月以上。实验室检查，皮肤过敏源检查可查到阳性结果，血清 IgE 水平增高。

6.2 药物贴敷技术在荨麻疹中的应用

技术一

贴敷部位 神阙穴（图 8）。
药物组成 红花、桃仁、杏仁、生栀子各 15g，冰片 5g。
制备方法 上药共研末，瓶装备用。
操作规程 每次取药粉 1g，用凡士林（或蜂蜜）调成糊状，敷神阙穴上，再用敷料固定。
操作间隔 每日换药 1 次，敷 2~10 次为 1 个疗程。
主治 荨麻疹肤痒。

技术二

贴敷部位 神阙穴（图 8）。
药物组成 银柴胡、胡黄连、防风、浮萍、乌梅、甘草各等量。
制备方法 诸药共研为末。
操作规程 取适量填满脐窝，用手压实，纱布盖之，胶布固定。
操作间隔 每日换药 1 次，坚持常贴，1 个月为 1 个疗程。
主治 荨麻疹。

技术三

贴敷部位 神阙穴（图 8）。

药物组成　地肤子、红花、僵蚕、蝉衣各 9g。

制备方法　上药共末备用。

操作规程　每次取药粉 1～2g，水调为糊，敷于脐部，外用纱布包扎。

操作间隔　每日换药 1 次，1 个月为 1 个疗程。

技术四

贴敷部位　神阙穴（图 8）。

药物组成　红花、桃仁、杏仁、生栀子、荆芥、地肤子各等量。

制备方法　上药共压细粉。

操作规程　取药粉适量，以蜂蜜调为糊状，摊成 3cm×3cm×1cm 的药饼，贴敷脐部，外用伤湿止痛膏或胶布固定。

操作间隔　每日 1 次，连用 5 日。

主治　小儿皮肤瘙痒症。

技术五

贴敷部位　患处。

药物组成　取荆芥穗 30g。

制备方法　揉碎，炒热，装入布袋内。

操作规程　迅速敷于患处，外贴自热式柔性 TDP 灸疗贴。

操作间隔　每次贴敷 10～15 分钟，每日 1～2 次。

主治　荨麻疹。

技术六

贴敷部位　患处。

药物组成　升麻 90g，白薇 90g，漏芦 90g（去芦头），连翘 90g，芒硝 90g，黄芩 90g，枳壳 90g，山栀仁 40 枚。

制备方法　上药细切，以水 200ml，猪脂 200g 煎，候水涸去渣，于瓷器中盛。

操作规程　涂患处。

操作间隔　日 3～5 次，痊愈为止。

主治　肿毒隐疹（丹毒、荨麻疹）。

技术七

贴敷部位　患处。

药物组成　大枫子 120g，苍耳子 30g，当归 30g，生地黄 30g，紫草 150g，麻黄 50g，木鳖子 150g，防己 150g，黄柏 150g，玄参 150g，麻油 2400ml，黄蜡 3000g。

制备方法　上药 11 味，纳木鳖子、大枫子去壳，除黄蜡外，先将当归等 5 味入油熬枯，滤去渣，再加油，复入锅内熬，再下黄蜡，试滴水中不散为度，候稍冷，倾入罐中，罐坐水中 3 日，以去火毒。

操作规程　擦涂患处。

操作间隔　日 3～5 次，痊愈为止。

主治　赤白瘾疹，皮癞（寻麻疹、皮肤癞）。

技术八

贴敷部位　阳溪、大椎、曲池、合谷、血海、足三里、委中、膈俞（图 20、图 9、图 17、图 29、图 18）。

药物组成　蝉衣 30g，紫草 64g，茯苓 30g，白芷 30g，苍术 50g，白术 50g。

制备方法　药共研细末，麻油熬，黄丹收。

操作规程　敷于阳溪、大椎、曲池、合谷、血海、足三里、委中、膈俞穴位处。

操作间隔　每日 1 次，每次 2～5 小时，疗程为 1 个星期。

主治　荨麻疹。

技术九

贴敷部位　患处。

药物组成　蒺藜根、苍耳根各 6g。

制备方法　将上药加水煎沸。

操作规程　取药汁浸纱布，湿敷，外贴自热式柔性 TDP 灸疗贴。

操作间隔　每日数次。一般用药即见效。

主治　荨麻疹。

技术十

贴敷部位　神阙穴（图 8）。

药物组成　苦参 30g，防风 15g，氯苯那敏 30g。

制备方法　将上药分别研成细末，装瓶备用。

操作规程　临用时上药混合均匀，填入脐窝，以纱布覆盖，胶布固定。

操作间隔 每日 1 次，10 日为 1 个疗程。用药见效后连续至愈方停用药。
主治 荨麻疹。

技术十一

贴敷部位 神阙穴（图 8）。
药物组成 凡士林 2g，小颗粒青盐 3g，艾绒 10g。
制备方法 6mm 厚的小颗粒青盐，压平后，放置如蚕豆大小的艾绒做成的大艾灶。
操作规程 先用凡士林涂神阙穴，再用麻纸盖于穴上，纸中央放，点燃灸之。
操作间隔 每次 5～7 壮，每日 1 次，至愈为止。
主治 荨麻疹。

技术十二

贴敷部位 患处。
药物组成 败酱草 30g。
制备方法 败酱草水煎。
操作规程 败酱草水煎浸纱布，湿敷患处。
操作间隔 每日数次。一般用药后即见效。
主治 荨麻疹。

技术十三

贴敷部位 患处。
药物组成 夜交藤 200g，苍耳子、白蒺藜各 100g，白鲜皮、蛇床子各 50g，蝉蜕 20g。
制备方法 将上药加水 5000ml，煎煮 20 分钟。
操作规程 趁热熏洗患处，待温后，用毛巾或干净旧布，浸药液外洗患处。
操作间隔 每剂可洗 3～5 次。一般用药 2～3 剂即获良效。
主治 荨麻疹。

技术十四

贴敷部位 患处。
药物组成 蛇床子、百部、酒精。
制备方法 将蛇床子、百部放入中浸泡 24 小时。

操作规程　过滤装瓶备用，用药后即见效。

操作间隔　每日涂擦患处 3～5 次。

主治　荨麻疹。

技术十五

贴敷部位　神阙穴（图 8）。

药物组成　乌梅 10 个，氯苯那敏 30g，甘草 15g，陈醋适量。

操作规程　先将乌梅去核，加入氯苯那敏和甘草，共研为细末，再用陈醋调和成膏，贴神阙穴，外用胶布固定。

操作间隔　2 日换药 1 次。一般用药 7～10 日即愈。

主治　荨麻疹。

7 神经性皮炎

7.1 神经性皮炎概述

7.1.1 概念

一种常见的发生于颈、肘、骶等部位的皮肤瘙痒、苔藓化为特征的皮肤神经功能障碍性皮肤病。

7.1.2 病因病机

（1）中医病因病机

本病多因情志不遂，郁闷不舒，心火上炎，以致气血运行失调，凝滞于皮肤，日久耗血伤阴，血虚化燥生风，或因脾蕴湿热，复感风邪蕴阻于肌肤而发病。

（2）西医病因病机

一般认为可能与神经系统功能障碍、大脑皮质兴奋和抑制平衡失调有关。如情绪波动，过度紧张，神经衰弱，焦虑不安，恐怖忧愁等。饮酒、日晒、搔抓及局部摩擦等刺激，能诱发局部瘙痒，经常搔抓致使局部皮肤形成苔藓化。在苔藓化形成后，又可引起局部发生痒感，形成恶性循环，常使神经性皮炎不易治愈。

7.1.3 临床表现

初起时，局部有间歇性剧痒，无明显的皮肤损害，经过搔抓后局部出现圆形或多角形扁平丘疹，密集成群，呈正常皮色或淡褐色，表面光滑或覆有少量鳞屑。以后，丘疹融合成肚皮损肥厚，皮沟加深，皮嵴隆起，形成苔藓化，在患处及其周围可有抓痕，血痂及继发感染。

1）体征：剧痒和苔藓化是本病的临床特征。

2）临床分期，静止期：表面炎症轻微或缺乏炎症，病变局限，境界清楚。进行期：皮损扩大，炎症显著，浸润明显，边缘模糊不清。退行期：浸润轻微，皮损变薄，倾向治愈。

3）临床分型：临床上本病分为局限性和播散性两种。①局限性神经性皮炎：又称慢性单纯苔藓，开始先觉局部瘙痒，由于搔抓和摩擦，出现多数米粒至高粱大淡红色、黄褐色或皮色的圆形或多角型坚实而有光泽的扁平丘疹，逐渐融合成片，表面有轻微鳞屑，可有抓痕和血痂。皮损以中央最显著，边缘较轻。时久，由于搔抓刺激，皮肤浸润肥厚，形成苔藓样变，触之坚韧，类似皮革。尤发生于下肢者，久后。可呈疣状。偶有呈条状排列者，好发于颈侧、项部、肘、骶等部位。②播散性神经性皮炎：皮损与局限性神经性皮炎相同，分布比较广泛，泛发全身各处，为多数播散性苔藓样斑片。自觉阵发性剧痒，以夜晚及神经过度兴奋时为著，常因此影响患者睡眠。经过缓慢，时重时轻，易反复发作，不倾向浸润，好对称发生。

7.1.4 临床诊断

（1）中医诊断

风湿蕴阻：多见于限局性患者。皮损成片，呈淡褐色，粗糙肥厚，阵发性剧痒，夜间尤甚，舌苔薄白或白腻，脉濡缓。

肝郁化火：多见于泛发性患者。皮疹色红，症见心烦易怒或精神抑郁，失眠多梦，眩晕，心悸，口苦咽干，舌边尖红，舌苔薄白，脉弦滑。

血虚风燥：多见于老年人及体质虚弱患者。皮损色淡或灰白，肥厚粗糙，常伴有心悸怔忡、短气、乏力、舌淡、脉沉细。

（2）西医诊断

好发于身体易受摩擦部位，颈部尤为多见。播散性神经性皮炎分布较广泛，以头面、四肢、腰部为多见，常呈对称分布。本病往往先有痒感，然后局部出现带有发亮的扁平丘疹，并迅速发展成苔藓样变，病损处通常无色素沉着。瘙痒剧烈。

7.2 药物贴敷技术在神经性皮炎中的应用

技术一

贴敷部位 患处。

药物组成 蜀椒 90g，白芷 70g，白术 70g，前胡 70g，吴茱萸 70g，川芎 140g，细辛 90g，当归 60g，桂心 60g，苦酒 280ml。

制备方法 上 10 味药，以苦酒浸药，经一宿，不入水的猪脂 5000g，于铜器中煎令三沸，三上三下，候白芷色黄，膏成贮以瓶中。

操作规程 涂摩患处。

操作间隔 每日一次，至痊愈为止。

主治 顽癣（神经性皮炎、湿疹等）。

技术二

贴敷部位 肺俞、心俞、足三里、血海、大椎穴（图9、图14、图29）。

药物组成 乌梅、大枣各75g，黄芪25g，防风、白术、紫丹参各20g。

制备方法 初伏前将乌梅、大枣浸入陈酒中（浸没药物为度），每日搅拌1次，余药共研细末，过80目筛备用。

操作规程 取药末适量，用枣乌酒调成糊膏状，做成5分大小药饼，外敷于肺俞、心俞、足三里、血海、大椎穴上，外用胶布固定，3小时后揭去。

操作间隔 于初、中、末第一天各治疗1次，第2年继续治疗。

主治 牛皮癣（血虚风燥型）。

技术三

贴敷部位 局部患处。

药物组成 鲜苍耳草2500g，茄子根5000g。

制备方法 一起捣烂取汁，熬成膏。

操作规程 涂敷患处。

主治 顽癣（神经性皮炎、湿疹等）。

技术四

贴敷部位 局部患处。

药物组成 蒲公英根（秋季及冬季挖出，用250g洗净切成小节）。

制备方法 兑适量清水一同入锅内煎熬，待水成红色后过滤，将汁熬成膏状，稍冷装入大瓶内，并入少许酒精封好。

操作规程 用时以温水浸软皮肤上的痂壳，再用消毒刀将痂去掉，将药膏涂上数层，涂上一层干了再涂，不须包布，不许洗净。

操作间隔 经过三四日再涂，药力透过皮肤而痂壳脱落，如此反复涂抹。

主治 顽癣（神经性皮炎、湿疹等）。

技术五

贴敷部位 局部患处。

药物组成 百部30g，白鲜皮30g，鹤虱30g，麻子仁30g，生地黄30g，全当归30g，黄柏30g。

制备方法　酥油 250g，入药熬枯去渣再熬，加黄蜡 60g，试水中不散为度，拿起锅入雄黄末和匀，稍冷倾入瓷钵中收贮，退火后使用。

操作规程　涂擦患处。

操作间隔　每日一次，病愈为度。

主治　牛皮癣（银屑病）。

技术六

贴敷部位　局部患处。

药物组成　黄连 3g，黄柏 6g，白矾少许，凡士林适量。

制备方法　先将前 3 味药研为细末，用凡士林调制成 30%软膏备用。

操作规程　使用时局部外敷。

操作间隔　每日 1 或 2 次。

主治　神经性皮炎。

技术七

贴敷部位　病变局部。

药物组成　黄柏、独活、连翘、五倍子各 12g，大枫子、白鲜皮各 30g，防风、苦参、苍术各 9g。

制备方法　上药共研细末。分成 2 包，用 2 层纱布包好。

操作规程　上药隔水蒸 15 分钟。先取 1 包，敷皮炎患处 2～3 分钟，将此包药放入锅内再蒸。取另 1 包敷，彼此交替使用，每次治疗需 30～60 分钟。

操作间隔　每日一次，每帖药可用 5～7 次。

主治　神经性皮炎。

8 风湿性关节炎

8.1 风湿性关节炎概述

8.1.1 概念

风湿性关节炎是一种常见的急性或慢性结缔组织炎症。可反复发作并累及心脏。临床以关节和肌肉游走性酸楚、重着、疼痛为特征，属变态反应性疾病，是风湿热的主要表现之一，多以急性发热及关节疼痛起病，相当于中医的痹证。

8.1.2 病因病机

（1）中医病因病机

风、寒、湿、热、痰、瘀等邪气滞留肢体筋脉、关节、肌肉，经络闭阻，不通则痛，是痹证的主要病机。患者平素体虚，阳气不足，卫外不固，腠理空虚，易为风、寒、湿、热之邪乘虚侵袭，痹阻筋脉、肌肉、骨节，而致营卫行涩，经络不通，发生疼痛、肿胀、酸楚、麻木，或肢体活动欠利。外邪侵袭机体，可因人的禀赋素质不同而有寒热转化。素体阳气偏盛，内有蓄热者，感受风寒湿邪，易从阳化热，而成为风湿热痹。阳气虚衰者，寒自内生，复感风寒湿邪，从阴化寒，而成为风寒湿痹。

（2）西医病因病机

风湿性关节炎的病因尚未完全明了。根据症状、流行病学及免疫学的资料分析，认为与人体溶血性链球菌感染密切相关，目前注意到病毒感染与本病也有一定关系。

8.1.3 临床表现

典型表现是轻度或中度发热，游走性多关节炎，受累关节多为膝、踝、肩、肘、腕等大关节，常见由一个关节转移至另一个关节，病变局部呈现红、肿、灼热、剧痛，部分病人也有几个关节同时发病。不典型的病人仅有关节疼痛而无其他炎症表现，急性炎症一般于2~4周消退，不留后遗症，但常反复发作。若风湿活动影响心脏，则可发生心肌炎，甚至遗留心脏瓣膜病变。

8.1.4　临床诊断

（1）中医诊断

1）临床表现为肢体关节、肌肉疼痛、屈伸不利，或疼痛游走不定，甚则关节剧痛、肿大、僵硬、变形。

2）发病及病情的轻重常与劳累以及季节、气候的寒冷、潮湿等天气变化有关，某些痹证的发生和加重可与饮食不当有关。

3）本病可发生于任何年龄，但不同年龄的发病与疾病的类型有一定的关系。

（2）西医诊断

主要依据发病前1～4周有溶血性链球菌感染史，急性游走性大关节炎，常伴有风湿热的其他表现如心肌炎、环形红斑、皮下结节等，血清中抗链球菌溶血素"O"凝集效价明显升高，咽拭子培养阳性和血白细胞增多等。

8.2　药物贴敷技术在风湿性关节炎中的应用

技术一

贴敷部位　神阙穴（图8）。

药物组成　附片、木香、炒吴茱萸、蛇床子、肉桂各12g，生姜汁适量。

制备方法　将前6味药共碾成细末，装瓶备用。

操作规程　用时取药末6g，以生姜汁调如膏状，敷于脐内，外盖以纱布，胶布固定，外贴自热式柔性TDP灸疗贴。

操作间隔　每日换药1次，10次为1疗程。

主治　行痹（风湿性关节炎）。

技术二

贴敷部位　神阙、命门穴（图8、图9）。

药物组成　当归、川芎、白芷、陈皮、苍术、厚朴、半夏、麻黄、枳壳、桔梗各3g，干姜、桂枝、吴茱萸各1.5g，羌活、独活各6g。

制备方法　药物共碾成细末，贮瓶备用。

操作规程　用时将药末搅匀，摊涂于布上，每贴重20～30g，贴于神阙及命门穴。

操作间隔　每3日更换1次。

主治　痛痹。

技术三

贴敷部位 神阙穴（图 8）。

药物组成 韭子 30g，蛇床子 30g，附子 30g，官桂 30g，独头蒜 500g，川椒 90g。

制备方法 上药用香油 1000ml 浸 10 日，加黄丹熬膏，硫黄、母丁香各 18g，麝香 1g，上药共研末，与蒜捣为丸，如豆大。

操作规程 用时先取药丸 1 粒填脐内，外贴自热式柔性 TDP 灸疗贴。

操作间隔 3 日换药一次。

主治 痹痛。

技术四

贴敷部位 神阙穴（图 8）。

药物组成 当归 10g，桂枝 10g，木通 3g，细辛 3g，芍药 3g，甘草 3g，大枣 25 枚，麝香膏 1 贴。

制备方法 前药 7 味煎汤。

操作规程 汤抹心腹及四肢，并炒熨之。麝香膏贴脐部及对脐处，外敷自热式柔性 TDP 灸疗帖。

主治 四肢痹痛。

技术五

贴敷部位 神阙穴（图 8）。

药物组成 附子 10g，人参 3g，白术 10g，茯苓 10g，炒白芍 10g，麝香膏 1 贴。

制备方法 上药 5 味，煎汤。

操作规程 将汤药抹心腹及四肢，并炒熨之，麝香膏贴脐部及对脐处，外敷自热式柔性 TDP 灸疗帖。

主治 寒痹。

技术六

贴敷部位 患处。

药物组成 青艾 9g，当归 9g，川芎 9g，血竭花 9g，穿山甲 9g，地龙 9g，海马 9g，没药 9g，乳香 9g，杜仲 9g，防风 9g，麻黄 9g，木瓜 9g，牛膝 9g，木香

9g，川椒 9g，麻油 500ml，樟丹 250g。

制备方法 上药用麻油炸枯去渣，入黄丹熬搅收膏，收瓷器中保存。

操作规程 贴患处。

操作间隔 每日一次。

主治 风寒湿痹。

技术七（视频 4）

视频 4 风湿性
关节炎

贴敷部位 患关节处。

药物组成 川乌、防风、白芷各 30g。

制备方法 共研细末。

操作规程 略加开水，趁热调敷痛处，外敷自热式柔性 TDP 灸疗帖。

主治 风湿性关节炎，老人关节疼痛。

技术八

贴敷部位 患关节处。

药物组成 紫荆皮 30g，赤芍、独活各 18g，葱白 7 寸。

制备方法 共研细末。

操作规程 每次取 15g，加葱搅捣如泥状，烘热摊纱布上，贴敷患处，外贴自热式柔性 TDP 灸疗贴。

主治 风湿性关节炎。

技术九

贴敷部位 患关节处。

药物组成 秦艽、桂枝、羌活、独活各 30g，桑枝 50g，乳香、没药各 20g。

制备方法 共研粗末。

操作规程 干炒热拌适量白酒，装入布袋，敷患处，外贴自热式柔性 TDP 灸疗贴。

操作间隔 每日 2～3 次，均加酒。每副药可用 2 天。

主治 关节炎（风寒湿痹证）。

技术十

贴敷部位 患处。

药物组成 半夏 30g，生栀仁 60g，生大黄 15g，黄柏 15g，桃仁 10g，红花 10g。

制备方法 研细末后，装瓶备用。

操作规程 用醋调敷患处，干则再加醋调敷。用 400ml 酒精调敷患处。凡皮肤炎症、药物过敏者慎用。

操作间隔 每日 1 次，7～10 日为 1 个疗程，每疗程间隔 3～5 日。

主治 风湿性关节炎，适用于热痹。

技术十一

贴敷部位 患处。

药物组成 附子 60g（生用），当归 60g，羌活 30g，细辛 30g，桂心 30g，白术 30g，川椒 30g，吴茱萸 30g，猪脂 500g。

制备方法 上药细切如大豆，以醋微淹之，经一宿，煎猪脂化，去渣，内药微火候附子色黄即膏成，收瓷盒中。

操作规程 患者频取摩之。宜用衣裹，切避风寒。贴患处。

主治 痛风，顽痹，四肢拘挛，白癫疮（代谢性关节炎、慢性麻木、四肢痉挛、白癜风）。

技术十二

贴敷部位 疼痛关节。

药物组成 肉桂、附子、川乌、当归各 12g，地龙、僵蚕、白芍、白芷、乳香、没药、木香、川芎、独活、秦艽各 6g，半夏、大黄各 9g，细辛 3g。

制备方法 上药共研细末，加高粱酒适量，调成薄糊状，再加生姜汁适量，然后用脱脂棉花浸透药糊，晒干或烘干备用。

操作规程 取上药棉外包纱布 1 层，盖贴于疼痛的关节处，用绷带包扎即可。

主治 风湿痛（风湿性关节炎）。

9 痛风

9.1 痛风概述

9.1.1 概念

痛风是由单钠尿酸盐（MSU）沉积所致的晶体相关性关节病，与嘌呤代谢紊乱和（或）尿酸排泄减少所致的高尿酸血症直接相关，特指急性特征性关节炎和慢性痛风石疾病，主要包括急性发作性关节炎、痛风石形成、痛风石性慢性关节炎、尿酸盐肾病和尿酸性尿路结石，重者可出现关节残疾和肾功能不全。

9.1.2 病因病机

（1）中医病因病机

痛风是由多种原因引起的嘌呤代谢紊乱和（或）尿酸排泄障碍所导致的一组异质性疾病，可归属于中医学"痹病""肢体痹"等范畴。中医认为痛风的发生可分为外因和内因两个方面：正气不足，腠理不密，卫气失固，风、寒、湿、热之邪乘虚侵袭人体肢体、经络、肌肉致筋骨、关节、经络痹阻，气血运行不畅，不通则痛。

（2）西医病因病机

痛风最重要的生化基础是高尿酸血症。正常成人每日约产生尿酸750mg，其中80%为内源性，20%为外源性尿酸，这些尿酸进入尿酸代谢池（约1200mg），每日代谢池中的尿酸约60%进行代谢，其中1/3约200mg经肠道分解代谢，2/3约400mg经肾脏排泄，从而可维持体内尿酸水平的稳定，其中任何环节出现问题均可导致高尿酸血症。

9.1.3 临床表现

痛风的发病高峰年龄在40～50岁，其病程时间较长，可为数年或数十年，而且其出现症状的比率会随着年龄的增加而逐渐升高。痛风的一般临床表现有：

1）急性痛风性关节炎：特点是夜间突然发病，开始为单关节炎症，受累关节以足部拇趾及第一跖趾关节多见，其次为踝、手、腕、膝、肘及足部其他关节，受累关节红、肿、热、痛和活动障碍。全身表现有畏寒、发烧、白细胞增高和血沉加快。

2）关节畸形和活动受限：随着病程的进展，大多数患者关节炎症发作逐渐频繁，受累关节也越来越多，每次发作后逐渐不能完全恢复而形成慢性关节炎症。同时由于关节周围痛风石的形成增大，会破坏关节结构及其周围组织，将会引发关节畸形、强直和活动受限。还可发生病理性骨折，尤其是指骨。

3）痛风石：是由尿酸盐沉积增多形成。在未经良好治疗的高尿酸血症患者中，约有 50%～60%发生，其发生率随病程而递增，与血尿酸浓度高低成正比，经防治后可下降 25%。沉积部位除中枢神经系统外可在身体任何部位，但以关节和肾脏较为多见。

9.1.4　临床诊断

（1）中医诊断

风、寒、湿三气杂至，侵袭机体，痹阻经络，气血运行不畅，不通则痛，故见肢体、关节疼痛。风邪偏胜者则关节呈游走性痛；寒偏胜者则见关节剧痛，痛有定处；湿邪偏胜者则以关节重着肿痛，肌肤麻木为主，寒湿之邪均为阴邪，故见阴雨天加重。

（2）西医诊断

1）多以单个趾关节，卒然红肿疼痛，逐渐痛剧如虎咬，昼轻夜甚，反复发作。可伴发热，头痛等症。

2）多见于中老年男子，可有痛风家族史。常因劳累、暴饮暴食、吃含高嘌呤、饮酒及外感风寒等诱发。

3）初起可单关节发病，以第一趾关节为多见。继则足踝、跟、手指和其他小关节，出现红、肿、热、痛，甚则关节腔可有渗液。

4）反复发作后，可伴有关节周围及耳郭、耳轮和趾、指骨间出现"块"（痛风石）。血尿酸、尿尿酸增高。发作期白细胞总数可升高。

5）必要时作肾 B 超扫描、尿常规、肾功能等检查，以了解痛风后肾病变情况。X 线摄片检查可示软骨缘邻近关节的骨质有不整齐的穿凿样圆形缺损。

9.2　药物贴敷技术在痛风中的应用

技术一

贴敷部位　患处。

药物组成 芙蓉叶、生大黄、赤小豆各等份。

制备方法 上药共研细末，按4∶6之比例加入凡士林，调和为膏。

操作规程 敷于患处。

操作间隔 每日1次，10次为1疗程。

主治 痛风。

技术二

贴敷部位 患处。

药物组成 防风60g，大葱60g，白芷60g，川乌30g。

制备方法 共捣为膏。

操作规程 调热黄酒敷冷痛处。二三日后用大红椒，艾叶煎汤敷洗再敷药，包好。若皮肉热痛用清油搽之。

主治 陈年痛风（老年性代谢性关节炎）。

技术三

贴敷部位 患处。

药物组成 天雄90g（生去皮脐），当归90g，白芷30g，附子90g（去皮脐），细辛60g，桂心30g，干姜60g，川芎60g，川乌头60g（去皮脐），朱砂30g（细研），醋210ml，松脂250g，生地黄90g（捣后取汁），猪脂2500g（炼成者），雄黄210mg（细风研）。

制备方法 上药细切，以地黄汁及醋浸一宿，滤出，入猪脂，用慢火煎之，候白芷色黄，膏成绵滤去渣，入朱砂、雄黄及松脂等，以柳枝搅匀，于瓷器中盛。

操作规程 每取少许摩于患处。若面目黧黑消瘦，似心腹中冷，酒调半匙。

操作间隔 每日三敷。

主治 痛风（代谢性关节炎）。

技术四

贴敷部位 患处。

药物组成 黄芪15g，党参15g，熟地15g，当归15g，续断20g，制附子15g，肉桂10g，徐长卿15g。

制备方法 上药共研细末过筛，麻油熬膏。

操作规程 将上药敷于疼痛处。

操作间隔 每日换敷1～2次。

主治 痛风（代谢性关节炎）。

技术五

贴敷部位 患处。

药物组成 黄柏、苍术、大黄各 20g，青黛、冰片各 10g。

制备方法 将上药研为细末，装瓶备用。

操作规程 局部常规消毒，用蜂蜜调拌成糊膏状，均匀敷于患处，外盖油光纸，用纱布包裹，外用胶布固定。

操作间隔 每日换药 1 次，3 次为 1 疗程。

主治 痛风。

技术六

贴敷部位 患处。

药物组成 独活、苍术、黄柏、丹皮、泽泻各 15g，白芷、郁金、大黄、牛膝各 25g，板蓝根 30g。

制备方法 制成浸膏。

操作规程 用 3 层无菌纱布浸渍成效贴，每贴含生药 10g，外贴患处，绷带包扎。

操作间隔 每日 1 次，7 天为 1 个疗程。

主治 痛风。

技术七

贴敷部位 患处。

药物组成 当归、生地黄、附子各 150g，细辛、干姜、川芎、川乌头各 100g，朱砂、白芷、肉桂心、雄黄各 50g，醋 3000ml，松脂 250g，猪脂 2500g。

制备方法 上药细挫，以地黄汁及醋浸 1 夜，滤出，入猪脂，用慢火煎之，侯白芷色黄，膏成绵滤去渣，入朱砂、雄黄及松脂等，以柳枝搅拌令匀备用。

操作规程 用时取膏适量摊抹病灶上，外以纱布盖上。

操作间隔 每日换药 1 次，痊愈为度。

主治 痛风。

技术八

贴敷部位 患处。

药物组成 独活、苍术、黄柏、牡丹皮、泽泻各 15g，白芷、郁金、大黄、牛膝各 25g，板蓝根 30g。

制备方法 上药加水煎 3 次，合并混合、浓缩成浸膏状，备用。

操作规程 用时取浸膏适量，涂于 3 层无菌纱布上（每帖含生药 10g），外贴患处，绷带包扎固定。

操作间隔 每日 1 次，7 天为 1 个疗程。

主治 痛风。

技术九

贴敷部位 患处。

物物组成 鸡血藤 50～150g，苏木、川续断、狗脊、独活、羌活、木瓜、地龙各 50g，川芎、牛膝、乌梢蛇、血竭、孩儿茶、伸筋草各 30g，红花 18g，马钱子、当归、制乳香、制没药各 15g。

制备方法 上药共研细末，装瓶备用。

操作规程 先取本散 200g，用白布包好，放入锅内，加清水 2000ml，煎沸 3～5 分钟，倒入盆中足浴及熏洗患处，每次 15～25 分钟。洗后再取本散 50g，用食醋适量调和成糊状，涂敷患处。

操作间隔 隔日 1 次。

主治 痛风。

技术十

贴敷部位 大椎、风池、曲池、外关、三阴交、太冲、血海、阿是穴（图 9、图 17、图 13、图 25、图 29）。

药物组成 薏苡仁 30g、怀牛膝 15g、酒大黄 20g、苍术 10g、南星 10g。

制备方法 将以上药材磨碎成细粉，过筛混匀，用醋或蜂蜜调和。

操作规程 于患者每晚临睡前贴敷。

操作间隔 疗程为 1 个月。

主治 痛风性关节炎。

10　颈椎病

10.1　颈椎病概述

10.1.1　概念

因颈椎间盘变性、颈椎骨质增生所引起的，以颈肩痛，放射到头枕部或上肢，其重者出现双下肢痉挛，行走困难，以致于四肢瘫痪为主要表现的综合征。少数有眩晕。

10.1.2　病因病机

（1）中医病因病机
颈椎病的形成是由于肝肾亏虚，筋骨衰退加之慢性积累性劳损，以致腠理空疏、气血衰少、筋骨失于濡养，风、寒、湿邪侵入，痹阻经络，气滞血瘀所致。

（2）西医病因病机
长期的局部肌肉、韧带、关节囊的损伤，可以引起局部出血水肿，发生炎症改变，在病变的部位逐渐出现炎症机化，并形成骨质增生，影响局部的神经及血管。颈椎病的基本病理变化之一是椎间盘的退行性变。早期为颈椎间盘的脱水，髓核的含水量减少和纤维环的纤维肿胀，继而发生变性，甚至破裂。颈椎间盘变性后，耐压性能及耐牵拉性能减低。可以发生局限性或广泛性向四周隆突，使椎间盘间隙变窄、关节突重叠、错位，以及椎间孔的纵径变小。

10.1.3　临床表现

颈肩痛、头晕头痛、上肢麻木、肌肉萎缩、严重者双下肢痉挛、行走困难，甚至四肢麻痹，大小便障碍，出现瘫痪。多发在中老年人，男性发病率高于女性。

10.1.4　临床诊断

（1）中医诊断
可分为颈型、痹痛型、瘫痪型、眩晕型，以颈型及痹痛型多见。

（2）西医诊断

可分为颈型、神经根型、脊髓型、椎动脉型、交感神经型、其他型。

10.2　药物贴敷技术在颈椎病中的应用

技术一

贴敷部位　两足部颈椎反应区或压痛点、小结节、反应点。

药物组成　当归、红花、防风、威灵仙、片姜黄、羌活、透骨草各 20g，冰片 10g。

制备方法　先将前 8 味药共研细末，冰片单包备用。

操作规程　取药末 20g，冰片 2g，和匀，用米醋调为稀糊状，摊在 2 块 8cm×8cm 的布上，分别贴在两足部颈椎反应区或压痛点、小结节、反应点，用胶布固定。

操作间隔　每日换药 1 次，10 天为 1 个疗程。

主治　颈椎病。

技术二

贴敷部位　颈部或疼痛处。

药物组成　当归、生茜草、威灵仙、艾叶、透骨草各 15g，川芎、赤芍、红花、雄黄、白矾、川乌、草乌、羌活各 10g。

制备方法　上药共研细末，加白醋适量拌匀，装入布袋中备用。

操作规程　取药袋放入蒸笼中蒸热后，敷于颈部或疼痛处，外贴自热式柔性 TDP 灸疗贴。

操作间隔　每次 1 小时，每日热敷 2 次。每剂药可用 5 天。10 天为 1 个疗程。疗程间休息 5 天，连续 2 或 3 个疗程。

主治　颈椎病。

技术三（视频 5）

贴敷部位　患处。

视频 5　颈椎病

药物组成　当归、川芎、五加皮、桂枝、鸡血藤、三七各 30g，地龙、全蝎、土鳖虫、红花、生川乌、生草乌各 20g，蜈蚣 10 条。

制备方法　上药共研细末，加入 75% 酒精 2000ml 中，密封浸泡 4 周即成。

189

操作规程 取消毒纱布制成 5cm×5cm 大小布块，浸透药液后，敷于项部正中，外敷塑料薄膜，面积略大于纱布块，外贴自热式柔性 TDP 灸疗贴。

操作间隔 每日 2 次，每次 20 分钟，7 天为 1 个疗程。

主治 颈椎病。

技术四

贴敷部位 颈椎骨质增生处。

药物组成 白芍 30g，丹参、当归各 20g，制乳香、制没药各 15g，甘草 10g，葱须 3 茎，米醋 1000ml。

制备方法 将诸药择净，加入 5cm×5cm 纱布块若干，与醋同煎 30 分钟备用。

操作规程 待药液冷却至 45℃左右，取出纱布块外敷于颈椎骨质增生处。外贴自热式柔性 TDP 灸疗贴。

操作间隔 每次热敷 30 分钟，每日 2 次，10 天为 1 个疗程。

主治 颈椎骨质增生。

技术五

贴敷部位 颈部（阿是穴）。

药物组成 葛根 20g，羌活、桂枝、当归、土鳖虫、千年健、川椒、没药、大黄、血竭各 15g，片姜黄、威灵仙各 30g，儿茶、乳香各 10g。

制备方法 将上药装入一布袋内，扎紧口，放入清水中浸泡 10 分钟（水量宜少），再煎熬 15 分钟左右，取出药袋备用。

操作规程 用时将药袋放置颈部（阿是穴），加热水袋保温，每次热敷 1～2 小时。

操作间隔 每日 1 或 2 次为宜。每袋药可连续使用 3～5 天后再更换 1 次药料。

主治 颈椎综合征。

技术六（视频 6）

贴敷部位 大椎、大杼、天柱、肩颈部患处（图 9）。

药物组成 三棱 15g，透骨草 15g，徐长卿 15g，伸筋草 15g，当归 5g，没药 5g，乳香 5g。

视频 6 颈椎病

制备方法 上药共研细末过筛，用姜汁调成糊状备用。

操作规程 贴敷于大椎、大杼、天柱、肩颈部患处，外加纱布包扎。

操作间隔 每 2～3 天换药 1 次。

主治　颈椎病、颈肩部肌筋膜炎。

技术七

贴敷部位　患处。

药物组成　当归、川芎、红花、桃仁、乳香、没药各 30g，千年健、独活、秦艽、威灵仙各 20g，天麻、细辛各 15g，木防己、赤芍药、地龙、鸡血藤各 25g。

制备方法　将上药烘干，共研细末，和匀，贮瓶备用。

操作规程　先取医用胶布 1 块，胶面向外呈斜形卷紧，呈条索并两端成环，环大小视颈椎病变个数而定，黏附颈后患部，压紧粘牢。取舒颈散适量置于换药碗内，用优质食醋调成稠糊状，填入颈后备好的胶布环内与环口平，然后用胶布块封住并粘牢，敷药后外贴自热式柔性 TDP 灸疗贴。

操作间隔　每 2 日换药 1 次，10 日为 1 个疗程。

主治　颈椎增生。

技术八

贴敷部位　风池、天柱、大椎、曲池、肾俞、合谷穴（图 9、图 24、图 17）。

药物组成　红花 6g，桃仁 6g，制川乌 6g，制草乌 6g，生半夏 6g，羌活 9g，全当归 12g，独活 9g，制南星 10g，白芥子 3g，冰片 3g，松香 3g，樟脑 5g。

制备方法　上药共研细末过筛，用酒适量调匀备用。

操作规程　敷风池、天柱、大椎、曲池、肾俞、合谷上述穴位。

操作间隔　每日 1 次，连敷 10～30 次。

主治　各型颈椎病。

技术九

贴敷部位　阿是穴。

药物组成　白花蛇 2 条，麝香 3g，冰片、乳香、没药各 12g，肉桂 60g。

制备方法　上药共研细末，装瓶备用，勿泄气。

操作规程　先将患处用温水洗净，取药末少许，撒在患处（阿是穴），用伤湿止痛膏固定。

操作间隔　3 天换药 1 次，7 次为 1 个疗程。

主治　颈椎病。本方可治各处骨刺，效果亦佳。

技术十

贴敷部位 颈椎两旁 1 寸许。

药物组成 仙灵脾 50g，威灵仙 50g，米醋 750g，生姜 1 大块。

制备方法 上药共煮数沸，离火浸渍备用。

操作规程 用时生姜切开，以剖面蘸药液自上而下擦颈椎两旁 1 寸许。颈部保持药液湿润，擦至皮肤发红为度，疼痛部位亦可擦。

操作间隔 每日 1 次。

主治 神经根型颈椎病。

技术十一

贴敷部位 大椎穴（图 9）。

药物组成 鹿角霜 25g，细辛 25g，羌活 45g，桂枝 25g，柴胡 20g，葛根 45g，白芷 25g，川芎 45g，透骨草 10g，蔓荆子 30g，防风 20g，秦艽 25g，高良姜 20g。

制备方法 将上药共研细末，用米醋调成膏状备用。

操作规程 使用时取 2～4g 颈椎膏摊在纱布上，贴于大椎穴，外贴自热式柔性 TDP 灸疗贴。

操作间隔 每次贴 24 小时，隔日 1 次，8 次为 1 个疗程，疗程间休息 10 天。

主治 颈椎病。

技术十二

贴敷部位 颈椎部。

药物组成 吴茱萸 60g，菟丝子 60g，白芥子 60g，莱菔子 60g，苏子 60g。

制备方法 将 5 药用布包裹。

操作规程 微波炉加热敷颈。

操作间隔 1 日 2～3 次，每次 45 分钟。

主治 神经根型颈椎病。

技术十三

贴敷部位 颈椎部。

药物组成 葛根 12g，桂枝 12g，当归 12g，赤芍 12g，威灵仙 18g，鸡血藤 30g，希莶草 30g，肉苁蓉 20g，骨碎补 20g。

制备方法 上药连续煎熬 2 次，得煎液适量，置火上保温。

操作规程　用厚布蘸汤液热敷患处 30 分钟。

操作间隔　药液可连续用 3 天。

主治　颈椎病。

技术十四

贴敷部位　颈椎部。

药物组成　三七 10g，川芎 15g，血竭 15g，乳香 15g，姜黄 15g，没药 15g，杜仲 15g，天麻 15g，白芷 15g，川椒 5g，麝香 2g。

制备方法　前 10 味药共研细粉。

操作规程　放入 150ml 白酒微火煎成糊状，或用米醋拌成糊状，摊在纱布上，并将麝香撒在上面，敷于患处。

操作间隔　干后可将药重新调成糊状再用，每剂药可连用 3～5 次，15 次为 1 个疗程。

主治　各型颈椎病。

技术十五

贴敷部位　枕后。

药物组成　威灵仙、山楂各 100g，羌活、苍术、川乌、大茴香各 50g，桂枝、吴茱萸各 30g，川芎、姜黄、白芷各 50g。

制备方法　上药烘干，碾细粉，装药袋 30cm×20cm×5cm。

操作规程　将药袋置于枕后。

操作间隔　每天 10 小时，10 天为 1 个疗程。

主治　各型颈椎病。

技术十六

贴敷部位　压痛最明显处。

药物组成　白花蛇 10g，麝香 1.5g，肉桂、乳香、没药、川乌、草乌、白芥子各 5g，冰片少许。

制备方法　先将白花蛇焙黄，乳香、没药去油后，再同余药共研为细末，装瓶备用。

操作规程　用时在胶布上撒药粉少许，贴于颈部压痛最明显处。

操作间隔　每日 1 次，4 周为 1 个疗程。

主治　神经根型颈椎病。

技术十七

贴敷部位 颈肩疼痛处。

药物组成 透骨草、伸筋草、千年健、威灵仙、路路通、荆芥、防风、防己、附子、桂枝、羌活、独活、麻黄、红花各 30g。

制备方法 上药共研为细末，分别装入长布袋中，每袋 150g。

操作规程 水煎 20～30 分钟，取出稍凉后热敷颈肩疼痛处。

操作间隔 每日 1 次，2 个月为 1 个疗程。一般用药 2～3 个疗程可显效。

主治 各型颈椎病。

技术十八

贴敷部位 患处。

药物组成 姜黄 15g，天麻、杜仲、川芎、白芷各 12g，乳香、没药、血竭各 10g，三七、川椒各 6g，白酒或米醋 150ml。

制备方法 将前 10 味药共研为细末。

操作规程 置白酒中微煎成糊，或用米醋拌成糊。摊在纱布上，并将麝香或冰片少许撒在药上，敷贴患处。

操作间隔 干后可将药重新调成糊再用，每块药布之药可连用 3～5 次，15 次为 1 个疗程。一般用药 1～3 个疗程可好转。

主治 各型颈椎病。

11 腰椎间盘突出症

11.1 腰椎间盘突出症概述

11.1.1 概念

腰椎间盘突出症主要是因为腰椎间盘各部分（髓核、纤维环及软骨板），尤其是髓核，有不同程度的退行性改变后，在外力因素的作用下，椎间盘的纤维环破裂，髓核组织从破裂之处突出（或脱出）于后方或椎管内，导致相邻脊神经根遭受刺激或压迫，从而产生腰部疼痛，一侧下肢或双下肢麻木、疼痛等一系列临床症状。

11.1.2 病因病机

（1）中医病因病机

引起本病的主要病因是椎间盘本身退行性变，再加某种外因，如外伤、慢性劳损，以及风、寒、湿等邪气入侵机体等因素综合的结果。

（2）西医病因病机

腰椎间盘的退行性改变是基本因素、长期反复的外力造成轻微损害，加重了退变的程度。椎间盘在成年之后逐渐缺乏血液循环，修复能力差。在上述因素作用的基础上，某种可导致椎间盘所承受压力突然升高的诱发因素，即可能使弹性较差的髓核穿过已变得不太坚韧的纤维环，造成髓核突出。

11.1.3 临床表现

腰痛、下肢放射痛、大、小便障碍，会阴和肛周感觉异常。严重者可出现大小便失控及双下肢不完全性瘫痪等症状，临床上少见。

11.1.4 临床诊断

（1）中医诊断

气滞血瘀：患者一般可有明显外伤史。伤后即感腰部不能活动，疼痛难忍，脊柱侧弯。腰 4.5 或腰 5 骶 1 一侧有明显压痛点，并向下肢放射，咳嗽加重；后期可见下肢疼痛麻木,甚至肌肉萎缩,直腿抬高试验阳性。舌质紫暗,脉涩弦数。此为受伤后,气血瘀阻经络,气血运行不畅,不通则痛。

风寒湿:无明显外伤史,病因不明显,逐渐感到腰部伴下肢重着疼痛,转侧不利。渐渐加重,脊柱侧弯,亦有椎旁压痛及放射痛。遇天气变化时,疼痛加重。苔白腻脉沉缓。

肾虚:患者素体禀赋不足,或长期患有慢性病,以致肾脏精血亏损,无以滋养经脉,出现腰腿疼痛,酸重无力,缠绵数年,时轻时重。属肾阳虚者,伴有畏寒肢冷,面色浮白,尿后余沥甚则不禁,气喘;属肾阴虚者,多有头晕目眩,耳鸣耳聋,面部潮红,口干咽燥,五心烦热等。

(2)西医诊断

有腰部慢性损伤史,腰痛伴坐骨神经痛,腰椎侧凸畸形,生理前凸消失,活动受限,棘突旁具有压痛并放射至下肢。直腿抬高试验及加强试验阳性。屈颈试验、颈静脉压迫试验、股神经牵拉试验阳性。神经系统检查示膝跟腱反射异常,下肢皮肤神经节段分布区感觉过敏或迟钝,蹈趾背伸或跖屈力减弱。对典型病例的诊断,结合病史、查体及影像学检查。

11.2 药物贴敷技术在腰椎间盘突出症中的应用

技术一

贴敷部位 环跳、殷门、委中、承山穴(图18、图31)。
药物组成 制川乌200g,赤芍200g,续断200g,泽兰200g,白芷200g,生南星100g。
制备方法 上药共研细末过筛,用蜂蜜调匀。
操作规程 将药贴敷于患侧环跳、殷门、委中、承山穴。
操作间隔 5天换药1次。连治5～10次。
主治 坐骨神经痛。

技术二

贴敷部位 患处。
药物组成 乳香12g,自然铜6g,大黄10g,黄连20g。
制备方法 上药共研细末,调拌凡士林。
操作规程 外贴敷患处。
操作间隔 隔日1次,连敷10～30次。

主治 腰椎间盘突出症（热痹）。

技术三

贴敷部位 腰部。

药物组成 藁本、续断、苏木各 30g，防风、白芷、附子、川乌、草乌各 20g，金毛狗脊、独活各 45g。

制备方法 上药共研细末，用稀棉布制成棉布兜，将药粉铺在其中。

操作规程 日夜穿戴在腰部。

主治 腰椎间盘突出症（肾虚型及风寒痹证）。

技术四

贴敷部位 患处。

药物组成 透骨草、伸筋草各 30g，苏木、海桐皮各 20g，嫩桑枝、威灵仙各 15g，红花、鸡血藤、白芷各 12g，没药、川乌、草乌、秦艽、当归各 10g。

制备方法 将上药装入纱布袋内，扎紧袋口，放入锅内，加清水 2000ml，煮沸后备用。

操作规程 用 2 条清洁毛巾蘸药液（浸透）轮换热敷患处。

操作间隔 每次 30～60 分钟，每日 1 或 2 次，7 天为 1 个疗程。

主治 腰椎病。

技术五

贴敷部位 患处。

药物组成 乳香、没药、川乌、草乌、当归各 30g，红花、桑寄生、独活、狗脊、威灵仙、川芎各 15g，肉桂 5g。

制备方法 上药共研细末，装瓶备用。

操作规程 取药末适量，用白酒或 75%酒精少许调为稀糊状，外敷患处，上盖纱布，胶布固定。

操作间隔 每日换药 1 次，15 次为 1 个疗程。

主治 腰椎病。

技术六

贴敷部位 患处。

药物组成 川乌、草乌各 50g，羌活、白芷各 40g，麻黄、肉桂各 30g，干姜

36g，细辛 18g，白酒 1000ml。

制备方法　将上药装入盛白酒的坛内密封浸泡 15 天即成。

操作规程　用医用棉签蘸药酊涂擦患处。

操作间隔　每日 2 或 3 次，5 天为 1 个疗程。

主治　腰椎病。

技术七

贴敷部位　大肠俞、环跳、阳陵泉、委中、绝骨（图 13、图 9、图 18、图 32）。

药物组成　羌活 12g，独活 12g，桑枝 12g，木瓜 12g，京三棱 12g，川芎 10g，桂枝 6g，当归 15g，海风藤、丹参各 15g，乳香、没药各 5g。

制备方法　上药共研细末。

操作规程　用醋调匀，制成饼状，贴敷时根据患者病情分别选取足太阳膀胱经穴或足少阳胆经穴，如大肠俞、环跳、阳陵泉、委中、绝骨等，一般取患侧穴，用追风膏将药饼固定在穴位上。

操作间隔　每日 1 次。

主治　腰椎间盘突出症。

技术八

贴敷部位　椎体突出部位。

药物组成　威灵仙、熟地黄、乌梢蛇、独活、羌活、牛膝、穿山甲、当归、红花、延胡索、全蝎各 10g，冰片 3g，麝香 1g。

制备方法　将上药按传统油性黑膏药的制法制备而成，贮瓶备用。

操作规程　用时以本膏药贴敷于椎体突出部位，治疗期间不需卧床休息，还可适量做些力所能及的体力劳动。

操作间隔　每 7 天更换 1 次，10 贴为 1 个疗程。

主治　腰椎间盘突出症。

技术九

贴敷部位　腰部。

药物组成　当归、狗脊各 120g，石楠藤 150g，木瓜、牛膝、伸筋草、骨碎补、丹参、苍术、桂枝、桑寄生、透骨草、五加皮各 100g，红花、羌活、独活、秦艽、防风、千年健、威灵仙、寻骨风各 50g，制川草乌各 30g，米醋 8 斤。

制备方法　上药研粗末。

操作规程　以米醋拌和以握成团，落地即散为度，入锅炒温度达到 50℃～60℃，分别装 2 个 30cm×20cm 的布袋，轮换热敷腰突部位，凉后加醋加温。

操作间隔　日敷 3～4 次，4 天 1 副，8 天为 1 个疗程。

主治　腰椎间盘突出。

技术十

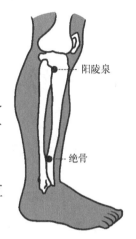

阳陵泉

绝骨

图 32

贴敷部位　环跳、承扶、委中、承筋、阳陵泉（图 18、图 31、图 32）。

药物组成　白芥子 50g，牙皂、威灵仙、全蝎、蜈蚣各 40g，地龙、地鳖虫各 30g，丁香、肉桂、雄黄各 60g，冰片 100g。

制备方法　共研极细末，密闭保存备用。

操作规程　临用每穴取上药末 2g，醋调成膏状，制成直径约 1cm 的药饼置麝香壮骨膏中外敷。

操作间隔　3 日换药 1 次，15 日为 1 个疗程。

主治　腰椎键盘突出症。

技术十一（视频 7）

视频 7　腰椎间盘突出症

贴敷部位　患处。

药物组成　黄芪 30g，当归 10g，赤芍 10g，防风 10g，桑枝 30g，没药 12g，乳香 12g，白芷 6g，细辛 3g，干姜 3g，徐长卿 30g，威灵仙 20g，杜仲 10g，桑寄生 20g。

制备方法　上药共研细末和匀，贮瓶备用。

操作规程　用时每取 60g 为 1 剂药，用蜂蜜和生姜汁调和成糊状，贴于腰部患处，外敷塑料薄膜，用 TDP 照射 40 分钟。

操作间隔　每日 1 次，10 次为 1 个疗程。

主治　腰椎间盘突出症。

第三章 妇科疾病

1 月经不调

1.1 月经不调概述

1.1.1 概念

通常将月经周期、经期、经间、经量病变称为月经不调，而将闭经、崩漏视为月经的严重失调。

1.1.2 病因病机

（1）中医病因病机

月经与肝、脾、肾关系密切，肾气旺盛，肝脾调和，冲任脉盛，则月经按时而下。月经先期，或因素体阳盛，过食辛辣，助热生火；或情志急躁或抑郁，肝郁化火，热扰血海；或久病阴亏，虚热扰动冲任；或饮食不节，劳倦过度，思虑伤脾，脾虚而统摄无权。月经后期，或因外感寒邪，寒凝血脉；或久病伤阳，运血无力；或久病体虚，阴血亏虚，或饮食劳倦伤脾，使化源不足，而致月经后期。月经先后无定期，或因情志抑郁，疏泄不及则后期，气郁化火，扰动冲任则先期；或因禀赋素弱，重病久病，使肾气不足，行血无力，或精血不足，血海空虚则后期，若肾阴亏虚，虚火内扰则先期。

（2）西医病因病机

情绪异常长期的精神压抑、生闷气或遭受重大精神刺激和心理创伤，都可导致月经失调或痛经、闭经。妇女经期受寒冷刺激，会使盆腔内的血管过分收缩，可引起月经过少甚至闭经。过度节食，由于机体能量摄入不足，造成体内大量脂肪和蛋白质被耗用，致使雌激素合成障碍而明显缺乏，影响月经来潮，甚至经量稀少或闭经。嗜好酒烟，烟雾中的某些成分和酒精可以干扰与月经有关的生理过程，引起月经不调。

1.1.3 临床表现

表现为月经周期或出血量的紊乱有以下几种情况：不规则子宫出血、功能失调性子宫出血、闭经、绝经、月经失调性不孕症、新生儿月经。

1.1.4 临床诊断

（1）中医诊断

主要包括月经先期、月经后期、月经先后无定期、月经过多、月经过少、经期延长及经间期出血。

（2）西医诊断

临床表现以月经稀少、月经周期改变、月经过多为主要特征，结合以下辅助检查：B 超检查，反映子宫、卵巢及盆腔情况。细胞学检查，检查卵巢功能及排除恶性病变。活组织检查，确定病变的性质，多用于肿瘤的诊断。内分泌测定，目前可以测定垂体促性腺激素，泌乳素，卵巢、甲状腺及肾上腺皮质分泌的激素。X 线检查，子宫碘油造影可了解子宫内腔情况，有无黏膜下肌瘤或息肉。蝶鞍正侧位断层可了解有无垂体肿瘤。宫腔镜或腹腔镜检查，观察子宫腔及盆腔器官的病变。其他：酌情作肝、肾功能及血液系统的检查。必要时作染色体检查。

1.2 药物贴敷技术在月经不调中的应用

技术一

贴敷部位 神阙穴（图 8）。
药物组成 鹿茸 3g，肉桂心、白芍、红花、川芎、干姜各 6g，当归 9g。
制备方法 将诸药共研为末，瓶贮密封。
操作规程 用时每次取药末 3～5g，纳入脐孔内，外以膏药贴在脐孔上，再以胶布固定之。
操作间隔 7 日换药 1 次，3 次为 1 疗程。
主治 月经不调。

技术二

贴敷部位 神阙、子宫（图 8）。

药物组成 乳香、没药、白芍、川牛膝、丹参、山楂、广木香、红花各15g，冰片18g。

制备方法 上药共研细末。

操作规程 以姜汁或黄酒适量调糊。分贴神阙、子宫穴，外用纱布胶布固定。

操作间隔 2日1换。

主治 月经不调。

技术三

贴敷部位 神阙穴（图8）。

药物组成 党参10g，白术7g，干姜5g，炙甘草3g，硫黄25g。

制备方法 上药共研细末，备用。

操作规程 将肚脐用温毛巾擦净，取药粉200mg填脐内，覆盖一软纸片，再加棉花，外用白胶布固定。

操作间隔 5日换药1次。

主治 脾肾阳虚所致的月经不调、经量过多之症。

技术四

贴敷部位 神阙穴（图8）。

药物组成 当归30g，川芎15g，白芍、肉苁蓉、炒灵脂、炒延胡索、白芷、苍术、白术、乌药、茴香、陈皮、半夏各9g，柴胡6g，黄连、炒吴茱萸各3g。先期者加黄芩、丹皮、地骨皮各6g，后期者加桂皮、干姜、艾叶各6g；干血痨加桃仁、红花、大黄、生姜、红枣各6g，血瘀再加马鞭草9g。

制备方法 先将上药研为粗末。

操作规程 或醋或酒炒熨心腹脐下，并敷脐部。外贴自热式柔性TDP灸疗贴。

操作间隔 每日1次。

主治 月经不调。

技术五

贴敷部位 关元、神阙穴（图8）。

药物组成 益母草60g，夏枯草30g。

制备方法 上药捣烂炒热。

操作规程 贴敷关元、神阙。

操作间隔 每日1次。

主治 月经不调、痛经、闭经。

技术六

贴敷部位 神阙穴（图 8）。

药物组成 乳香、没药、血竭、沉香、丁香各 15g，青盐、五灵脂、两头尖各 18g，麝香 1g。

制备方法 除麝香外，余药共研细末，混匀，贮封备用。

操作规程 先取麝香 0.2g 放脐眼，再取药末 15g，撒布麝香上，盖以槐皮，槐皮上预先钻一小洞，穴周围用面糊圈住，以艾绒捏住，放槐皮上点燃灸之。

操作间隔 每日 1 次。

主治 月经不调，痛经，癥瘕血块。

技术七

贴敷部位 神阙穴（图 8）。

药物组成 生地黄 10g，当归 10g，赤芍 5g，桃仁 5g，五灵脂 5g，大黄 5g，丹皮 5g，茜草 10g，木通 10g。

制备方法 上药 9 味，煎汤。

操作规程 洗脐下，再用麝香膏贴于脐部。

操作间隔 每日 1 次。

主治 月经不调，经少经闭。

技术八

贴敷部位 神阙穴、关元穴（图 8）。

药物组成 大黄 120g，玄参、生地、当归、赤芍、白芷、肉桂各 60g。

制备方法 上药以小磨香油 1000g 熬至枯，去渣，黄丹 440g 收膏。

操作规程 用时贴于脐及关元穴外覆纱布，胶布固定。

操作间隔 每日 1 次，月经前后 10 日用，3 个月为 1 个疗程。

主治 月经先期。

技术九

贴敷部位 神阙穴（图 8）。

药物组成 当归、川附子、小茴香、良姜、川芎、木香各 500g。

制备方法 上药用香油 7500g 炸枯去渣，熬至滴水成珠，入黄丹 5000g 搅匀收膏。另配细料，青毛鹿茸 40g、肉桂 50g、沉香 40g，混合研成细粉。每 800g 膏药兑细料 15g，搅匀摊贴。大张药重 35g，小张药重 22.5g。

操作规程　用时微火化开贴脐，外贴自热式柔性 TDP 灸疗贴。

操作间隔　每日 1 次，月经前后 10 日用，3 个月为 1 个疗程。

主治　月经后期，宫寒腹痛。

技术十

贴敷部位　神阙穴（图 8）。

药物组成　乌药、白芷、木通、当归、赤芍、大黄、续断、椿根皮、川牛膝、杜仲、附子、锁阳、巴戟天、艾叶、香附、肉桂、益母草、金樱子、血竭、乳香、没药、儿茶、植物油、黄丹各适量。

制备方法　将上药熬成膏。

操作规程　用时洗净脐部，加温化开，敷脐。外贴自热式柔性 TDP 灸疗贴。

操作间隔　每日 1 次，月经前后 10 日用，3 个月为 1 个疗程。

主治　月经后期。

技术十一

贴敷部位　神阙穴（图 8）。

药物组成　理中丸 1 份，硫黄 1 份。

制备方法　将理中丸捣碎研末。

操作规程　取适量，加入等量硫黄，填入神阙穴，纱布覆盖，胶布固定。

操作间隔　每 3 日更换 1 次。

主治　月经过多，小腹冷痛。

技术十二

贴敷部位　神阙穴（图 8）。

药物组成　桃仁、红花、当归、香附、白芍、肉桂、吴茱萸、小茴香、郁金、枳壳、乌药、五灵脂、蚕砂、蒲黄、熟地各等量。

制备方法　上药共研细末。

操作规程　酒调敷脐，外用纱布。胶布固定。

操作间隔　两日 1 换。

主治　月经过少。

技术十三

贴敷部位　胸口。

药物组成　郁金 30g。

制备方法　用郁金煎汤。

操作规程　抹胸口，加入韭菜汁，牛膝更佳。

操作间隔　日 2～3 次。

主治　适用于妇女热结血闭而致月经逆乱。

技术十四

贴敷部位　神阙穴及脐下（图 8）。

药物组成　当归 30g，川芎 15g，白芍、五灵脂、延胡索（醋泡）、肉苁蓉、苍术、白术、乌药、小茴香、陈皮、半夏、白芷各 9g，柴胡 6g，黄连、吴茱萸各 3g。

制备方法　上药烘干，共研细末，过筛，装瓶备用。

操作规程　取药末适量，用米醋或白酒少许调为糊状，贴敷脐部及脐下，外盖塑料薄膜，胶布固定，外贴自热式柔性 TDP 灸疗贴。

操作间隔　每次 30 分钟，每日 2 或 3 次。

主治　月经不调。

技术十五

贴敷部位　涌泉穴。

药物组成　香附、鸡血藤各 20g，白芍、木通、牛膝各 12g，牡蛎、三棱各 10g。

制备方法　上药共研细末，加凡士林适量，调为膏糊状。

操作规程　取药膏适量，敷于双足心涌泉穴，上盖纱布，胶布固定。

操作间隔　每日换药 1 次，5 天为 1 个疗程。

主治　月经不调，或前或后，或脐腹疼痛，伴血块。

技术十六

贴敷部位　涌泉穴（图 11）。

药物组成　没药、乳香、白芍、川牛膝、丹参、山楂、广木香、红花各 15g，冰片 1g。

制备方法　上药共研细末，装瓶备用。

操作规程　取药末适量,用生姜汁调为稀糊状,敷于双足心涌泉穴,上盖纱布,胶布固定。

操作间隔　每日换药 1 次,5 天为 1 个疗程。

主治　月经不调,经前腹痛。

技术十七

贴敷部位　神阙穴(图 8)。

药物组成　桃仁、红花、当归、香附、白芍、肉桂、吴茱萸、小茴香、郁金、枳壳、五灵脂、蚕砂、蒲黄、熟地黄各 10g。

制备方法　将上药共研为细末。

操作规程　用酒调敷神阙穴,外用纱布覆盖,胶布固定。外贴自热式柔性 TDP 灸疗贴。

操作间隔　2 日换药 1 次。一般用药 7~10 次即显效。

主治　月经不调,月经减少。

技术十八

贴敷部位　百会穴(图 23)。

药物组成　红蓖麻仁 15g。

制备方法　将红蓖麻仁捣烂成膏。

操作规程　敷百会穴(剪去头发),绷带包扎,血止后洗去。

操作间隔　一般敷药 1 次即见效。

主治　月经过多。

技术十九

贴敷部位　神阙穴(图 8)。

药物组成　鹿茸 3g,当归 9g,肉桂、白芍、红花、川芎、干姜各 6g。

制备方法　将上方共研为细末,装瓶密封备用。

操作规程　每次取药末 3~5g,填入脐孔,外以膏药贴封,再以胶布固定。

操作间隔　7 日换药 1 次,3 次为 1 个疗程。一般用药 2~3 个疗程可愈或显效。

主治　月经不调有先期、后期或先后不定期。

技术二十

贴敷部位　神阙、关元穴（图8）。

药物组成　当归30g，川芎 15g，白芍、五灵脂、延胡索（醋浸）、肉苁蓉、苍术、白术、乌药、小茴香、陈皮、半夏各9g，柴胡6g，黄连、吴茱萸各3g。月经先期者，加黄芩、丹参、地骨皮各6g；月经后期者，加干姜、艾叶各6g；血瘀者，加桃仁、红花、大黄、生姜、大枣各6g。

制备方法　将上药烘干研为细末，过筛装瓶备用。

操作规程　临证取药粉适量，用醋或酒调成膏，纱布包裹，敷于神阙、关元穴，外覆塑料薄膜、纱布，胶布固定，外贴自热式柔性TDP灸疗贴。

操作间隔　每日2～3次。一般敷药5～7日即见效。

主治　各型月经不调。

2 痛经

2.1 痛经概述

2.1.1 概念

以经期或经行前后周期性出现小腹疼痛，或痛引腰骶，甚至剧痛昏厥为主要表现的月经类疾病。

2.1.2 病因病机

（1）中医病因病机

妇女在经期及月经前后，生理上冲任的气血较平时变化急骤，此时若感病邪或潜在病因与气血相干，以致冲任、胞宫气血运行不畅，则"不通则痛"；或致冲任、胞宫失于濡养，而"不荣则痛"。痛经多因情志所伤。六淫为害，导致冲任阻滞，或因精血不足，胞脉失于濡养所致。

（2）西医病因病机

原发性病经的发生除体质、精神因素外，主要与病人分泌期子宫内膜内前列腺素含量过高有关。故痛经经常发生在有排卵的月经周期。另外，子宫颈管狭窄，子宫过度倾屈，导致经血外流不畅，亦可引起痛经。

2.1.3 临床表现

妇女经期或行经前后，大多开始于月经来潮或在阴道出血前数小时，周期性发生下腹部胀痛、冷痛、灼痛、刺痛、隐痛、坠痛、绞痛、痉挛性疼痛、撕裂性疼痛，疼痛延至骶腰背部，甚至涉及大腿及足部，历时 0.5～2 小时，疼痛部位多在下腹部，重者可放射至腰骶部或股内前侧，约有 50% 以上病人伴有全身症状：乳房胀痛、肛门坠胀、胸闷烦躁、悲伤易怒、心惊失眠、头痛头晕、恶心呕吐、胃痛腹泻、倦怠乏力、面色苍白、四肢冰凉、冷汗淋漓、虚脱昏厥等症状，在剧烈腹痛发作后，转为中等度阵发性疼痛，约持续 12～24 小时，经血外流畅通后逐渐消失，亦偶有需卧床 2～3 天者。

2.1.4　临床诊断

（1）中医诊断

痛经的主证是伴随月经周期出现小腹疼痛，所以，辨证时首先应识别疼痛的属性，并根据疼痛发生的时间、性质、部位、程度，结合月经的期、色、量、质、兼证、舌、脉，以及患者的素体情况等辨其寒热虚实。如经血量少、质稠、挟块而痛发于经前者，多属实；经血量少、色暗红、质薄而痛发于经后者，多属虚；痛为掣痛、绞痛、灼痛、刺痛、拒按者属实；痛为隐痛、坠痛、喜揉按者属虚。

（2）西医诊断

经期或其前后有严重下腹痛、腰酸等，影响工作及生活。原发性：自初潮即有痛经，疼痛剧烈者卧床不起，不能工作。妇科检查无明显异常，子宫发育稍差，较小。多见于未婚未育者。继发性：由生殖器官器质性病变引起，常见于盆腔炎、子宫内膜异位症等。妇科检查：盆腔生殖器官无明显异常病变，有时也可见宫颈口狭小，子宫过度倾屈。实验室检查：基础体温测定，呈双相曲线；经血前列腺素测定显示有异常增高。

2.2　药物贴敷技术在痛经中的应用

技术一

贴敷部位　神阙穴（图8）。

药物组成　五灵脂、蒲黄、香附、丹参、乌药各等量。

制备方法　将上药加工碾碎为细末，瓶贮封好备用。

操作规程　需要时，取适量贴于脐孔上，胶布固定，外贴自热式柔性 TDP 灸疗贴。

操作间隔　每日换药一次，病愈停药。

主治　痛经。

技术二

贴敷部位　神阙穴（图8）。

药物组成　石菖蒲 30g，香白芷 30g，公丁香 10g，食盐 500g。

制备方法　先将前3味药碾成细末，再将食盐炒至热极，再将药末倒入拌炒片刻，装入白包袋中，扎紧袋口备用。

操作规程　用时，嘱患者仰卧床上，取药袋热熨脐部及痛处，待药袋不烫时敷脐上，覆被静卧片刻即愈。

操作间隔 若 1 次未愈，可再炒热，继续熨敷 1 次。

主治 痛经。

技术三

贴敷部位 神阙穴（图 8）。

药物组成 香附、乳香、没药、细辛、延胡索各等量。

制备方法 诸药混合研末过筛，瓶贮封存备用。

操作规程 于每次月经前取药末 15～25g，以米酒适量调拌和匀，制成小圆饼 1 个贴于脐孔上，胶布固定。

操作间隔 3～5 日换药 1 次。

主治 痛经。

技术四

贴敷部位 下腹部穴位。

药物组成 艾绒 200g，食盐 100g。

制备方法 上药入锅热炒，分装两袋。

操作规程 交替热熨关元等下腹部穴位。

操作间隔 日 1 次。

主治 痛经。

技术五

贴敷部位 神阙穴及腹部。

药物组成 香附、桃仁各 30g，元胡、当归、苏木各 15g，川椒 10g。

制备方法 诸药研为粗末，黄酒拌炒，装入药袋。

操作规程 热敷熨脐腹部。

操作间隔 日 1 次。

主治 痛经，闭经。

技术六

贴敷部位 神阙穴（图 8）。

药物组成 炮姜 10g，山楂 20g，元胡 6g。

制备方法 上药共研末备用。

操作规程 每次取药末 6g，用黄酒调为糊状，敷脐部，外用纱布固定，贴自热式柔性 TDP 灸疗贴。

操作间隔 每天换药 1 次。

主治 妇人宫寒、月经不调、痛经、腰酸怕冷。

技术七

贴敷部位 神阙、关元穴（图 8）。

药物组成 山楂 100g，葛根 100g，乳香 100g，没药 100g，穿山甲 100g，川朴 100g，白芍 150g，甘草 30g，桂枝 30g。

制备方法 先将山楂、葛根、白芍、甘草共煎 2 次，煎液浓缩成稠膏，混入溶于适量 95% 酒精的乳香、没药，烘干后与穿山甲、川朴、桂枝共研细末，再加适量的细辛挥发油、鸡血藤挥发油和冰片充分混合，过 100 目筛，贮瓶。

操作规程 取上药 0.5g，用食醋或姜汁或酒调糊，分别敷于神阙和关元，外敷纱布，胶布固定，待经痛止。

操作间隔 于经前 4 天开始，经期第 3 天去药。

主治 痛经、经量少、色暗。

技术八

贴敷部位 神阙穴（图 8）。

药物组成 白芷 8g，五灵脂 15g，炒蒲黄 10g，盐 5g。

制备方法 上药共研为细末。

操作规程 取药末 3g，纳脐内，上置生姜片，用艾炷灸 2~3 壮，以脐内有热感为度，然后，药末用胶布固定。

操作间隔 于经前 5~7 天，月经结束则停用。

主治 寒凝瘀阻之痛经。

技术九

贴敷部位 下腹部。

药物组成 益母草、丹参、桃仁、红花、丹皮、木通各 40g，当归、川芎、木香、香附、茴香、蒲公英各 60g。

制备方法 将上药共研成末，分为 3 份。

操作规程 使用时用 1 份加入米醋拌匀，以润而不渗为宜，装入事先做成的布袋内，布袋大小以患者合体为宜，上至脐，下至耻骨，左右达附件。然后放锅内蒸至透热，熨敷在肚脐、少腹，药袋上加盖热水袋，以助热保温，温度以热而不烫为佳。

操作间隔 每袋药用 2 日，每日早、晚各 1 小时。3 份共用 6 天为 1 疗程。用药从行经前 1 天开始，经期不停药。

主治 痛经。

技术十

贴敷部位 神阙穴（图 8）。

药物组成 小茴香、干姜、元胡、五灵脂、没药、川芎、当归、生蒲黄、官桂、赤芍各等份。

制备方法 共压粉，装瓶备用。

操作规程 从经前 2 天开始，先用盐水洗净脐部，取药粉 30g，以醋调成糊状，敷脐，外用胶布固定。

操作间隔 2 日 1 换，连用 3 次，下次月经周期用法同上，5 个月为 1 个疗程。

主治 痛经。

技术十一

贴敷部位 脐腹、关元穴（图 8）、阿是穴。

药物组成 晚蚕沙 100g，益母草 60g，小茴香、桂枝、赤芍各 30g。

制备方法 上药研为粗末，装入药袋。

操作规程 入锅蒸之，趁热熨敷脐腹、关元、阿是穴。

操作间隔 日 1 次。

主治 痛经、闭经。

技术十二

贴敷部位 神阙穴及腹部（图 8）。

药物组成 三七、黄酒。

制备方法 三七粉（或三七研末）和黄酒调匀。

操作规程 稍温热外敷脐腹，外贴自热式柔性 TDP 灸疗贴。

操作间隔 日 1 次。

主治 痛经、崩漏。

技术十三

贴敷部位 神阙穴（图 8）。

药物组成 当归、川芎各等量。

制备方法 上药 2 味，共研为散。

操作规程 每用少许，炒热熨脐部。

操作间隔 日 1 次。

主治 痛经，胎前、产后诸病。

技术十四

贴敷部位 脐上。

药物组成 香白芷 9g，丁香 5g，制乳香、没药各 7g。

制备方法 上药研细末，和匀，密封。

操作规程 每用适量，醋调，敷脐上，外覆塑料薄膜，再加纱布固定，外贴自热式柔性 TDP 灸疗贴。

操作间隔 每日换药 1 次，直至痛止。

主治 痛经。

技术十五

贴敷部位 神阙穴（图 8）。

药物组成 党参、白术各 12g，炙甘草 10g，干姜、当归各 6g。

制备方法 上药共研为细末。

操作规程 敷脐中，外盖纱布，胶布固定。

操作间隔 每日换药 1 次，轻者 3 次可愈。

主治 痛经。

技术十六

贴敷部位 神阙穴（图 8）。

药物组成 冠心苏合丸。

制备方法 于经前 3 天，去药丸 2 粒，压碎。

操作规程 用黄酒调糊，填脐内，以伤湿止痛膏封贴。

操作间隔 每日换药 1 次，痛消为止。

主治 痛经。

技术十七

贴敷部位 神阙穴（图 8）。

药物组成 当归、吴茱萸、乳香、没药、肉桂、细辛各 50g，樟脑 3g。

制备方法 先将当归、吴茱萸、肉桂、细辛共水煎 2 次，将煎液合并浓缩成糊状，混入 95%酒精浸泡过的乳香、没药浸泡液中，烘干后研细末，加樟脑和匀备用。

操作规程 于经前 3 天取药粉 3g，用黄酒数滴拌成糨糊状，外敷于脐孔上，用胶布固定。

操作间隔 药干后再调换 1 次。经行 3 天后取下药物。每天 1 次。

主治 痛经。

技术十八

贴敷部位 神阙穴（图 8）。

药物组成 全当归、大川芎、制香附、生蒲黄、赤芍、桃仁各 9g，延胡索、肉桂各 12g，琥珀 1.5g。

制备方法 上药共研细末，装瓶备用。

操作规程 取药末适量（约 3g），用 30%酒精调为糊状，于经前 1～2 天或行经时敷于肚脐处，外用纱布覆盖，橡皮膏固定。

操作间隔 每日换药 1 次（夏日可换 2 次），3～4 天为 1 个疗程。

主治 原发性痛经。

技术十九

贴敷部位 神阙穴、关元穴（图 8）。

药物组成 益母草、丹参、桃仁、红花、牡丹皮、木通、当归、川芎、木香、香附、小茴香、蒲公英各 30g，延胡索 15g，冰片 2g。

制备方法 上药共研细末，装瓶备用。

操作规程 取药末 6g，用米醋调为稀糊状，敷于肚脐与关元穴上，上盖纱布，胶布固定，外贴自热式柔性 TDP 灸疗贴。

操作间隔 每日换药 1 次，一个月经周期用 5 次。

主治 痛经。

技术二十

贴敷部位 中极、肾俞、腰阳关（图 8、图 9）。

药物组成 当归、白芍、延胡索、蒲黄、桂心各 30g，生姜、生地黄（均捣取汁存渣待用）各 1000g，红花、没药（另研）各 15g。

制备方法　将生姜汁炒地黄渣，地黄汁炒生姜渣，各烤干，同诸药共研为细末，用温水调匀做成圆形药饼，分 7 次待用。

操作规程　用时取药饼分贴主穴（中极）和配穴（肾俞、腰阳关）。

操作间隔　每日换药 1 次。连用 1 周。

主治　气滞血瘀型痛经。

技术二十一

贴敷部位　神阙穴（图 8）。

药物组成　肉桂 10g，吴茱萸、茴香各 20g，白酒适量。

制备方法　肉桂、吴茱萸、茴香共研为细末。

操作规程　用白酒炒热敷于脐部，冷后复炒再敷，以不烫伤为度，用胶布固定。

操作间隔　连敷 3 日。下次月经之前再敷 3 日。一般治疗 2～3 个月经周期可愈或显效。

主治　痛经。

技术二十二

贴敷部位　痛处。

药物组成　生姜 120g，花椒 60g。

制备方法　将上药共研为细末。

操作规程　炒热包熨痛处。

操作间隔　每日 1～2 次。一般治疗 1～5 次即可止痛。

主治　痛经。

3   绝经前后诸症

3.1   绝经前后诸症概述

3.1.1   概念

妇女绝经前后，随着月经紊乱或绝经，出现阵发性烘热汗出、五心烦热、烦躁易怒、情绪不稳、头晕耳鸣、心悸失眠、面浮肢肿、或皮肤蚁走样感等症状，称为绝经前后诸症，亦称"经断前后诸症"。

3.1.2   病因病机

（1）中医病因病机

多因肾气渐衰，天癸将竭，阴阳失调所致。心情所伤：人们在社会、工作和生活方面难免会发生各种各样的矛盾，引发喜、怒、忧思、悲、恐、惊等情绪变化。心情过激导致气机的紊乱和五脏功能失常，是本病的病理基础。体质性格：本病除与情感反应过度有关外，尚与每个人的性格体质特点有关。在同一心理社会因素条件下，性格爽快、体质强健的人不易受影响，而性格脆弱、体质偏差的人就容易患此病。其根本原因在于人的性格体质特点的不同，其个体中的差异均在于性格体质的差异。因此，性格体质是本病的内在原因。心身发展：祖国医学将个体看作"形神一体"的动态发展过程，即心理和躯体随阴阳之气的推行平衡发展，一旦两者失调就可能致病。健康的心理除依赖于健康的躯体外，良好的社会环境和正常的心理诱导也是发展健康心理的必要条件。

（2）西医病因病机

绝经前后诸症类似于西医的更年期综合征，主要是由于生理原因和社会关系及心理原因造成。卵巢功能的衰退分泌雌激素和排卵逐渐减少并失去周期性直至停止排卵；垂体分泌促卵泡激素和促黄体素过多雌激素的靶器官，如阴道子宫乳房尿道等的结构和功能改变，从而在围绝经期出现月经不规则、潮热多汗、心悸、尿频尿失禁、阴道干燥、性欲减退、睡眠差、骨质疏松及身体发胖等一系列生理现象。随着生理的改变妇女还可出现一些心理上不适反应。如情绪不稳定，记忆力下降，多疑多虑和抑郁等。

3.1.3　临床表现

以妇女在绝经前后，或轻或重、或久或暂出现月经紊乱，烘热汗出，头晕耳鸣，失眠健忘，心悸，烦躁易怒，浮肿便溏，皮肤燥痒等为常见表现的妇科疾病。

3.1.4　临床诊断

（1）中医诊断

发病年龄多在 45～55 岁，症候往往因人而异，轻重不一，最多出现的症状为月经紊乱、潮热汗出和情绪改变。此外，还可出现头晕耳鸣，心悸失眠，腰背酸楚，面浮肢肿，皮肤蚁走样感等症状。

（2）西医诊断

发病年龄一般在 45～55 周岁绝经前后。见有月经紊乱，潮热面红，烘热汗出，情绪激动，情志异常，皮肤感觉异常等症。可作血性激素检查。除外其他器质性病变。

3.2　药物贴敷技术在绝经前后诸症中的应用

技术一

贴敷部位　神阙、关元、肾俞、三阴交（图 8、图 9、图 13）。
药物组成　白芥子、米醋。
制备方法　取适量研细末，加适量米醋调成稠糊状。
操作规程　敷穴上，胶布固定，2～4 小时局部灼热瘙痒时除去。敷药时患者局部皮肤起红晕，有热、麻、痛等感觉，多可起小水泡，一般不用特殊处理。
操作间隔　隔日 1 次，每次取 2～3 穴，轮换交替使用，10 次为 1 疗程。
主治　绝经前后诸症。

技术二

贴敷部位　神阙、关元、肾俞、三阴交（图 8、图 9、图 13）。
药物组成　白芥子、甘遂、五味子、旱莲草、白茯苓。
制备方法　取白芥子、甘遂、五味子、旱莲草、白茯苓各 30g，将上药共研细末，用凡士林调成软膏。
操作规程　软膏敷贴穴上，每次 2～4 小时。
操作间隔　每日 1 次，5 次为 1 疗程，休息 3～5 日可进行下一疗程。

主治 绝经前后诸症。

技术三

贴敷部位 神阙、关元、肾俞、三阴交（图8、图9、图13）。

药物组成 吴茱萸12g、龙胆草20g、硫黄6g、朱砂0.6g、明矾3g、小蓟根汁60g。

制备方法 先将前5味药共研细粉，再用小蓟根汁调拌成膏状。

操作规程 敷贴于所选取的穴位上，若感觉灼热，即可将药饼摘下。

主治 绝经前后诸症。

技术四

贴敷部位 肾俞、关元、气海、足三里、三阴交、曲骨（图8、图14、图13）。

药物组成 菟丝子100g，巴戟肉100g，熟地60g，牛膝60g，肉苁蓉60g，附子60g，鹿茸60g，党参60g，远志60g，茯神60g，黄芪60g，山药60g，当归60g，龙骨60g，五味子60g。

制备方法 将上药共研细末，用麻油熬，黄丹收。

操作规程 敷于肾俞、关元、气海、足三里、三阴交、曲骨处。

操作间隔 每日1次，每次2～5小时，15～30天为1疗程。连治3～6个疗程。

主治 更年期综合征。

技术五

贴敷部位 神阙穴（图8）。

药物组成 太子参60g，朱砂、琥珀各15g，蔻仁、薄荷各10g。

制备方法 取上药共研细粉，和匀备用。

操作规程 取药粉与水调成膏敷脐内，纱布固定。

操作间隔 每日换药1次。

主治 更年期综合征。

4 功能性子宫出血

4.1 功能性子宫出血概述

4.1.1 概念

简称功血，是一种常见的妇科疾病。是指异常的子宫出血，经诊查后未发现有全身及生殖器官器质性病变，而是由于神经内分泌系统功能失调所致。常表现为月经周期不规律、经量过多、经期延长或不规则出血。

4.1.2 病因病机

（1）中医病因病机

功血与中医的崩漏相似。多由于肝肾不足、脾肾阳虚、瘀血阻滞等原因引起。

素体肝肾不足，或早婚早育、房劳伤精，过多流产等，致使精血亏虚，肝肾阴虚。阴虚生内热，热灼冲任，迫血妄行而致功能性子宫出血。

素体脾肾阳虚，或房劳多产，久病损伤，饮食劳倦等脾肾受损。脾阳虚则统摄无权，肾阳虚则封藏失职，以致冲任不固，造成功能性子宫出血。

肝郁气滞，血行不畅，或寒凝血瘀，瘀血阻滞冲任胞宫，新血不得归经，故出现功能性子宫出血。若血瘀内滞日久化热，更灼血络而致出血不止。

（2）西医病因病机

无排卵型：正常月经周期有赖于中枢神经系统控制，下丘脑—垂体—卵巢性腺轴系统的相互调节及制约。任何内外因素干扰了性腺轴的正常调节，均可导致功血。

青春期功血是以性腺轴的功能与调节不完善为主要原因。由于下丘脑周期中枢延迟成熟，仅有下丘脑持续中枢发挥作用，其结果使垂体分泌 FSH 多于 LH，FSH 的分泌使卵泡发育，发育中的卵泡分泌雌激素，但垂体对雌激素的正反馈刺激缺乏反应，使月经中期无 LH 高峰出现，故无排卵发生。长期大量雌激素作用，使子宫内膜过度增生，而发生无排卵型功血。尤其在精神紧张、过度劳累或因其他因素影响下，更易引起功血发生。更年期功血主要因卵巢功能衰退，性激素对下丘脑及垂体的正反馈作用消失，垂体分泌 FSH 及 LH 增高，缺乏 LH 中期高峰，不能排卵，子宫内膜发生增生过长而引起无排卵型功血。

有排卵功血：黄体功能不全和黄体萎缩不全。

4.1.3 临床表现

功能失调性子宫出血病是由于神经内分泌失调引起的子宫内膜异常出血，为非器质性疾病，一般分为无排卵型和排卵型两大类。

无排卵型多见，临床表现可能闭经一段时间后发生出血，出血亦可为无规律性，量的多少与持续及间隔时间均不定，有的仅表现经量增多、经期延长。大量出血时，可造成严重贫血。

有排卵功血常发生在生育年龄，出血有周期性，有排卵但黄体功能不足，或萎缩过程延长，出现月经周期缩短、经期延长、血量多或经前后淋漓出血，常发生在产后、流产后，与内分泌功能尚未完全恢复有关。

4.1.4 临床诊断

（1）中医诊断

崩漏病特指月经周期紊乱，阴道出血如崩似漏的疾病，包括崩中和漏下。多见于青春期、更年期妇女，检查未发现肿瘤等病变。

（2）西医诊断

发育及营养状况有无贫血貌，全身皮肤黏膜有无黄染及出血点、出血性紫癜等，血压、脉搏。妇科检查：有阴道出血者需行检查时应消毒检查，未婚者应肛查。化验检查：血常规，血小板计数，出、凝血时间，网织细胞计数，肝功，必要时查尿妊娠试验。

辅助检查：基础体温测定，了解有无排卵及黄体功能。宫颈黏液结晶及阴道脱落细胞检查，了解雌激素水平，有无孕激素影响。测血中雌、孕激素水平，促性腺激素水平。甲状腺功能 T3、T4、TSH 等检查。诊断性刮宫：对于出血量多、保守治疗无效或不能除外子宫内膜病变的患者建议诊断性刮宫。宫腔镜检查。

4.2 药物贴敷技术在功能性子宫出血中的应用

技术一

贴敷部位 神阙穴（图 8）。

药物组成 生地、地骨皮各 15g，黄芩、黑栀子、炙龟板、煅牡蛎各 12g，丹皮 10g。

制备方法 上药共研细末备用。

操作规程 醋调如泥，敷于肚脐部，纱布覆盖，胶布固定。

操作间隔 每日换药 4 次。

主治 血热崩漏。

技术二

贴敷部位 神阙穴（图 8）。

药物组成 当归、川芎、肉桂、炙甘草各 15g，蒲黄、乳香、没药、五灵脂各 7.5g，赤芍 3g，益母草 10g，血竭 15g（另研）。

制备方法 上药（除血竭外）共碾为细末，瓶贮备用。血竭另研备用。

操作规程 临用时取药末适量（约 20～30g）与血竭 0.5g 混合拌匀，加入热酒调和成厚膏，将药膏贴在脐孔上，外以纱布覆盖，胶布固定之。

操作间隔 每日换药 1 次，至出血干净方可停药。

主治 血瘀崩漏。

技术三

贴敷部位 神阙穴（图 8）。

药物组成 党参、白术、黑炮姜、乌贼骨各 15g，甘草 6g。

制备方法 上药共为细末。

操作规程 醋调如泥，敷于肚脐部，纱布覆盖，胶布固定。

操作间隔 每日换药 1 次。

主治 脾虚崩漏。

技术四

贴敷部位 神阙穴（图 8）。

药物组成 益智仁、沙苑子各 30g，艾叶 6g。

制备方法 上药共为细末。

操作规程 醋调如泥，敷于肚脐部，纱布覆盖，以胶布固定。

操作间隔 每日换药 4 次。

主治 肾虚崩漏。

技术五

贴敷部位 神阙穴（图 8）。

药物组成 肉桂 3g，吴茱萸 6g，当归 9g，干姜 6g，艾叶 6g，元胡 9g，沉香 3g，香附 6g，小茴香 6g。

制备方法 药研细末，装入双层纱布袋中。

操作规程 上敷脐，绷带固定，另用外贴自热式柔性 TDP 灸疗贴。

操作间隔 1 日 3 次，每次 30 分钟。

主治 子宫出血。

技术六

贴敷部位 百会穴（图 23）。

药物组成 红蓖麻仁 15g。

制备方法 捣烂如泥。

操作规程 贴敷于百会穴，血止后洗去。

主治 崩漏。

技术七

贴敷部位 神阙穴（图 8）。

药物组成 益智仁、沙苑子各 20g，艾叶 30g。

制备方法 益智仁、沙苑子研末。

操作规程 以艾叶煎汁后调敷脐上。

操作间隔 每 6 小时换药 1 次，5 日为 1 个疗程。

主治 功能性子宫出血。

技术八

贴敷部位 神阙穴（图 8）。

药物组成 栀子炭、棕榈炭、地榆各 6g，鲜小蓟、鲜鸡冠花各 15g。

制备方法 将前 3 味药研为细末。

操作规程 后 2 味捣烂与药粉混合敷于脐部用塑料布覆盖，外用胶布固定。

操作间隔 每日换药 1～4 次。

主治 功能性子宫出血，症见血色深红，口干热饮，头晕，目赤，舌质红、苔黄，脉滑数。

技术九

贴敷部位 神阙穴（图8）。

药物组成 食盐、蒲黄炭各10g，艾炷适量。

制备方法 将食盐和蒲黄炭混合拌匀，贮存备用。

操作规程 取上药物适量，填满患者脐孔，令高出皮肤少许，继之把艾炷置于药面之上，点燃灸之，须频灸，至阴道出血停止方可停灸。

操作间隔 一般灸1～2次方可奏效。

主治 功能性子宫出血。

技术十

贴敷部位 神阙穴（图8）。

药物组成 黄芪、杜仲、蚕砂、炮姜炭、赤石脂、禹余粮各10g，灶心土340g。

制备方法 将前6味药研为细末。

操作规程 灶心土煎水调药粉如糊，敷于脐部，上盖塑料薄膜，外用胶布固定。

操作间隔 每日换药1次。

主治 崩漏下血，或淋漓不净，症见色淡质薄、面色苍白、倦怠乏力、甚则畏寒肢冷、舌质淡、脉细弱。

技术十一

贴敷部位 神阙穴（图8）。

药物组成 烟叶10g，生盐少许。

制备方法 将烟叶捣烂如泥，入生盐内拌匀，用纱布包好。

操作规程 敷脐上，每日换药1次

操作间隔 连敷3～5日为1个疗程。

主治 功能性子宫出血。

技术十二

贴敷部位 神阙穴（图8）。

药物组成 吴茱萸、食盐适量。

制备方法 先将吴茱萸研成细末，与食盐混合调匀，贮瓶备用。

操作规程 治疗时取药末15g，与黄酒少许调匀，制成数个如5分硬币大的药饼，贴敷在神阙穴上，外加纱布覆盖，胶布固定。并用艾条灸隐白穴 10～15 分钟，灸至崩血减少或停止为度。

操作间隔　每日一次。

主治　功能性子宫出血。

技术十三

贴敷部位　百会、神阙穴（图11、图8）。

药物组成　蓖麻仁30g，蓖麻叶2片。

制备方法　将30g蓖麻仁打碎，与2片蓖麻叶共捣至极烂，如厚膏状。

操作规程　将药膏分成2份，分别贴于百会、神阙穴，外加纱布覆盖，胶布固定。

操作间隔　每日换敷1次，贴至血停为止。

主治　功能性子宫出血。

技术十四

贴敷部位　神阙穴（图8）。

药物组成　肉桂3g，吴茱萸6g，小茴香6g，当归9g，艾叶6g，元明粉9g，沉香3g，香附6g。

制备方法　将以上8味药研细末。

操作规程　装入双层消毒纱布中，将药袋敷于脐部神阙穴周围，用绷带固定，另用外贴自热式柔性TDP灸疗贴。

操作间隔　每日3次，每次30分钟。

主治　功能失调性子宫出血。

第四章 儿科疾病

1 遗尿

1.1 遗尿概述

1.1.1 概念

指因禀赋不足，肾气不固，或湿热瘀血内蕴，膀胱失约。以入睡后尿液随意地流出为主要表现的肾系疾病。

1.1.2 病因病机

（1）中医病因病机

禀赋不足，肾气不固，湿热瘀血内蕴，均可以导致膀胱失约而遗尿。脾肺气虚，则水液无制；肾关不固，则尿出无知；肝气不调，则开启失司；湿热下注，或瘀积膀胱，可致膀胱功能失调而发病。

（2）西医病因病机

1）神经调节系统：由于大脑、脑干的功能发育延迟，对脊髓初级排尿中枢的控制能力弱或脊髓及各神经传导通路障碍等，致膀胱及尿道控制失约而遗尿。

2）膀胱：因膀胱功能发育延迟，不能安全行使自主控制能力而出现储尿期的无抑制性收缩，使膀胱容量小、敏感性高、顺应性差。

3）尿道：尿道的关闭功能不全，即不稳定尿道引起遗尿；尿道畸形如先天性狭窄。

4）睡眠觉醒功能障碍：睡眠觉醒功能发育迟缓、觉醒功能障碍是遗尿的主要原因之一。

5）抗利尿激素（ADH）分泌减少：部分遗尿的孩子因夜间 ADH 的分泌不足（1：1.4）致夜间尿量增多，产生稀释尿，加重膀胱的负担而遗尿。

6）遗传：遗尿症患者中约有 30%～40% 有家族史，经研究认为是多基因遗传，发生的概率由于种族、地域不同有一定差异。

7）精神、心理及行为异常：突发精神刺激，如恐惧、惊吓、暴怒、悲伤、强大的心理压抑及行为异常，意识错乱等均可引起遗尿。

8）疾病：引起遗尿的疾病来自多个系统，有器质性、炎症性、代谢性和外伤性等。

1.1.3 临床表现

1）多见于儿童、老人、妇女及大病之后。小儿发病年龄在 3 周岁以上。

2）睡眠中不自主排尿，如白天疲劳，天气阴雨时更易发生，轻则数夜遗尿一次，重则每夜遗尿一至二次，甚或更多。遗尿病久可见患儿面色萎黄，智力减退，精神不振，头晕腰酸，四肢不温等症。年龄较大儿童有怕羞或精神紧张。

1.1.4 临床诊断

（1）中医诊断

1）精癃：主见小腹胀满，小便淋漓不尽，直肠指诊触知前列腺肿大。

2）其他：3 岁以内幼童有遗尿，可认作生理性。高热昏迷、脑神经病变（如中风、痫病等）出现昏迷、前阴损伤、截瘫等所致小便失禁，只为症状之一，不得独立诊断为遗尿。

（2）西医诊断

1）病史：注意有无遗传因素，遗尿是否由婴儿开始，后来才出现者及日间有排尿症状者可能继发性遗尿。同时有便秘或神经系疾患者可能继发于神经原性膀胱。

2）体检：作全身详细体检，特别注意肛门括约肌张力是否正常，有无脊柱裂，会阴部感觉有无减退及下肢活动是否正常。

3）实验室检查：尿常规、尿培养。

4）X 线检查：平片观察有无脊柱裂，膀胱尿道造影观察有无机械性梗阻。

5）尿流动力学检查：尿流率检查观察有无下尿路梗阻，膀胱内压测定观察有否无抑制性收缩。

1.2 药物贴敷技术在遗尿中的应用

技术一

贴敷部位 神阙穴（图 8）。

药物组成 五味子 12g，桑螵蛸 10g，车前草 20g，延胡索 12g，桂枝 6g，青木香 20g，牛膝 20g，桃仁 5g。

制备方法 将上药共研细末，调拌葱水或姜水成糊状。

操作规程 贴于神阙穴，外覆纱布，胶布固定。

操作间隔 每日换药 1 次。

主治 小便不禁，夜梦遗尿。

技术二

贴敷部位 神阙穴（图 8）。

药物组成 五倍子粉。

制备方法 上药 1 味，清水调敷。

操作规程 贴脐部。

操作间隔 日 1 次。

主治 遗尿、尿失禁。

技术三

贴敷部位 神阙穴（图 8）。

药物组成 五倍子 15g，何首乌 10g。

制备方法 上药共研细末，用醋调拌。

操作规程 贴敷脐部，覆以纱布，胶布固定。

操作间隔 每日换药 1 次。

主治 老人肾虚小便失禁，腰膝酸软，乏力。

技术四

贴敷部位 神阙穴（图 8）。

药物组成 龙骨适量。

制备方法 上药 1 味，煅研为散。

操作规程 醋调敷脐部。

操作间隔 日 1 次。

主治 遗尿、尿失禁。

技术五

贴敷部位 神阙穴（图 8）。

药物组成　肉桂、韭菜子、益智仁、人参各等量。

制备方法　上药共压粉。

操作规程　用时取药粉 3g，以白酒调成膏状，敷脐，常规方法固定。

操作间隔　每日用药 1 次，连用 10 日。

主治　尿失禁。

技术六

贴敷部位　神阙穴（图 8）。

药物组成　丁香、肉桂各 1 份，五味子、菟丝子、覆盆子、金樱子、仙茅、山萸肉、桑螵蛸、破故纸各 2 份。

制备方法　将上药混合共碾成细末，贮瓶备用。

操作规程　用时取药末适量，用水调如糊状。敷于脐孔上，外盖纱布，胶布固定。

操作间隔　每日换药 1 次，14 次为 1 疗程。

主治　遗尿、尿失禁。

技术七

贴敷部位　神阙穴（图 8）。

药物组成　附子、肉桂、丁香、赤石脂各等量，黄酒适量。

制备方法　将诸药共研为细末，过筛后，装入瓶内，密封备用。

操作规程　取适量调以少量黄酒，制成如蚕豆大小的药丸，填入脐中央，盖以纱布，胶布固定。

操作间隔　每日换药 1 次，10 次为 1 个疗程。

主治　老人夜尿频数，小便失禁。

技术八

贴敷部位　神阙穴（图 8）。

药物组成　洋葱头 30g，硫黄 15g。

制备方法　将 2 味药混合捣至极融，调和如膏备用。

操作规程　用时取适量，贴敷于脐中，盖以纱布，胶布固定。

操作间隔　每日换药 1 次，敷药至病愈为度。

主治　小便失禁，老人尿崩，小儿遗尿。

技术九

贴敷部位　神阙穴（图8）。

药物组成　附子、干姜、赤石脂各等量。

制备方法　上药共研为末。

操作规程　用时将药末水调为糊，每次用如枣大一块，敷脐部，外用纱布固定。

操作间隔　日1次。

主治　小便失禁或尿频。

技术十

贴敷部位　神阙穴（图8）。

药物组成　山萸肉30g，龙骨15g，小茴香5g，肉桂9g。

制备方法　上药烘干共研末备用。

操作规程　每次取药粉1g，蜂蜜调为膏，外用纱布、胶布包扎。

操作间隔　每日换药1次，10～15日为1个疗程。

主治　小便失禁。

技术十一

贴敷部位　神阙穴（图8）。

药物组成　丁香、肉桂各等份。

制备方法　上药共研细末，装瓶备用。

操作规程　取药粉10～20g，以黄酒（或白酒）调匀后敷于脐部（范围约5cm×5cm），外以纱布、三角巾等固定。

操作间隔　每日换药1次（临睡前敷药）。连用5～7天，如不再遗尿，继续巩固治疗3天。

主治　遗尿。

技术十二

贴敷部位　气海、足三里、命门、肾俞、三阴交、关元穴（图8、图9、图13、图14）。

药物组成　吴茱萸、肉桂各等份。

制备方法　上药共研细末，装瓶备用。

操作规程 取药粉适量，以酒调成糊状，每次用花生米大药丸 1 粒，分别敷贴穴位上，第 1 次贴气海、足三里、命门；第 2 次贴肾俞、三阴交、关元。

操作间隔 每日 1 次，交替使用。5 天为 1 个疗程，休息 2 天后再贴，一般 3 个疗程即可。

主治 小儿遗尿。

技术十三

贴敷部位 神阙穴（图 8）。

药物组成 覆盆子、金樱子、菟丝子、五味子、仙茅、山茱萸肉、补骨脂、桑螵蛸各 60g，丁香、肉桂各 30g。

制备方法 上药共研细末，密封备用。

操作规程 取药粉 1g，填满脐窝，滴上 1 或 2 滴乙醇或白酒后，再外贴自热式柔性 TDP 灸疗贴。

操作间隔 每 3 天换药 1 次。

主治 小儿遗尿。

技术十四

贴敷部位 神阙穴（图 8）。

药物组成 白术 50g，甘草 20g，白矾、五倍子各 10g，硫黄粉 50g。

制备方法 先将前 2 味药水煎取浓汁，后 3 味药共研细末，二者混合拌均烘干，研细末备用。

操作规程 用时取药粉 5g，用大蒜盐水调匀，敷于肚脐上，外以纱布盖上，胶布固定。

操作间隔 2～5 天换药 1 次。

主治 小儿遗尿。

技术十五

贴敷部位 涌泉、关元穴（图 11、图 8）。

药物组成 白芍、白及各 10g，白术 12g，白矾 3g，葱白适量。

制备方法 先将前 4 味药共研细末，入葱白汁调为糊状备用。

操作规程 取药膏适量，外敷于涌泉，关元穴上，以塑料薄膜覆盖，胶布固定。

操作间隔 每晚睡前敷药，次晚再换药，连用 10 次。

主治 小儿遗尿。

技术十六

贴敷部位　涌泉穴（图 11）。

药物组成　桑螵蛸、远志、龙骨、当归、茯苓、党参各 30g，龟甲 20g。

制备方法　上药共研细末，装瓶备用。

操作规程　用时取药末适量，用米醋调为稀糊状，敷于双足心涌泉穴，上盖纱布，胶布固定。

操作间隔　每晚换药 1 次，连用 5～7 天。

主治　小儿遗尿。

技术十七

贴敷部位　神阙穴（图 8）。

药物组成　生姜 30g，炮附子 6g，补骨脂 12g。

制备方法　将生姜捣糊，余 2 味药研末后与生姜糊调和均匀。

操作规程　填入脐中，用无菌纱布覆盖固定。

操作间隔　5～6 日换药 1 次。一般用药 2～6 次可愈。

主治　小儿遗尿，属下元虚寒性。

技术十八

贴敷部位　神阙穴（图 8）。

药物组成　硫黄 30g，连须葱白（2 寸长）3 根。

制备方法　将上药共捣如泥膏。

操作规程　临睡前敷于患儿脐部。

操作间隔　8～10 小时后去掉。

主治　无器质性原因之小儿遗尿症。

技术十九

贴敷部位　神阙穴（图 8）。

药物组成　生姜数片（或食盐适量），艾炷适量。

制备方法　生姜切片。

操作规程　将生姜片放于神阙穴上，或用食盐填满患儿脐眼，再放上如黄豆大小的艾炷灸之。

操作间隔　每次 4～8 壮，每日或隔日 1 次，5～7 次为 1 个疗程。

主治　小儿遗尿。

技术二十

贴敷部位 神阙穴（图8）。

药物组成 黑胡椒30粒。

制备方法 将黑胡椒研成细末。

操作规程 每晚睡前填入小儿脐中，以满为度，外用伤湿止痛膏固定。

操作间隔 24小时换药1次。7次为1个疗程。

主治 小儿遗尿。

技术二十一

贴敷部位 神阙穴（图8）。

药物组成 丁香、肉桂、补骨脂、五倍子各10g，白酒适量。

制备方法 将上药共研为细末。

操作规程 每次取6g，用白酒调糊，敷于患儿脐部。

操作间隔 每晚1次。

主治 小儿遗尿。

技术二十二

贴敷部位 神阙穴（图8）。

药物组成 茯神、五倍子各20g。

制备方法 将茯神、五倍子共研为细末，过筛。

操作规程 每次取适量药粉，加入米汤调和成糊，摊于4.5cm×4.5cm的胶布上，临睡贴于神阙穴上。

操作间隔 第二天早晨揭去。

主治 小儿遗尿症。

技术二十三

贴敷部位 神阙穴（图8）。

药物组成 桑螵蛸、芡实、硫黄、五倍子各20g。

制备方法 将以上诸药共研为细末，过筛。

操作规程 每次取药末5g，晚睡前纳入患儿脐中，外盖纱布，胶布固定。

操作间隔 2日换药1次，5次为1个疗程。一般用药1～2个疗程即获满意疗效。

主治 小儿遗尿症。

技术二十四

贴敷部位　神阙穴（图 8）。

药物组成　麻黄 20g，益智仁、肉桂各 10g，食醋适量。

制备方法　将中药共研为细末。

操作规程　每次取 3g，以食醋调和，敷于脐部，外用胶布固定。

操作间隔　36 小时后取下，间歇 6～12 小时再敷 1 次，连敷 3 次；以后改为 7 日敷脐 1 次，连用 2 次，以巩固疗效。

主治　小儿遗尿症。

技术二十五

贴敷部位　神阙穴（图 8）。

药物组成　五倍子 3g。

制备方法　将五倍子研成细末。

操作规程　以温开水调糊，敷贴于患儿脐孔内，外贴自热式柔性 TDP 灸疗贴。

操作间隔　每晚换药 1 次，连敷 3～7 次为 1 个疗程。

主治　小儿遗尿症。

技术二十六

贴敷部位　神阙穴（图 8）。

药物组成　五味子 25g，肉桂 5g，硫黄 15g，米醋适量。

制备方法　五味子、肉桂、硫黄共研为细末，加醋调匀。

操作规程　每晚睡前 1 小时，用 75% 酒精消毒清洗脐部，然后取调好的药物贴于患儿脐部中央以纱布覆盖，胶布固定，次晨去掉。

操作间隔　一般贴敷 3 次为 1 个疗程。

主治　小儿遗尿。

技术二十七

贴敷部位　中极、关元、肾俞（图 8、图 9）。

药物组成　附子、五味子 10g，肉桂 6g，米醋适量。

制备方法　上药共研细末。

操作规程　加适量米醋捏成 2cm×2cm 大小药饼，贴敷中极、关元及两侧肾俞穴上，上用塑料薄膜覆盖，胶布固定。

操作间隔 每日换药 1 次，15 日为 1 个疗程。

主治 遗尿。

技术二十八

贴敷部位 关元、中极（图 8）。

药物组成 五倍子、肉桂各等份。

制备方法 将药物共研细末，用醋将药物调和成糊膏状。

操作规程 将上药敷贴于穴位上，外贴自热式柔性 TDP 灸疗贴，每晚临睡前贴，清晨起床时取下。

操作间隔 每次贴敷 10h，1 次 / d，1 周为 1 个疗程。

主治 卒中后尿失禁。

2 流行性腮腺炎

2.1 流行性腮腺炎概述

2.1.1 概念

流行性腮腺炎中医称之为"痄腮"。痄腮是因感受风温邪毒，壅阻少阳经脉而引起的一种时疫性疾病，临床以发热、恶寒、头痛、咽痛、一侧或两侧耳下腮部漫肿无边为特征。本病发病率高，每7～8年有周期性流行倾向，任何年龄均有易感性，尤其易在儿童中广泛流行。

2.1.2 病因病机

（1）中医病因病机

"痄腮"是因感受风温，毒邪内侵少阳胆经，足少阳之脉绕耳而行，经脉失和，气血郁滞，壅阻于颈侧，凝聚耳下腮部，故见腮下坚硬弥肿疼痛。

风温毒邪经口鼻而入，壅阻少阳经脉，经脉壅滞，气血郁结，故见腮下肿胀疼痛。足少阳经与足厥阴经相表里，足厥阴之脉绕阴器，当邪毒传至厥阴时，则引起睾丸肿胀疼痛；若温毒炽盛，窜入营分，陷入心包，引动肝风，可出现惊厥昏迷，发生脑膜脑炎。

（2）西医病因病机

本病由腮腺炎病毒所引起，属于副黏液病毒，系核糖核酸型。主要传染源是流行性腮腺炎病人和感染了腮腺炎病毒但未发病的隐性感染者。流行性腮腺炎病人和隐性感染者的唾液中有大量的腮腺炎病毒，腮腺炎病毒随病人和隐性感染者的唾液排出体外后，散播在空气中，吸进了含有腮腺炎病毒空气的人，如果抵抗腮腺炎病毒的能力不强，就有可能患流行性腮腺炎。

2.1.3 临床表现

1）发病前2～3周有流行性腮腺炎接触史。

2）初期可有发热、乏力、肌肉酸痛、食欲不振、头痛、呕吐、咽痛等症状，但多数患儿症状不重或不明显。

3）起病1～2d腮腺肿胀，一般先见于一侧，1～2d后对侧肿胀。腮腺肿胀以耳垂为中心，向周围蔓延，边缘不清楚，局部皮肤不红，表面灼热，有弹性感及触痛。腮腺管口可见红肿。患儿感到局部疼痛和感觉过敏，张口、咀嚼时更明显。部分患儿有颌下腺、舌下腺肿胀。同时伴中等程度发热，少数高热。腮腺肿胀大多于1～3天到达高峰，持续4～5天逐渐消退而回复正常，整个病程约10～14天。

4）血白细胞计数可正常，或稍降低，分类计数淋巴细胞相对增加。血及尿中淀粉酶增高。

5）不典型病例可无腮腺肿胀而以单纯睾丸炎或脑膜脑炎的症状出现，也有仅见颌下腺或舌下腺肿胀者。

2.1.4 临床诊断

（1）中医诊断

1）邪犯少阳：轻微发热恶寒，一侧或两侧耳下腮部漫肿疼痛，咀嚼不便，或伴头痛，咽痛，纳少，舌红，苔薄白或淡黄，脉浮数。

2）热毒壅盛：高热不退，腮部肿胀疼痛，坚硬拒按，张口、咀嚼困难，烦躁不安，口渴引饮，或伴头痛、呕吐，咽部红肿，食欲不振，尿少黄赤，舌红苔黄，脉滑数。

3）邪陷心肝：高热不退，神昏，嗜睡，项强，反复抽风，腮部肿胀疼痛，坚硬拒按，头痛，呕吐，舌红，苔黄，脉洪数。

4）毒窜睾腹：病至后期，腮部肿胀渐消，一侧或两侧睾丸肿胀疼痛，或伴少腹疼痛，痛甚者拒按，舌红，苔黄，脉数。

（2）西医诊断

1）流行病学：冬春季节，当地有本病流行；或患者于病前2～3周内有与流腮患者接触史。

2）临床特点：发热，一侧或双侧腮腺非化脓性肿痛，以耳垂为中心，边缘不清，触之有弹性感及轻度压痛，腮腺管口红肿。且可发生颌下腺炎、舌下腺炎、睾丸炎、脑膜脑炎、胰腺炎等。

不典型病例可无腮腺肿胀，而仅出现脑膜脑炎、睾丸炎、颌下腺炎或舌下腺炎。

3）实验室检查

血象：白细胞总数大多正常或略低，淋巴细胞相对增多。非唾液腺感染时白细胞计数可增多。血清及尿淀粉酶测定：正常或轻度至中度增高。

病原学及血清学检查：①双份血清补体结合试验及血凝抑制试验效价呈4倍增长。②病毒分离：有条件者可由早期患者的唾液、尿及脑膜炎型的脑脊液中分离出腮腺炎病毒。

凡具备 1、2、3 项者可作出临床诊断，血清学及病原学阳性可确诊。

2.2 药物贴敷技术在流行性腮腺炎中的应用

技术一

贴敷部位 神阙穴（图 8）。
药物组成 苍术、良姜、枯矾各等量。
制备方法 取上药压粉 3g 与葱白 1 根共捣成膏。
操作规程 贴脐，常规方法固定。煎绿豆汤频饮取汗。
主治 瘟疫，大头瘟。

技术二

贴敷部位 患部。
药物组成 天竺黄 6g，石膏 6g，牙硝 3g，甘草 3g，雄黄 6g。
制备方法 研细合匀。
操作规程 敷患部。
主治 小儿痄腮（腮腺炎）。

技术三

贴敷部位 患处。
药物组成 肉桂 30g，白芷 30g，赤芍 30g，玄参 30g，独角莲 15g，乳香 30g，没药 30g，当归 30g，生地 45g，麝香 1.5g，漳丹 100g，连翘 24g，轻粉 6g，大黄 15g。
制备方法 除乳香、没药、麝香、轻粉另研成细粉后入外，其余群药用香油 2000ml 炸枯，去净渣，加漳丹收膏。
操作规程 贴患处。
主治 疮疖、痄腮（腮腺炎）。

技术四

贴敷部位 患处。
药物组成 青黛 1 份，大黄 2 份。
制备方法 共研细末，装瓶备用。

操作规程 醋调外敷腮肿处。

主治 小儿痄腮（腮腺炎）。

技术五

贴敷部位 双侧涌泉穴（图 11）。

药物组成 吴茱萸 9g，胡黄连 6g，大黄 4.5g，栀子 9g，南星 3g。

制备方法 共研细末，装瓶备用。

操作规程 使用前先用温水洗净双足，然后将药末用陈醋调为糊状，摊于敷料上，贴于双侧涌泉穴，再用绷带包扎。3～5 岁小儿，每次用药 12g；6～10 岁，每次用药 18g；11～15 岁，每次用药 24g，16 岁以上，每次用药 30g。

操作间隔 每 24 小时换药 1 次。敷药期间，如敷药干燥者，可陈醋滴在绷带以润之。

主治 小儿痄腮（腮腺炎）。

技术六

贴敷部位 患处。

药物组成 黄连、黄柏、生大黄各 50g，乳香、没药各 25g。

制备方法 将上药共研细末。

操作规程 先用细茶汁调敷腮部，干则易之，继用香油调敷。

主治 小儿痄腮（腮腺炎）。

技术七

贴敷部位 患处。

药物组成 黄连、雄黄、大青叶、大黄各 10g，凡士林适量。

制备方法 将前 4 味药共研为细末。

操作规程 以凡士林调膏，涂敷患处（腮部）。

操作间隔 保留 12 小时，次日换药，共涂 3 次。一般用药 3 日后肿胀即可消失。

主治 流行性腮腺炎。

技术八

贴敷部位 患处。

药物组成 大青叶粉 150g。

制备方法 大青叶粉加水适量调成糊。

操作规程　敷于患处（腮部）。

操作间隔　每次 2 小时，每日 2 次。一般用药 3～5 日即痊愈。

主治　小儿流行性腮腺炎。

技术九

贴敷部位　腮部。

药物组成　鲜威灵仙根 50g，米醋 250ml。

制备方法　将威灵仙根浸入米醋中 3 日。

操作规程　用棉签蘸取药液涂患处（腮部）。

操作间隔　2～3 小时涂敷 1 次。一般用药 3～5 日即愈。

主治　腮腺炎。

技术十

贴敷部位　腮部。

药物组成　小儿化毒散。

制备方法　将小儿化毒散加水适量调成糊。

操作规程　敷于患处（腮部）。

操作间隔　每次 2 小时，每日 2 次。一般用药 2～3 日即痊愈。

主治　腮腺炎。

3　积滞

3.1　积滞概述

3.1.1　概念

积滞是指小儿乳食不节，停滞中脘，食积不化所致的一种脾胃病证。临床以不思乳食，食而不化，腹部胀满，大便不调等为特征。本病属西医学慢性消化功能紊乱。

3.1.2　病因病机

（1）中医病因病机

小儿乳食不知自节，或喂养不当，乳食无度，或过食肥腻生冷不消化食物，皆可损伤脾胃。胃主受纳，为水谷之海；脾主运化，为气血生化之源。若脾胃受伤，受纳运化失职，升降失调，乳食停滞，积而不消，乃成积滞。病后体虚，脾胃虚弱，也可导致乳食不化，夹滞成疾。

（2）西医病因病机

影响胃肠道功能诱发功能性消化不良症状的日常生活因素通常包括三个方面：一是心理和精神的不良应激；二是不良饮食习惯，包括刺激性食物（咖啡、浓茶、甜食、油腻、生冷等）和不良饮食习惯（包括空腹、频繁食用刺激性食物，以及不规律进食或暴食暴饮等）；三是环境温度的影响。值得要强调的是：幽门螺杆菌感染可能是部分 FD 患者产生消化不良症状的主要病因之一，根除 Hp 可以使部分 Hp 阳性的 FD 患者症状改善或消失。

3.1.3　临床表现

不思饮食，食而不化，腹部胀满，大便不调等。

3.1.4　临床诊断

（1）中医诊断

1）乳食积滞症状：不思乳食，脘腹胀满，时有疼痛，嗳腐吞酸，烦躁哭闹，夜卧不宁，手足心热，大便秽臭，青苔薄白腻，脉滑。

2）脾虚夹滞症状：面色苍黄，疲倦乏力，不思乳食，腹满喜按，大便溏薄，夜卧不安，舌质淡，苔白腻，脉细滑。

（2）西医诊断

不思乳食，脘腹胀痛，呕吐物酸臭，大便易稀，味臭如败卵。烦躁不安，夜间哭闹或有发热等症，有伤乳、伤食史。大便检查，有不消化食物残渣或脂肪球。

3.2　药物贴敷技术在积滞中的应用

技术一

贴敷部位　神阙穴（图8）。
药物组成　紫苏、山楂各60g（研末），生姜60g（捣烂）。
制备方法　将上药一起入锅炒热，以布包裹。
操作规程　热熨于脐部，并做顺时针摩运。
操作间隔　每日1次，连用3次为1个疗程。
主治　小儿食积呕吐。

技术二

贴敷部位　神阙穴（图8）。
药物组成　大黄粉10g、白酒。
制备方法　将大黄粉与适量白酒调和成糊状。
操作规程　敷于神阙，外覆纱布，再外贴自热式柔性TDP灸疗贴。
操作间隔　每次10～20分钟，每日1～2次。
主治　小儿乳食积滞。

技术三

贴敷部位　神阙穴（图8）。
药物组成　山楂、玄明粉、厚朴各6g，鸡内金9g，莱菔子10g。
制备方法　上药共研末，瓶装备用。
操作规程　每次取药粉3g，用温开水调为糊状，敷于脐部，外用纱布，胶布固定。
操作间隔　每日换药1次。
主治　小儿食积停滞。

技术四

贴敷部位　神阙穴（图8）。

药物组成　槟榔9g，良姜3g。

制备方法　上药共研末。

操作规程　敷于脐部，外用纱布、胶布固定。

操作间隔　每日换药1次，连用3次为1个疗程。

主治　小儿食积腹胀。

技术五

贴敷部位　神阙穴（图8）。

药物组成　朴硝6g，陈皮3g。

制备方法　上药共研细末。

操作规程　水调为稠糊脐部，外用纱布、胶布固定。

操作间隔　每日换药1次，连用3次为1个疗程。

主治　食积停滞，腹痛。

技术六

贴敷部位　神阙穴（图8）。

药物组成　水红花子 30g，槟榔、莱菔子、鸡内金、莪术、三棱、生大黄各10g，枳实10g，广木香10g，香油500ml，黄丹180g。

制备方法　上药用麻油熬，黄丹收成膏。

操作规程　用时取药膏适量，摊于 2cm×3cm 塑料布中央，贴敷在患儿脐孔上，再加胶布固定之。

操作间隔　每日换药1次，贴至病愈为度。

主治　小儿食积。

技术七

贴敷部位　神阙穴（图8）。

药物组成　生山楂9g，陈皮6g，白术6g。

制备方法　将上药共为细末。

操作规程　填于患儿脐上。

操作间隔　每日换药2次，连续3~5日。

主治　小儿脾虚厌食。

技术八

贴敷部位　神阙、足三里、中脘、梁门、天枢、内关穴（图 8、图 14、图 12）。

药物组成　一捻金。

制备方法　将上药共为细末。

操作规程　用时取适量药末，用米醋少许调为糊状。外敷神阙穴上覆纱布，胶布固定，外贴自热式柔性 TDP 灸疗贴。乳食内积取天枢，呕吐取内关，腹中积气结痛取梁门、足三里。

操作间隔　每日换药 1 次，连续 3～5 日。

主治　积滞（痰食阻滞）。

技术九

贴敷部位　神阙、足三里、中脘、丰隆、天枢、内关、天突穴（图 8、图 14、图 12）。

药物组成　小儿百寿丸。

制备方法　将上药共为细末。

操作规程　用时取适量药末，用米醋少许调为糊状。外敷神阙穴上覆纱布，胶布固定，外贴自热式柔性 TDP 灸疗贴。发热头疼取大椎，脘腹胀满取天枢、中脘，咳嗽痰多取丰隆、天突，呕吐酸腐取中脘、内关，不思饮食取足三里。

操作间隔　每日换药 1 次，连续 3～5 日。

主治　积滞（饮食不节）。

4 小儿咳喘

4.1 小儿咳喘概述

4.1.1 概念

小儿咳喘属于一种慢性气道炎症疾病，是一种免疫性炎症，其特点是气道可逆性狭窄并导致呼吸困难，它的临床表现为气急、咳嗽、咯痰、呼吸困难、肺内可听到哮鸣音，尤其是呼气时哮鸣音更加明显。

4.1.2 病因病机

（1）中医病因病机

中医认为小儿脾胃薄弱，易为乳食、生冷、积热所伤，脾失健运，水谷不能生化精微，反酿成疾，上贮于肺，阻遏气道，使肺之清气不得宣达而咳喘，此即"脾为生痰之源，肺为贮痰之器"。也可因小儿禀赋不足，素体肺脾不足，因外感咳喘，日久不愈，可耗伤气阴，出现肺虚咳喘或阴虚咳喘。内伤咳喘中的痰湿、痰热、肝火多为邪实正应。阴津亏耗咳喘则属虚，或虚中夹实。肺气不清，失于宣肃，上逆作声而引起咳喘为其证候特征。

（2）西医病因病机

儿童咳嗽变异性哮喘和典型哮喘病都存在着气道变应性炎症和气道高反应性，发病原因和发病机制是非常相似的，只是严重程度不一或病程进展阶段不同。诱发气道炎症的环境变应性和非变应性刺激物的质和量并不尽一致，加上机体由于遗传素质存在着较大的个体差异，从而导致了不同的机体对不同的环境刺激而产生不完全相同的反应。咳嗽是气道黏膜清除外界物质或黏液、分泌物的自身保护机制。在哮喘发病过程中，气道平滑肌痉挛或某些致病因子可刺激气道上皮下的咳嗽反射感受器或咳嗽受体，通过迷走神经通路直接引起咳嗽，或者通过引起局部支气管收缩间接引起咳嗽反射。

4.1.3 临床表现

1）小儿咳喘持续或反复发作≥1个月，常在夜间及清晨出现发作性咳嗽，运动后加剧。

2）临床无感染征象（如发热等），或长期服用抗生素（消炎药）无效。

3）用支气管扩张剂（氨茶碱等）可使咳喘症状缓解。

4）有个人过敏史（婴儿湿疹、荨麻疹、对某些食物过敏）及家族过敏史（父母及亲戚有过敏性鼻炎等）。

4.1.4 临床诊断

（1）中医诊断

风寒袭肺：恶寒发热，无汗不渴，咳嗽气急，痰稀色白，舌质淡红，苔薄白，脉浮紧。风热犯肺：发热恶风，微有汗出，口渴欲饮，咳嗽，痰稠色黄，呼吸急促，咽红，舌尖红，苔薄黄，脉浮数。痰热壅肺：壮热烦躁，喉间痰鸣，痰稠色黄，气促喘憋，鼻翼煽动，或口唇青紫，舌质红，苔黄腻，脉滑数。阴虚肺热：病程迁延，低热汗出，面色潮红，干咳无痰，舌质红而干，苔光剥，脉数。肺脾气虚：低热起伏，气短多汗，咳嗽无力，纳差，便溏，面色淡白，神疲乏力，舌质偏淡，苔薄白，脉细无力。心阳虚衰：面色苍白而青，口唇发绀，呼吸浅促，额汗不温，四肢厥冷，神萎淡漠或虚烦不安，右胁下可见癥块。舌质略紫，舌苔薄白，脉微弱而数。内陷厥阴：壮热神昏，烦躁谵语，四肢抽搐，口噤项强，双目上视。舌质红绛，脉弦数。

（2）西医诊断

主要表现：咳嗽反复发作持续 1 个月以上，以干咳为主；常在夜间和（或）清晨发作或运动后加重，或在孩子哭闹后加重；咳嗽多与接触刺激性气味、冷空气、接触变应原或运动过度有关；可有过敏性鼻炎或其他过敏性疾病病史或家族史，过敏原检查呈阳性反应或 IgE 水平增高；气道反应性增高；抗生素或对症治疗 2 周以上无效，而对抗过敏治疗或支气管扩张剂有效。

辅助检查：①测定 FEV1 或 PEFR 低于正常值的 70%，可吸入支气管扩张剂，如 2% 舒喘灵 200μg，15 分钟后复测上述指标，如 FEV1 和 PEFR 改善率 ≥15%，可确诊本病。②连续三天测定 24 小时内 PEFR 昼夜变化，是诊断这类支气管哮喘简单而有效的筛选方法，若 PEFR 变异率 ≥20%，可确诊本病。

4.2 药物贴敷技术在小儿咳喘中的应用

技术一

贴敷部位 神阙穴（图 8）。

药物组成　莱菔子、鸡内金、厚朴各 9g，大黄、芒硝各 6g。

制备方法　上药共为细末，以温开水调成糊状，备用。

操作规程　用时取药糊适量，贴于脐上，外盖纱布，胶布固定。

操作间隔　每晚贴药 1 次，病愈为止。

主治　咳嗽。

技术二

贴敷部位　神阙穴（图 8）。

药物组成　栀子、黄芩、桑皮、大黄各 9g，百部、天冬各 10g。

制备方法　上药共为细末。

操作规程　用时取适量，凉开水调成糊状，贴于脐上，外盖纱布，胶布固定。

操作间隔　每日换药 1 次，至病愈。

主治　肺热咳嗽。

技术三

贴敷部位　神阙穴（图 8）。

药物组成　新鲜白毛夏枯草、新鲜青蒿各 30g。

制备方法　将上药洗净后捣烂如泥。

操作规程　敷脐。如无鲜品，用干品粉碎后醋调和，敷脐。

操作间隔　日 1 次。

主治　小儿肺炎，咳喘。

技术四

贴敷部位　涌泉、大椎穴（图 11、图 9）。

药物组成　生石膏 6g，枳实 10g，瓜蒌 12g，胆矾、冰片各 3g。

制备方法　将上药研为细末。

操作规程　用凡士林调拌成糊膏状，均匀敷于患儿双足心涌泉穴上，用纱布覆盖，外用胶布固定。或同时加敷大椎穴。

操作间隔　每日换药 1 次，连用 5～7 天。

主治　小儿咳嗽。

技术五

贴敷部位　胸部。

药物组成 天花粉、黄柏、乳香、没药、樟脑、大黄、生天南星、白芷各等份。

制备方法 将上药研为细末，用温食醋调拌成糊膏状。

操作规程 均匀敷于患儿胸部（上自胸骨上窝，下至剑突，左右以锁骨中线为界），用纱布覆盖，外用胶布固定。

操作间隔 每12～24小时换药1次。

主治 小儿肺炎。

技术六

贴敷部位 神阙穴（图8）。

药物组成 明矾60g，面粉适量，米醋50ml，蜂蜜少许。

制备方法 先将明矾研为细末，与面粉拌匀，调米醋，拌制成稠膏状。

操作规程 取15g贴敷于脐孔上，纱布盖之，胶布固定。

操作间隔 每2日换药1次，连贴10日为1疗程。

主治 小儿痰多气促。

技术七

贴敷部位 神阙穴（图8）。

药物组成 天竺黄10g，雄黄1g，朱砂1g，天南星10g，丁香2g。

制备方法 诸药共研为末。

操作规程 取适量填入脐中，外以胶布固定。

操作间隔 每日换药1次，10日为1个疗程。

主治 小儿痰喘。

技术八

贴敷部位 胸部啰音密集区。

药物组成 栀子30g，雄黄9g，细辛、没药各15g；黄柏、大黄、泽兰、侧柏叶、薄荷各等份。

制备方法 将上药研为细末，装瓶备用。

操作规程 方1用醋调，解毒泻火，活络散寒。方2用茶水调，清热泻火，疏风活血。辨证选用，贴敷于胸部啰音密集区，并保持敷药湿润，也可干后再调再敷。

操作间隔 每日换药1次。

主治 小儿肺炎。

技术九

贴敷部位 神阙穴（图8）。

药物组成 紫苏、防风、法半夏、茯苓各4g，陈皮3g，甘草、杏仁各2g，白芥子1g。

制备方法 上药共研细末，装瓶备用。

操作规程 用时取适量，用清水少许调为糊状，外敷患儿肚脐处，上覆纱布，胶布固定。

操作间隔 每日换药1次，5次为1个疗程。

主治 小儿咳嗽（风寒型）。

技术十

贴敷部位 涌泉、肺俞、天突、膻中、定喘穴（图11、图9、图8）。

药物组成 细辛、五味子、白芥子各10g，干姜、半夏各5g，杏仁、百部各15g，麻黄5g，米醋少许。

制备方法 上药共研细末，装瓶备用。

操作规程 用时取适量药末，用米醋少许调为糊状。3岁以下患儿敷于双足心涌泉穴，4岁以上患儿外敷肺俞或定喘穴、天突或膻中穴，两组穴位交替用药，并以上覆纱布，胶布固定。

操作间隔 每日换药1次，5次为1个疗程。

主治 小儿咳嗽（风寒型）。

技术十一

贴敷部位 涌泉穴（图11）。

药物组成 生石膏6g，枳实10g，瓜蒌12g，胆矾、冰片各3g。

制备方法 上药共研细末，用凡士林适量调为糊状。

操作规程 取适量外敷涌泉穴，上覆纱布，胶布固定，或同时加敷大椎穴。

操作间隔 每日1贴，连用5～7小时。

主治 小儿咳嗽（肺热型）。

技术十二

贴敷部位 涌泉、神阙、身柱、膏肓穴（图11、图8、图9）。

药物组成 吴茱萸、生大蒜、细辛、葶苈子、檀香、百部各10g，甘遂5g，麝香1g，猪胆汁或鸡胆汁适量。

制备方法　上药研极细末，用时取药粉10g，用胆汁（猪胆汁或鸡胆汁）适量调至稠膏状。

操作规程　分别贴于涌泉、神阙、身柱、膏肓等穴，用纱布和胶布固定。

操作间隔　每日1次，1次贴8～12小时。

主治　百日咳。

技术十三

贴敷部位　第3胸椎处。

药物组成　麻黄2g，面粉10g，甜酒10ml。

制备方法　麻黄研末，加入面粉、甜酒调成糊状。

操作规程　取适量敷于第3胸椎处，纱布、胶布固定。

操作间隔　24小时内敷2～3次。

主治　百日咳。

技术十四

贴敷部位　肺俞、陶道穴（图9）。

药物组成　白芥子1份，细辛、当归各半份。

制备方法　诸药共研细末，过100目筛，配合等份的蜂蜜调和做成膏药。

操作规程　用时分敷肺俞、陶道，纱布、胶布固定。

操作间隔　每次敷药1小时，早晚各敷1次，5天为1个疗程，疗程之间间隔2天，连续治疗4个疗程。

主治　小儿哮喘。

技术十五

贴敷部位　天突、膻中、定喘、肺俞穴（图8、图9）。

药物组成　陈小麦（新的亦可），醋适量。

制备方法　取陈小麦，加水，以淹没为度。浸泡，夏季3～4天，冬季6～7天。浸泡标准，以拇指和食指轻轻一按，粉与皮分离，即可捣烂，过滤，去渣，静置沉淀后，去上清液，将沉淀物晒干（即成小粉浆），放锅内小火炒。炒时会翻泡，要不断地搅动，待至焦黄色成块状时，取出隔纸放地上，冷却研成细末，过筛，装瓶备用。

操作规程　取粉加醋，调成软膏（每500g约需米醋240ml）。用普通纸将软膏涂上呈一圆形，膏的厚度约0.1cm，随用随调。

操作间隔 一般成人 3～6 次，儿童及少年 2～5 次，24 小时换贴 1 次。未治愈者，可继续贴敷，治愈后复发者仍可以继续使用。

主治 支气管哮喘。

技术十六

贴敷部位 涌泉、肺俞、膻中、神阙穴（图 11、图 9、图 8）。

药物组成 吴茱萸、丁香、老陈醋适量。

制备方法 以吴茱萸为主药，研细末。

操作规程 用山西老陈醋调糊状，外敷涌泉穴，男左女右，每贴 3g，6 贴为一疗程；肺俞、膻中、神阙穴需先放药引（丁香研细末）少许，再外敷本膏，纱布覆盖，胶布固定。

操作间隔 日 1 贴，12 小时取下。

主治 支气管哮喘、支气管肺炎。

技术十七

贴敷部位 涌泉穴（图 11）。

药物组成 吴茱萸 10g，醋适量。

制备方法 上药研成细末，用醋调成稠糊状。

操作规程 上药分 2 份，贴于双足涌泉穴（摊至整个足心），外用纱布包好，胶布固定。

操作间隔 48 小时除去。

主治 婴儿喉喘鸣。

技术十八

贴敷部位 百劳、肺俞、膏肓穴（图 9）。

药物组成 白芥子 10g，延胡索 10g，甘遂 5g，细辛 5g，丁桂散 0.1g，生姜适量。

制备方法 以上前 4 药共研细末。

操作规程 用姜汁调和成药饼 6 个，于药饼中心点上丁桂散，贴敷于百劳、肺俞、膏肓穴，每次贴 2 小时。

操作间隔 本法在夏季伏天使用，初、中、末伏各贴 1 次，3 年为 1 个疗程。

主治 预防哮喘发作。

技术十九

贴敷部位　肺俞、天突、膻中、定喘穴（图9、图8）。

药物组成　小儿咳喘颗粒。

制备方法　上药共研细末，装瓶备用。

操作规程　用时取适量药末，用米醋少许调为糊状。外敷肺俞或定喘穴、天突或膻中穴，两组穴位交替用药，并以上覆纱布，胶布固定。痰黄取大椎、曲池、丰隆，痰湿取丰隆、脾俞、太白，气虚加气海、足三里，阴虚取膏肓、太溪。

操作间隔　每日换药1次，5次为1个疗程。

主治　小儿咳嗽。

技术二十

贴敷部位　神阙穴、天枢穴（图8）。

药物组成　小儿葫芦散。

制备方法　上药共研细末，装瓶备用。

操作规程　用时取适量药末，用米醋少许调为糊状。外敷神阙穴并以上覆纱布，胶布固定，外贴自热式柔性TDP灸疗贴。脘腹胀满取天枢，胸膈不利取膈俞、足三里。

操作间隔　每日换药1次，5次为1个疗程。

主治　痰喘咳嗽。

5 外感发热

5.1 概述

5.1.1 概念

外感发热是指感受六淫之邪或温热疫毒之气，导致营卫失和，脏腑阴阳失调，出现病理性体温升高，伴有恶寒、面赤、烦躁、脉数等为主要临床表现的一类外感病证。外感发热，古代常名之为"发热""寒热""壮热"等。

5.1.2 病因病机

（1）中医病因病机

由于小儿冷暖不能自调，又为稚阴稚阳之体，肌肤嫩弱，腠理空疏，卫外功能未固，故易于发病，传变迅速，且肺脏娇嫩，脾常不足，神志怯弱，并可出现夹痰、夹滞、大惊等兼证。外邪入侵人体的途径，多由皮毛或口鼻而入。一般说来，六淫之邪，由皮毛肌腠而入，由表入里，传至脏腑，发为热病。疫毒之邪，多由口鼻而侵，由上而下，由浅而深，发为热病。病机以阳胜为主，进一步发展则化火伤阴，亦可因壮火食气而气阴两伤，若病势由气入营入血，或疫毒直陷营血，则会发生神昏、出血等危急变证。

（2）西医病因病机

外邪入侵，人体正气与之相搏，正邪交争于体内，则引起脏腑气机紊乱，阴阳失调，阳气亢奋，或热、毒充斥于人体，发生阳气偏盛的病理性改变。

5.1.3 临床表现

外感发热的表现形式较多，但体温升高、身热、面红、舌红、脉数等是其基本临床特征。外感发热起病急骤，多有 2 周左右的中度发热或高热，也有少数疾病是微热者。热型有发热恶寒、但热不寒、蒸蒸发热、身壮热、身热不扬、寒热往来、潮热等。发热时间，短者几日即退，长者持续 10 余日或更长时间热势不解。最常伴见口干烦渴，尿少便秘，舌上少津等热伤津液之症。除发热外，必伴随有病变相关脏腑功能失调的症状，如咳嗽、胸痛、胁肋胀满、便秘、泄泻、小便频急等。

5.1.4　临床诊断

（1）中医诊断

卫表证：发热恶寒，鼻塞流涕，头身疼痛，咳嗽，或恶寒甚而无汗，或口干咽痛，或身重脘闷，舌苔薄白或薄黄，脉浮。肺热证：壮热胸痛，咳嗽喘促，痰黄稠或痰中带血，口干，舌红苔黄，脉数。胃热证：壮热，口渴引饮，面赤心烦，口苦口臭，舌红苔黄，脉洪大有力。腑实证：壮热，日晡热甚，腹胀满，大便秘结或热结旁流，烦躁谵语，舌苔焦燥有芒刺，脉沉实有力。胆热证：寒热往来，胸胁苦满，或胁肋肩背疼痛，口苦咽干，或恶心呕吐，或身目发黄，舌红苔黄腻，脉弦数。脾胃湿热证：身热不扬，汗出热不解，胸腹胀满，纳呆呕恶，口渴不欲饮，或目身发黄，舌苔白腻或黄腻，脉濡数。大肠湿热证：发热，腹痛，泄泻或痢下赤白脓血，里急后重，肛门灼热，口干口苦，小便短赤，舌红苔黄腻，脉滑数。膀胱湿热证：寒热起伏，午后热甚，尿频尿急尿痛，小便灼热黄赤，或腰腹作痛，舌红苔黄，脉滑数。

（2）西医诊断

体温升高，口腔温度在 37.3℃以上，或腋下温度在 37℃以上，直肠温度在 37.6℃以上，并持续数小时以上不退者，或体温下降后，又逐渐升高，或伴有恶寒、寒战、口渴喜饮、舌红苔黄、脉数等症。起病急，一般在 3 日之内。病程较短，2 周左右。具有相关脏腑为热所扰的功能紊乱症状，如咳嗽、胸痛、喘息、泄泻等症。具有感受外邪、疫毒史，或有不洁饮食史、输血传染史等。具有西医学感染性疾病的有关实验室检查依据，如血象白细胞总数及中性粒细胞升高，血沉增加，尿中有脓细胞，大便中有脓细胞、吞噬细胞，血、尿、骨髓细菌培养阳性，X 线检查肺部有炎性改变，B 超检查胆囊体积缩小，收缩及排泄功能差等炎性改变等。

5.2　药物贴敷技术在外感发热中的应用

技术一

贴敷部位　劳宫（双）（图 12）。

药物组成　香豆豉 3g，葱白 3 茎。

制备方法　将香豆豉粉碎为末，过筛，葱白头捣烂，二味混合加入滚开水少许调成糊状。

操作规程　取适量贴敷于劳宫穴，纱布覆盖，胶布固定。

操作间隔 一日两次。

主治 小儿感冒（风寒型）。

技术二

贴敷部位 神阙穴（图8）。

药物组成 杏仁、苏叶、前胡、半夏、陈皮、桔梗、枳壳、茯苓、甘草各1g，蜂蜜75g，连须葱白3茎，萝卜汁10ml，大枣3枚。

制备方法 将上药前9味研末，连须葱白、去核大枣捣烂如泥，与蜂蜜、萝卜汁混合制成药饼。

操作规程 贴敷于神阙穴。

操作间隔 半小时换药1次，一般2次即愈。

主治 小儿感冒（风寒型）。

技术三

贴敷部位 胸口。

药物组成 薄荷32g，大黄、当归、赤芍、甘草各15g，炒僵蚕6g。

制备方法 将上药粉碎，麻油熬，黄丹加六一散收膏，摊膏备用。

操作规程 取适量贴敷于胸口，纱布覆盖，胶布固定。

操作间隔 每日1次。

主治 小儿感冒（风热型）。

技术四

贴敷部位 额头。

药物组成 苦参16g，米饭10g。

制备方法 苦参研末与米饭共捣成饼。

操作规程 贴敷患儿额头。

操作间隔 半小时换药1次。

主治 小儿感冒（风热型）。

技术五

贴敷部位 风池（双）、大椎、神阙穴（图9、图8）。

药物组成 淡豆豉15g，连翘9g，薄荷1g，葱白适量。

制备方法 将前3味药共研末过筛，加入葱白适量，捣融如膏。

操作规程　贴敷于风池、大椎、神阙，盖以纱布，胶布固定 。

操作间隔　每日 1 次。

主治　小儿感冒（风热型）。

技术六

贴敷部位　涌泉（双）、劳宫穴（双）（图 11、图 12）。

药物组成　栀子、桃仁各 70～100 个，茶叶 20g。

制备方法　上述诸药共研末，调入适量凡士林拌匀，即成小儿退热膏，置广口瓶中封盖备用。

操作规程　用时取小儿退热膏 10g，分涂于 2 块纱布上各敷于两侧足底涌泉穴。重者（体温高于 39℃）同时用小儿退热膏 10g 分敷于两手心劳宫穴，方法同上。

操作间隔　每天换药 1 次。

主治　小儿外感发热（风热型或风热挟湿型）。

技术七

贴敷部位　劳宫（双）、涌泉（双）、剑突（图 12、图 11、图）。

药物组成　生石膏 30g，绿豆 30g，生栀子仁 30g。

制备方法　诸药共为细末，鸡蛋清调匀成糊状。

操作规程　分成 5 份，分敷两手心劳宫穴、两足心涌泉穴及前胸剑突下，纱布包扎固定，热退后洗去。

操作间隔　每天换药 1 次。

主治　小儿高热烦躁。

技术八

贴敷部位　涌泉（双）、剑突、膻中穴（图 11、图 8）。

药物组成　牛黄千金散。

制备方法　上药备用。

操作规程　用时取适量药末，同时用米醋少许调为糊状。外敷剑突、涌泉上覆纱布，胶布固定。痰涎壅盛取丰隆、天枢。神昏谵语取膻中。

操作间隔　每日 1 次。

主治　小儿高热惊厥。

技术九

贴敷部位　神阙、涌泉、剑突、丰隆、天枢、大椎穴（图8、图11、图14）。

药物组成　小儿回春丸。

制备方法　上药研磨备用。

操作规程　用时取适量药末，同时用米醋少许调为糊状。外敷神阙、剑突、涌泉上覆纱布，胶布固定。痰涎壅盛取丰隆，天枢。烦躁发热取大椎。

操作间隔　每日1次。

主治　小儿高热。

6 厌食

6.1 概述

6.1.1 概念

小儿厌食症是指长期的食欲减退或消失、以食量减少为主要症状，是一种慢性消化功能紊乱综合征，是儿科常见病、多发病，1～6岁小儿多见，且有逐年上升趋势。严重者可导致营养不良、贫血、佝偻病及免疫力低下，出现反复呼吸道感染，对儿童生长发育、营养状态和智力发展也有不同程度的影响。

6.1.2 病因病机

（1）中医病因病机

本病多因哺乳喂食不节，或他病伤及脾胃、先天不足、情志失调等所致，其病位在脾胃。因胃主受纳，脾司运化，脾胃和调，则食欲味甘。若脾胃不和，纳运失职，则酿成厌食。

（2）西医病因病机

厌食症病因多种多样，归纳有以下几种：①全身性疾病的影响：许多急、慢性感染性疾病都有厌食的表现，其中消化道疾病尤为明显，如消化性溃疡、急慢性肝炎、急慢性肠炎、长期便秘等都可引起厌食。②药物影响：许多药物尤其是抗生素容易引起恶心、呕吐，而引起厌食。③微量元素缺乏及某些内分泌素不足。④食物过敏。⑤喂养不当。⑥气候影响：如夏天炎热的气候也是引起厌食的原因。⑦运动量不足：小儿机体消耗减少，代谢减弱，胃肠消化功能得不到强化，从而影响食欲和消化功能。⑧睡眠不足：小儿睡眠不足除影响生长发育外，还影响机体免疫力和体力的恢复，从而影响食欲和消化功能。⑨神经性厌食：如急性精神刺激、亚急性或慢性精神刺激、错误教育的影响及顽固性神经性厌食。

6.1.3 临床表现

长期的食欲减退或消失、以食量减少为主要症状，1～6岁小儿多见。严重者可导致营养不良、贫血、佝偻病及免疫力低下，出现反复呼吸道感染，对儿童生长发育、营养状态和智力发展也有不同程度的影响。

6.1.4　临床诊断

（1）中医诊断

脾失健运：纳呆厌食，食而无味，或食物含蓄口中，久则泛恶欲吐，偶尔强迫多食后脘腹饱胀，大便通调，形气正常，舌淡红，苔薄白或薄而微腻，脉象平和。脾胃气虚：不欲食，纳而量少，面色少华，形体偏瘦，肢倦乏力，或食而不化，大便偏稀夹不消化食物，舌质淡，苔薄白，脉缓。胃阴不足：唇红口干，不思食，或食少饮多，夜烦少寐多躁，五心烦热，大便干少，小便短黄，舌红苔少或花剥，脉细数。

（2）西医诊断

遇有厌食患儿，首先要仔细询问病史，做好体格检查及必要化验。一般来说，小儿厌食的年龄在 1～6 岁之间，食欲不振、厌恶进食、甚则拒食达 2 个月以上，即可确认本病。但是要排除那些可以导致厌食的慢性疾病及微量元素缺乏和维生素缺乏。

6.2　药物贴敷技术在厌食中的应用

技术一

贴敷部位　神阙穴（图 8）。

药物组成　炒神曲、炒麦芽、焦山楂各 10g，炒莱菔子 6g，炒鸡内金 5g。若兼有乳食停滞者，加陈皮 6g，酒大黄 5g；脾湿困中者，加白扁豆 10g，薏苡仁 10g；先天不足者，加人参 3g（或党参 6g），干姜 5g，炙甘草 6g；脾胃虚弱者，加党参 10g，山药 10g，白术 6g；恶心呕吐者，加半夏、藿香、枳壳各 6g；大便稀溏者，加苍术 10g，诃子 6g。

制备方法　将上述药物共研细末，加淀粉 1～3g，用开水调成糊状。

操作规程　晚上睡前于患儿脐上，外用绷带固定，次晨取下。

操作间隔　每日 1 次，5 次为 1 个疗程。如不愈，间隔 1 周，再进行第 2 个疗程。

主治　小儿厌食。

技术二

贴敷部位　神阙穴（图 8）。

药物组成　槟榔 2 份，高良姜 1 份。

制备方法　将以上药物共研细末，装瓶备用。

操作规程　将药末填充脐中，以纱布（盖住肚脐为度）覆盖，用胶布固定。

操作间隔　2日后换药，5次为1个疗程。

主治　小儿厌食。

技术三

贴敷部位　中脘、神阙穴（图8）。

药物组成　阿魏10g，樟脑30g，益智仁6g，丁香15g，儿茶40g，火硝50g，陈醋1000ml，红糖400g，阿胶300g。

制备方法　上药共为细末，用凡士林调成泥膏状。

操作规程　每张膏药面积约3cm×3cm，外敷穴位，胶布固定。

操作间隔　每穴1张，3日一换，5～10次为1个疗程。

主治　小儿厌食。

技术四

贴敷部位　神阙穴（图8）。

药物组成　大黄、白蔻、焦三仙、良姜、陈皮各等份。

制备方法　上药各等份，粉碎过筛（120目），凡士林调成膏状外敷。

操作规程　外敷穴位。

操作间隔　每天1次，每次8～12小时，10天为个疗程。

主治　小儿厌食。

技术五

贴敷部位　中脘、气海穴（图8）。

药物组成　牙皂30g，砂仁、云苓、焦三仙、肉蔻各12g，人参、白术各10g，厚朴9g，木香6g，冰片2g，麝香0.4g。

制备方法　上药共为细末，用凡士林调成泥膏状。

操作规程　外敷穴位。

操作间隔　3天更换1次，3次为1个疗程。

主治　小儿厌食。

技术六

贴敷部位　神阙穴（图8）。

药物组成　丁香、吴茱萸各30g，肉桂、细辛、木香各10g，白术、五倍子、朱砂各 20g，酒或生姜适量。

　　制备方法　上药共研细粉，用时取药末 5～10g，用酒或生姜汁调成稠糊状。

　　操作规程　敷脐。

　　操作间隔　1 天换药 1 次，7～10 天为 1 个疗程。

　　主治　小儿厌食症。

技术七

　　贴敷部位　涌泉（双）（图 11）。

　　药物组成　铁苋菜、生姜、葱各 15g，鸭蛋清适量。

　　制备方法　上药共捣成泥状，加入鸭蛋清拌匀。

　　操作规程　晚上外敷于双侧足底涌泉穴。

　　操作间隔　隔 3 日敷 1 次，连敷 6 次。

　　主治　小儿厌食症、疳积。

技术八

　　贴敷部位　神阙、中脘、脾俞（双）、胃俞穴（双）（图 8、图 9）。

　　药物组成　党参、白术、茯苓、吴茱萸、炒麦芽、苍术各 10g，丁香、肉桂各 8g，砂仁、炒莱菔子各 15g。

　　制备方法　将上述药物混合研磨成粉，每次取 15～20g，用米醋和少许凡士林调成药泥。

　　操作规程　贴敷上述穴位，并用医用胶带固定。

　　操作间隔　4～6 小时后取下。每天换药 1 次，10 天为 1 个疗程。

　　主治　小儿厌食症。

技术九

　　贴敷部位　神阙穴（图 8）。

　　药物组成　白术 150g，茯苓 150g，制附子 50g，黄连粉 60g，肉豆蔻粉 60g，神曲 100g，生山楂 100g，麦芽 100g。

　　制备方法　用 500ml 水浸 2 小时，煎 30 分钟，取滤液，再加水复煎 1 次，两次滤液混合，浓缩成稠液，加黄连粉 60g，肉豆蔻粉 60g，烘干压粉，装瓶备用。

　　操作规程　用时每次取药粉 0.1～0.3g 放入脐中，上压一干棉球，以胶布固定。

　　操作间隔　4 小时换药 1 次，用 3 日停 3 日。1 周为 1 个疗程，连用 1 个疗程。

　　主治　小儿厌食症。

技术十

贴敷部位 涌泉穴（双）（图 11）。

药物组成 吴茱萸、白胡椒、白矾各等份。

制备方法 将上药研为细末，用时取药粉 20g，用陈醋调拌成糊膏状。

操作规程 均匀敷于双足心涌泉穴上，用纱布覆盖，外用胶布固定。

操作间隔 每日换药 1 次。

主治 小儿厌食症（虚寒型）。

技术十一

贴敷部位 神阙穴（图 8）。

药物组成 炒神曲、炒麦芽、焦山楂各 10g，炒莱菔子 6g，炒鸡内金 5g。

制备方法 药研细末，加淀粉 1～3g，凉开水调成糊状。

操作规程 贴敷脐孔，纱布固定。

操作间隔 每日换药 1 次，5 次为 1 个疗程。

主治 乳食积滞之厌食症。

技术十二

贴敷部位 神阙穴及腹部（图 8）。

药物组成 黄芪、黄精、砂仁各 10g，鸡内金、苍术、黑丑、白丑、青黛、皮硝各 6g，麝香 0.15g。

制备方法 上药研细末，装布袋内。

操作规程 佩戴在脐腹部。

操作间隔 10 天换药 1 次。

主治 脾失健运之厌食症。

技术十三

贴敷部位 胸腹部。

药物组成 苍术、荜茇、荜澄茄、高良姜、陈皮、青皮各 10g，川椒、薄荷各 5g。

制备方法 上药研粗末，装布袋内。

操作规程 佩戴于胸腹部。

操作间隔 10 天换药 1 次。

主治 脾胃虚寒，手足冷，大便不化之厌食症。

7 呕吐

7.1 概述

7.1.1 概念

呕吐是小儿时期常见的临床症状，不同年龄不同种疾病均可引起呕吐。由于食管、胃或肠道呈逆蠕动并伴有腹肌强力痉挛和收缩，迫使食道和胃内内容物从口和鼻涌出。呕吐可以是独立的症状，也可是原发病的伴随症状。单纯呕吐把吃进过多生、冷食物及腐败有毒食品吐出来，也是机体一种保护功能。

7.1.2 病因病机

（1）中医病因病机

病机总属于胃，和肝脾有关，分为寒、热、虚、实及情志所伤。内因多为小儿脾胃先天不足，脆嫩柔弱，外因则是感受寒湿暑热外邪，喂养护理不当。

（2）西医病因病机

①消化道梗阻性呕吐。②感染性呕吐：上呼吸道感染、肺炎及胃肠道的感染引起。③中枢神经系统疾病引起的呕吐：各种脑炎、脑膜炎、脑出血、脑肿瘤及颅内高压。④营养及代谢性紊乱：婴儿脚气病、尿毒症、代谢性酸中毒、糖尿病酮中毒。⑤前庭功能紊乱：美尼尔综合征。⑥药物及毒物刺激胃肠道。

7.1.3 临床表现

呕吐仅是一种症状，给患儿带来很大痛苦。呕吐前面色苍白、上腹部不适（幼儿常说腹痛）、厌食、进食进水均吐。突出物有时从口和鼻腔喷出。呕吐严重时，患儿出现口渴尿少，精神萎靡不振，口唇红，呼吸深长脱水酸中毒的临床表现。其病因多样，同时伴有原发病的症状。

7.1.4 临床诊断

（1）中医诊断

乳食积滞：食已即吐，吐物气味酸臭，吐后胃脘较前舒适，脘腹胀满，厌食纳呆，大便酸腥秽臭，或秘结难下，舌苔厚腻而垢，脉象滑数。脾胃湿热：食入即吐，食入腹胀。多伴有发热口渴喜饮，大便秘结或尿赤，舌苔黄腻，脉象弦数。胃气虚弱：吐出清水，食久方吐。食欲差，囟门多凹陷，手足不温，面黄带白。神情淡漠，倦怠嗜睡，舌淡苔薄，脉细无力。胃阴不足：干呕恶心，吐物不多，唇红舌干，手足心热，或日晡潮热，大便干结，小便短赤，舌质红，苔少，脉细数。脾肾阳虚：多见朝食暮吐，吐出奶瓣或宿食，面色㿠白，四肢清冷，腹部隐痛喜按，倦卧少动。大便稀薄，舌质淡，苔薄滑润，指纹淡青。外邪客胃：呕吐食物或奶瓣，吐量多，呈喷射状，伴恶寒发热，或壮热烦躁，口渴或不渴，汗出较多，面色红赤。舌质红，苔薄白或薄黄，脉浮或洪大。惊恐呕吐：暴受惊恐，呕吐清涎，面色忽青忽白，心神烦乱，睡卧不安，惊惕啼哭，舌质红，苔薄白，脉时数时缓。

（2）西医诊断

如单纯呕吐常规检查一般正常，如因感染引起的呕吐可有感染血象，表现外周血白细胞数增高和中性粒细胞数增加，如并发水，电解质紊乱，常有相应实验室检查结果，应查血清钠、钾、氯、钙、血 pH 值、尿素氮、血糖、尿酮体等。常规 X 线、B 超等检查，积极寻找病因。腹部 X 线透视或平片、胃肠钡餐透视或摄片、内镜检查等，有助于了解消化道梗阻，腹腔炎症或先天性消化道畸形，疑为颅内出血，颅内占位性病变时可作脑超声波，脑血管造影，电子计算机断层脑扫描及磁共振成像等检查。

7.2　药物贴敷技术在呕吐中的应用

技术一

贴敷部位　涌泉穴（双）（图 11）。
药物组成　胆南星、胡椒各等份。
制备方法　将胆南星炒黄，与胡椒混匀研末，加清水少许调成糊状。
操作规程　取适量贴敷于涌泉穴，用纱布及塑料膜覆盖，胶布固定。
操作间隔　每日换药 1 次，至愈为止。
主治　小儿呕吐。

技术二

贴敷部位　涌泉穴（双）（图 11）。
药物组成　明矾 10g，面粉 5g，陈醋适量。

制备方法 将明矾、面粉混匀研末，加陈醋适量调成糊状。

操作规程 取适量贴敷涌泉穴，用纱布及塑料膜覆盖，胶布固定。

操作间隔 一般用药半小时后止呕。

主治 小儿中毒性消化不良、呕吐、泄泻。

8 腹泻

8.1 概述

8.1.1 概念

小儿腹泻,是多病原、多因素引起的以腹泻为主的一组疾病。主要特点为大便次数增多和性状改变,可伴有发热、呕吐、腹痛等症状及不同程度水、电解质、酸碱平衡紊乱。病原可由病毒(主要为人类轮状病毒及其他肠道病毒)、细菌(致病性大肠杆菌、产毒性大肠杆菌、出血性大肠杆菌、侵袭性大肠杆菌以及鼠伤寒沙门氏菌、空肠弯曲菌、耶氏菌、金葡菌等)、寄生虫、真菌等引起。肠道外感染、滥用抗生素所致的肠道菌群紊乱、过敏、喂养不当及气候因素也可致病。是 2 岁以下婴幼儿的常见病。

8.1.2 病因病机

(1)中医病因病机

腹泻的病机,以感受外邪、伤于饮食、脾胃虚弱多见。主要病位在脾胃。因胃主受纳腐熟水谷,脾主运化水湿和水谷精微,若脾失运化、胃失腐熟,则饮食入胃后,水谷不化,精微不布,清浊不分,合污而下,致成腹泻。

(2)西医病因病机

①感染因素:肠道内感染(病毒感染、细菌感染、真菌、寄生虫)、肠道外感染(消化功能紊乱、使用抗生素)。②非感染因素:饮食护理不当、过敏性腹泻、原发性或继发性双糖酶(主要是乳糖酶)缺乏或活性降低、气候因素。

8.1.3 临床表现

起病可缓可急,以胃肠道症状为主,食欲不振,偶有溢乳或呕吐,大便次数增多(3~10 次/天)及性状改变;无脱水机全身酸中毒症状,多在数日内痊愈,常有饮食因素及肠道外感染引起。在佝偻病或营养不良患儿,腹泻虽轻,但常迁延,可继发其他疾病。患儿可表现为无力、苍白、食欲低下。大便镜检可见少量白细胞。重者可见呕吐、便血等胃肠道症状,可有脱水、代谢性酸中毒、低钾血症、低钙血症和低镁血症等并发症。

8.1.4 临床诊断

（1）中医诊断

湿热泻：泻下如注，一日数次或数十次，粪色深黄而臭，或排便不畅似痢非痢，或夹少许黏液，甚则肛门灼热而痛，食少纳呆，口渴喜饮，腹痛阵哭，或伴呕恶，小便短黄，舌质红，苔黄厚腻，脉滑数，指纹紫滞。风寒泻：大便清稀，夹有泡沫，臭气不甚，肠鸣腹痛，痛则喜按，或伴有鼻塞流清涕，喷嚏，或兼恶寒发热，舌质淡，苔薄白，脉浮紧，指纹淡红。伤食泻：脘腹胀满，腹痛即泻，泻后痛减，泻物酸臭，或如败卵，嗳气酸馊，或呕吐酸腐，不思乳食，夜卧不安，舌苔厚腻或微黄，脉滑实，指纹沉滞。脾虚泻：大便溏薄、完谷不化、色淡不臭，食后即泻，时轻时重，面色萎黄，形体消瘦，神疲倦怠，睡时露睛，舌淡苔白，脉弱无力，指纹淡红。脾肾阳虚泻：久泻不止，下利清谷，澄澈清冷，完谷不化，食入即泻，或见脱肛，精神萎靡，四肢不温，面色苍白，小便色清，舌淡苔白，脉细弱，指纹色淡。气阴两伤：泻下无度，质稀如水，精神萎靡或心烦不安，目眶及囟门凹陷，皮肤干燥或枯瘪，啼哭无泪，口渴引饮，小便短少，甚至无尿，唇红而干，舌红少津，苔少或无苔，脉细数。阴竭阳脱：泻下不止，次频量多，精神萎靡，表情淡漠，面色青灰或苍白，哭声微弱，啼哭无泪，尿少或无，四肢厥冷，舌淡无津，脉沉细欲绝。

（2）西医诊断

病史：患儿有乳食不节、饮食不洁或感受时邪的病史。症状：大便次数较平时明显增多，每日3～5次或多达10次以上。粪呈淡黄色或清水样或夹奶块、不消化物，如同蛋花汤；或黄绿稀溏，或色褐而臭，夹少量黏液。可伴有恶心、呕吐、腹痛、发热、纳减、口渴等症。腹泻及呕吐较严重者，可见小便短少，体温升高，烦渴神萎，皮肤干瘪，囟门凹陷，目珠下陷，啼哭无泪，口唇樱红，呼吸深长，腹胀等症。检查：大便检查有脂肪球或少量白细胞、红细胞。大便病原体检查，可有轮状病毒等病毒检测阳性，或致病性大肠杆菌等细菌培养阳性。

8.2 药物贴敷技术在腹泻中的应用

技术一

贴敷部位 神阙、长强穴（图8）。

药物组成　胡椒粉 1g，大米饭 25g。

制备方法　取刚蒸熟的大米饭捏成厚约 1cm 的圆饼，于中央处撒入胡椒粉。

操作规程　不烫手背时贴于小儿肚脐上，胶布固定，48 小时去除药饼；或取白胡椒粉 2g，每次贴于神阙与长强穴各 1g，并固定，每日换药 1 次。

操作间隔　一般用药 1 次腹泻即可停止，最多 3 次治愈。

主治　小儿腹泻。

技术二

贴敷部位　神阙穴（图 8）。

药物组成　鲜石榴果皮 30g。

制备方法　鲜石榴果皮捣如泥。

操作规程　敷于肚脐，外贴胶布。

操作间隔　每日换药 1 次。一般用药 2～3 次即愈。

主治　小儿腹泻。

技术三

贴敷部位　涌泉穴（双）（图 11）。

药物组成　明矾 10g，面粉、陈醋各适量。

制备方法　明矾研细，与面粉、陈醋调成糊。

操作规程　贴于双足涌泉穴。

操作间隔　每日 1 次，一般用药当日即效，3 次痊愈。

主治　小儿腹泻。

技术四

贴敷部位　神阙穴（图 8）。

药物组成　五倍子 15g，枯矾 10g，黄蜡适量。

制备方法　将前两味药研极细末，另取黄蜡加热熔化，再加药粉拌匀。

操作规程　取此药膏 1g，置于 4cm×4cm 胶布上，用火化开，贴神阙穴上，其间热敷两次。

操作间隔　每日换药一次。

主治　小儿腹泻。

技术五

贴敷部位　神阙穴（图 8）。

药物组成　丁香、木香各 10g，肉桂 5g。

制备方法　将上药共研为细末，装于布袋内。

操作规程　夜间敷于肚脐上，用绷带固定。

操作间隔　每日一次，三日为一个疗程，一般用药 2～3 次即愈或显效。

主治　小儿腹泻。

技术六

贴敷部位　双足。

药物组成　银杏叶（干品）100g。

制备方法　银杏叶加水 2000ml，煎煮 20 分钟

操作规程　稍凉后浸泡搓洗患儿双足 20 分钟。

操作间隔　每日两次，一般用药 2～3 日即愈。

主治　小儿腹泻。

技术七

贴敷部位　神阙穴（图 8）。

药物组成　五倍子 5g。

制备方法　五倍子研细粉。

操作规程　敷于患儿肚脐上。

操作间隔　每日一次，至愈停药。一般用药 3～4 日即愈。

主治　小儿腹泻。

技术八

贴敷部位　神阙穴（图 8）。

药物组成　吴茱萸 12g，热米饭适量。

制备方法　将吴茱萸研为细末，用热米饭掺药末揉制成饼。

操作规程　敷于患儿脐上。

操作间隔　一般敷药 1 次即愈。

主治　小儿腹泻。

技术九

贴敷部位 神阙穴（图 8）。

药物组成 黄丹 5g，大葱白（7cm 长）1 段。

制备方法 将上药共捣如泥。

操作规程 外敷脐部，24 小时取下。

操作间隔 一般敷药 10 小时即见效，24 小时可治愈。如腹泻未止，可重复用药。

主治 小儿腹泻。

技术十

贴敷部位 双足。

药物组成 鲜萆草（全草）250g。

制备方法 将鲜萆草切段，水煎后浸泡双足。

操作规程 浸泡双足。

操作间隔 每次 30 分钟，一般用药后次日即愈。

主治 小儿腹泻。

技术十一

贴敷部位 神阙穴（图 8）。

药物组成 白胡椒 20g，肉桂 10g，丁香 10g。

制备方法 将上三味药共研为细末。

操作规程 取药粉 1～2g，用温开水调和敷于脐部，外用胶布固定。

操作间隔 每日换药一次，至愈为止。一般用药 1～2 次即可治愈。

主治 脾胃虚寒型小儿腹泻。

技术十二

贴敷部位 神阙穴（图 8）。

药物组成 苍术、吴茱萸各 15g，丁香 3g，胡椒 15g，香油适量。

制备方法 将前四味药烘干，共研为细末。

操作规程 每次取药 1～3g，用香油调成糊，敷于肚脐。外用胶布固定。

操作间隔 每日换药一次，一般用药 3～5 日即可治愈。

主治 小儿腹泻。

技术十三

贴敷部位　神阙穴（图8）。
药物组成　苍术、肉桂、五倍子各 10g，陈米醋、白蜜各适量。
制备方法　将前三味药共研为细末，每取 3g，用陈米醋调匀，加白蜜为糊。
操作规程　敷于脐部，外用胶布固定。
操作间隔　12 小时换药一次，一般用药 2～3 次即愈。
主治　小儿腹泻。

技术十四

贴敷部位　神阙穴（图8）。
药物组成　吴茱萸 30g，胡椒 30 粒，丁香 6 粒，凡士林适量。
制备方法　将前三味要共研为细末，每次用 1.5g 调凡士林敷于脐部。
操作规程　敷于脐部。
操作间隔　每日一次，三日为一个疗程，一般用药 1～2 个疗程即愈。
主治　小儿腹泻。

技术十五

贴敷部位　神阙穴（图8）。
药物组成　云南白药 1 瓶。
制备方法　将云南白药 1g，放在伤湿止痛膏中心。
操作规程　对准肚脐贴之。
操作间隔　24 小时换药一次，三次为一个疗程，一般用药 1～4 次即可治愈。
主治　小儿腹泻。

技术十六

贴敷部位　神阙穴（图8）。
药物组成　陈仓米、枯矾、吴茱萸、胡椒各 20g。
制备方法　将陈仓米煮成饭，再将后三味药研粉后加入饭内，捏成圆饼，敷贴脐上。
操作规程　敷贴神阙穴，用胶布固定。
操作间隔　24 小时换药一次，一般一次即止，最多三次即愈。
主治　小儿腹泻。

技术十七

贴敷部位　神阙穴（图 8）。

药物组成　车前子 30g，肉桂 20g，丁香 10g。

制备方法　将上药共研为细末。

操作规程　取药末 2g，填入患儿脐中，外用小黑膏药固定。

操作间隔　隔 48 小时换药一次。

主治　小儿脾虚湿盛，乳食不化之腹泻。

技术十八

贴敷部位　神阙穴（图 8）。

药物组成　白胡椒 10 粒，干姜 10g，生姜 10g，小茴香 12g，肉桂 3g，葱白 3 棵。

制备方法　先将前 5 味药共研为粗末，然后和葱白共捣烂，再加酒精适量，将诸药湿润，共放锅内炒热，装布袋内。

操作规程　热敷脐部。

操作间隔　每日热敷 2 次，每次 15～20 分钟，1 剂药可用 1 天，用时再炒热。

主治　寒泻。

技术十九

贴敷部位　神阙穴及腹部（图 8）。

药物组成　炮姜 30g，附子 15g。

制备方法　上药研末备用。

操作规程　取药末 2g 敷脐孔，炒葱、盐熨脐腹，外贴自热式柔性 TDP 灸疗贴。

操作间隔　每日 1 次。

主治　小儿虚寒性腹泻。

技术二十

贴敷部位　神阙穴（图 8）。

药物组成　鲜橘皮 30g，山楂 30g，石榴皮 30g。

制备方法　上药捣烂如泥状。

操作规程 敷于肚脐，胶布固定。

操作间隔 每日换药 1 次。

主治 小儿腹泻。

技术二十一

贴敷部位 神阙穴（图 8）。

药物组成 五倍子适量，陈米醋适量。

制备方法 将五倍子研为细末，过筛后，加米醋适量共调和匀如糊状，再文火煮成稠膏。

操作规程 敷在脐上，厚约 2cm，外用纱布或宽布带扎紧。

操作间隔 每日换药 1 次，至病息为止。

主治 小儿水泻不止。

技术二十二

贴敷部位 神阙穴（图 8）。

药物组成 车前子、肉桂各适量。

制备方法 上药 2 味研末。

操作规程 纳脐。

操作间隔 每日换药 1 次。

主治 寒湿腹泻。

技术二十三

贴敷部位 神阙穴（图 8）。

药物组成 吴茱萸 300g，白胡椒 300 个，丁香 60g，干姜 60g。

制备方法 上药共研细末，混匀，贮瓶备用。

操作规程 贴敷时取上药 1～1.5g，加入凡士林适量调如膏状，敷于脐窝，纱布固定。

操作间隔 2 日换药 1 次。

主治 寒湿腹泻。

技术二十四

贴敷部位 ①伤食型：主穴为中脘、天枢（双），配穴为足三里（双）（图 8、图 14）；②脾虚型：主穴为中脘、足三里（双），配穴为关元、肾俞（双）、脾俞

（双）（图 8、图 14、图 9）。若吐乳加内关（双），发烧加大椎，久泻不愈加大肠俞（双）。

药物组成　吴茱萸、五倍子、公丁香、灵磁石各等份。

制备方法　别研为细末。过筛取粉、混匀后加入冰片、白芥子或麝香少许，再以油膏调制成黄豆大之小丸，密贮备用。

操作规程　贴敷时选定穴位后，先用酒精或盐水擦净取穴部位的皮肤，然后将药丸置于 1/4 张伤湿止痛膏之中央，贴敷于穴位上，使药丸与皮肤接触松紧适度。

操作间隔　每日换药 1 次，5 次为 1 疗程。

主治　寒湿腹泻。

技术二十五

贴敷部位　神阙穴（图 8）。

药物组成　取苍术，藁本各研末，以 2∶1 配合。

制备方法　取上药适量用温水调和。

操作规程　纳脐窝（神阙），令满，外以胶布固定。

操作间隔　24 小时换药 1 次，亦可根据病情适当延长或缩短贴敷间隔时间。

主治　风寒腹泻。

技术二十六

贴敷部位　涌泉穴（双）（图 11）。

药物组成　取苦参、苍术各研末，热重者 3∶1 配合，湿重者 1∶3 配合。

制备方法　米醋调。

操作规程　敷两足心涌泉穴，外以纱布包扎。

操作间隔　4～12 小时换药一次，泻缓则换药时间可适当延长。

主治　湿热型腹泻。

技术二十七

贴敷部位　神阙、内关、关元、三阴交穴（图 8、图 12、图 13）。

药物组成　小儿四症丸。

制备方法　上药丸研磨备用。

操作规程　用时取适量药末，同时用生姜汁少许调为糊状。外敷神阙穴上覆纱布，胶布固定。呕吐取内关，腹痛取关元，尿少取三阴交。

操作间隔 每日一换，2～3 天痊愈。

主治 小儿夏秋泄泻。

技术二十八

贴敷部位 神阙、天枢（双）、中极、足三里（双），气海、腋窝（双）（图 8、图 14）。

药物组成 藿香、苏叶、白芷、桔梗、升麻、柴胡各 50g，姜半夏、厚朴、苍术、生山楂、莱菔子、山药、大腹皮子各 60g，猪苓、泽泻、陈皮、枳实、茯苓各 40g，桂枝、砂仁、人参、干姜各 30g。

制备方法 上药碾为粗末，投入 75%酒精中（酒精与药末之比为 1∶1.5），投泡 1 周，去渣取汁，并用蒸馏法提取精制药液，装瓶备用。

操作规程 治疗时，用胶布条将 1 粒赤豆大之棉球固定于穴位，用滴管滴药使棉球饱含药液。

操作间隔 每次取 3～4 穴，贴敷 20 分钟，每日 3～6 次。

主治 小儿泄泻（寒湿型）。

技术二十九

贴敷部位 神阙、天枢、气海、足三里（图 8、图 14）。

药物组成 丁香、肉桂、川朴、葛根、焦山楂各等份。

制备方法 上药共研成粗末，用 50%酒精浸泡药末 24 小时。

操作规程 治疗时以棉球蘸药液，湿敷神阙、天枢、气海、足三里等穴，以胶布固定。

操作间隔 每日换药 1 次。

主治 泄泻（寒湿型）。

技术三十

贴敷部位 神阙穴（图 8）。

药物组成 公丁香、肉桂各 20g，白胡椒 30g，冰片 5g。

制备方法 先将前 3 味药研细末，再入冰片研匀，贮瓶密封备用。

操作规程 使用时洗净脐部，酒精常规消毒，取上药粉填满肚脐，胶布固定。同时按摩双侧公孙穴。湿热内蕴者忌用。

操作间隔 每日换药 1 次，5 次为 1 个疗程。

主治 泄泻（寒湿型、阳虚型）。

技术三十一

贴敷部位 神阙、天枢、中极、足三里、脾俞、胃俞穴（图8、图14、图9）。

药物组成 葛根、柴胡、连翘各 50g，黄芩、黄柏、生石膏、滑石、煨肉蔻各 80g，川楝子、制半夏、吴茱萸、莱菔子、生山楂、炒麦芽、车前子、泽泻各 40g。

制备方法 上药研为粗末，投入75%酒精中（酒精与药之比为 1∶1.5），浸泡 1 周，去渣取汁，并用蒸馏法提取精制药液，装瓶备用。

操作规程 治疗时，用胶布条将 1 粒赤豆大之棉球固定于穴位，用滴管滴药使棉球饱含药液。

操作间隔 每次取 3～4 穴，贴敷 20 分钟，每日 3～6 次。

主治 小儿泄泻（湿热型）。

技术三十二

贴敷部位 神阙穴（图8）。

药物组成 黄芩 30g，黄连 30g，黄柏 30g，苍术 30g，砂仁 10g，芒硝 10g，醋适量。

制备方法 上药共研末，每次取 3g，加陈醋调成糊状。

操作规程 敷于脐部，外用伤湿止痛膏固定。配合推拿手法效果更佳。

操作间隔 每日换药 1 次。

主治 小儿泄泻（湿热型）。

技术三十三

贴敷部位 神阙、足三里、天枢、关元、中脘穴（图8、图14）。

药物组成 小儿参术健脾丸。

制备方法 上药大小丸剂备用。

操作规程 外敷神阙穴上覆纱布，胶布固定，外贴自热式柔性TDP灸疗贴。选足三里、天枢、关元、中脘，置1/4伤湿止痛膏中央，贴于穴位上。

操作间隔 每日换 1 次，5 日为 1 个疗程。

主治 泄泻（脾虚型）。

技术三十四

贴敷部位 神阙穴（图8）。

药物组成 吴茱萸 30g，丁香 2g，胡椒 30 粒，木香 10g，砂仁 15g，芒硝 3g，陈醋适量。

制备方法 上药共研末，每次取 3g，加陈醋调成糊状。

操作规程 敷于脐部，外用伤湿止痛膏固定。

操作间隔 每日换药 1 次、配合推拿手法。

主治 小儿泄泻（脾虚型）。

技术三十五

贴敷部位 神阙穴（图 8）。

药物组成 车前子、丁香各 1g，肉桂 2g。

制备方法 上药共研细末，和匀备用。

操作规程 用时取 2g 置于脐中，上盖纱布，胶布固定，再外贴自热式柔性 TDP 灸疗贴。

操作间隔 每隔 2 天换药 1 次。

主治 小儿腹泻（脾阳虚型）。

技术三十六

贴敷部位 神阙穴（图 8）。

药物组成 丁香、吴茱萸等量，醋适量。

制备方法 上药共研细末醋调，制成直径 2～3cm，厚 0.5～0.8cm 的圆饼，分摊于布块上。

操作规程 敷于神阙穴，外以绷带固定，贴敷前，先用温水清洗皮肤，局部轻轻按摩，使毛细血管扩张以利于药物吸收，再外贴自热式柔性 TDP 灸疗贴。局部有感染或瘢痕者禁用，非里寒证者禁用。

操作间隔 1～2 日换药 1 次，连用 3～5 次。

主治 小儿泄泻（脾肾阳虚型）。

技术三十七

贴敷部位 神阙穴（图 8）。

药物组成 苦参 6 份，木香 1 份。

制备方法 上药以 6：1 的比例共研细末，混匀贮瓶中备用。

操作规程 根据患儿大便常规检查结果分别取以下不同药物煎汁，去滓，以药汁和药末成饼状，如铜钱大小，用伤湿止痛膏把药物固定于脐部。若大便常规检查仅见脂肪滴，不消化食物和少量白细胞者、取罂粟壳 20g，浓煎取汁和药；若大便常规见大量白细胞、脓细胞及少量红细胞者，提示并发大肠杆菌感染，此时，切勿再用罂粟壳，应以马齿苋 30g，肉桂 10g 浓煎取汁和药；若大便常规检查见有较多红细胞者，以茜草 15g，地榆 10g 煎汁和药。

操作间隔　24 小时更换 1 次，一般换药 1～5 次。

主治　小儿秋季腹泻。

9 夜啼

9.1 概述

9.1.1 概念

小儿夜啼是指小儿白天如常，入夜则经常啼哭不眠。患此症后，持续时间少则数日，多则经月。

9.1.2 病因病机

脾寒：孕妇素体虚寒，或过食生冷，导致胎儿禀赋不足，脾寒内生；或调护失宜，用冷乳喂儿，沐浴受凉，或睡眠之时腹部中寒，以致寒邪内侵，气机凝滞，不通则痛，因痛而啼。夜属阴，阴胜则胆寒愈盛，故啼在夜间。心热：孕妇性情急躁，或喜食香燥动火之品，或过服温热药物，内蕴郁热，遗热于胎儿生后哺其母乳，将养过温，致心脾蕴热，心主火属阳，心火亢盛，至夜阴不能潜阳，则神明不安，故入夜心烦面啼。惊恐：心主惊而藏神，小儿神志怯弱，若突见异物、或骤闻异声，常引起突然惊恐，惊则伤神、恐则伤志，致使神志不宁，寐中暴惊而啼。总之，夜啼的病因是因寒、热、惊所致，其病位在心、脾，其病机有脾寒腹痛而啼，心热神烦而啼，惊伤神怯而啼。

9.1.3 临床表现

小儿多在夜间啼哭不止，白天正常。或阵阵啼哭，或通霄达旦，哭后仍能入睡；或伴见面赤唇红，或阵发腹痛，或腹胀呕吐，或时惊恐，声音嘶哑等。一般持续时间，少则数日，多则经月，过则自止。

9.1.4 临床诊断

（1）中医诊断

脾寒：小儿面色青白，四肢欠温，喜伏卧，腹部发凉，弯腰蜷腿哭闹，不思饮食，大便溏薄，小便清长。舌淡苔白，脉细缓，指纹淡红。心热：小儿面赤唇红，烦躁不安，口鼻出气热，夜寐不安，一惊一乍，身腹俱暖，大便秘结，小便短赤。舌尖红、苔黄，脉滑数。治宜清热安神。惊恐：夜间啼哭，面红或泛青，心神不宁，惊惕不安，睡中易醒，梦中啼哭，声惨而紧，呈恐惧状，紧偎母怀，脉象唇舌多无异常变化。乳食积滞：夜间啼哭，厌食吐乳，嗳腐泛酸，腹痛胀满，睡卧不安，大便酸臭，舌苔厚腻，指纹紫滞。

（2）西医诊断

症状：入夜啼哭，甚则通宵达旦，且多连夜不止，但白天一般都能安静入睡。检查：体格检查无异常发现。必要时辅以有关实验室检查，排除发热、积滞、呕吐、泄泻、口疮、疖肿、佝偻病、肠套叠等病症引发的夜啼。

9.2　药物贴敷技术在夜啼中的应用

技术一

贴敷部位　神阙穴（图8）。

药物组成　五倍子1.5g，朱砂0.5g，陈细茶适量。

制备方法　将上药研细粉，用适量温开水调拌，做成饼。

操作规程　敷于患儿脐眼，并包扎固定。

操作间隔　每晚换药一次，至愈为止。一般用药2～5次即见效。

主治　小儿夜啼。

技术二

贴敷部位　神阙穴（图8）。

药物组成　牛蒡子50g，珍珠粉2g，朱砂3g。

制备方法　上药共为细末，每次用1g。

操作规程　填脐，包扎固定。

操作间隔　每晚一次，一般用药2～3日即愈。

主治　小儿夜啼。

技术三

贴敷部位　神阙穴（图8）。

药物组成　玉屑6g，寒水石15g。

制备方法　上药共研为细末，用水调成糊。

操作规程　每日临睡前外敷脐部。

操作间隔　一般用药 2～5 次即见效。

主治　小儿夜啼。

技术四

贴敷部位　神阙穴及腹部（图 8）。

药物组成　艾叶、干姜各 20g。

制备方法　将两药烘干研末，用酒调成膏，炒热后用纱布包裹。

操作规程　以肚脐为中心，从上而下在腹部熨之，反复多次，冷后用热水袋放药上热敷。

操作间隔　每次 30 分钟，每日 1 次，用药 3～5 日即获良效。

主治　小儿夜啼属寒者。

技术五

贴敷部位　神阙、劳宫、风池穴（图 8、图 12、图 9）。

药物组成　朱砂 10 克。

制备方法　将朱砂研为极细末，用时以水调湿。

操作规程　于小儿每晚睡前敷于神阙、劳宫、风池等穴。

操作间隔　多数患儿敷药一次即愈，少数患儿 2～3 次愈。

主治　小儿夜啼。

技术六

贴敷部位　神阙穴（图 8）。

药物组成　公丁香 3g，熟米饭适量。

制备方法　将公丁香研成细末，用米饭调和，制成一个小圆饼。

操作规程　睡时贴敷患儿神阙穴。

操作间隔　每日一次，一般五日可愈。

主治　小儿夜啼。

技术七

贴敷部位　神阙穴（图 8）。

药物组成　陈茶叶 2g。

制备方法　将陈茶叶放入患儿母亲口中嚼烂。

操作规程　临睡前敷于患儿脐部，外以绷带包扎固定。

操作间隔 一般用药 3～5 日即愈。

主治 小儿夜啼。

技术八

贴敷部位 神阙穴，双足心（图 8）。

药物组成 吴茱萸 20g。

制备方法 将吴茱萸研成细末，用米醋调成糊，摊于伤湿止痛膏上。

操作规程 对准脐孔贴之，亦可贴两足心。

操作间隔 一般用药 2～3 日即获良效。

主治 小儿夜啼属脏热心烦者。

技术九

贴敷部位 神阙穴（图 8）。

药物组成 乌药、香附、小茴香、陈皮、紫苏、食盐各 30g。

制备方法 将上述诸药共炒热，用布包好。

操作规程 熨患儿脐部，凉后炒热再熨。

操作间隔 约 30 分钟，每日一次，一般熨药 3～5 日即获良效。

主治 小儿寒脾夜啼。

技术十

贴敷部位 神阙穴（图 8）。

药物组成 韭菜子 30g。

制备方法 将韭菜子烘干，研成极细末，用水调成膏。

操作规程 纳入脐中，外用纱布包扎固定。

操作间隔 12～24 小时换药一次，连用 3～4 日。

主治 小儿脾虚寒湿之夜啼。

技术十一

贴敷部位 两眉。

药物组成 灯心草 10g，香油 10g。

制备方法 灯心草蘸香油烧成灰。

操作规程 每晚睡前将灯心草灰涂于小儿两眉毛上。

操作间隔 一般连涂 1～2 晚见效，3～5 晚即愈。

主治　小儿夜啼。

技术十二

贴敷部位　劳宫穴（双）（图 12）。
药物组成　木通 2.5g，生地黄 4.5g，黄连、甘草、灯心草各 1.5g。
制备方法　将上药共研细末，加入蜂蜜、滚水调和成饼。
操作规程　贴敷于两手劳宫穴上。
操作间隔　小儿夜啼（实热型）。
主治　小儿夜啼。

技术十三

贴敷部位　神阙穴（图 8）。
药物组成　焦山楂、鸡内金各 5g，食醋少许。
制备方法　上药研为细末，加食醋少许调匀，捏成小饼状。
操作规程　贴敷脐中，外盖纱布，胶布固定，或用伤湿止痛膏固定。
操作间隔　每日换药 1 次。连用 3～5 天。
主治　小儿夜啼（兼有食积型）。

技术十四

贴敷部位　神阙穴（图 8）。
药物组成　酸枣仁、郁李仁各 5g，食醋少许。
制备方法　上药研为细末，加食醋少许调匀，捏成小饼状。
操作规程　贴敷脐中，外盖纱布，胶布固定，或用伤湿止痛膏固定。
操作间隔　每日换药 1 次，连用 3～5 天。
主治　小儿夜啼。

技术十五

贴敷部位　神阙穴（图 8）。
药物组成　远志、合欢皮各 5g，食醋少许。
制备方法　上药研为细末，加食醋少许调匀，捏成小饼状。
操作规程　贴敷脐中，外盖纱布，胶布固定，或用伤湿止痛膏固定。
操作间隔　每日换药 1 次，连用 3～5 天。
主治　小儿夜啼。

技术十六

贴敷部位　神阙穴（图 8）。

药物组成　朱砂、琥珀各 20g，吴茱萸 10g。

制备方法　将上药研末，装瓶备用。先将药粉合匀，取 1～2g，用温开水或蜂蜜调成饼状。

操作规程　纳入脐中，外用胶布固定。

操作间隔　24 小时或 48 小时 1 换，7 次为 1 疗程。

主治　小儿夜啼。

技术十七

贴敷部位　神阙穴（图 8）。

药物组成　丁香 3 粒，钩藤 3g，蝉蜕 2g。

制备方法　上药共研末，水调为糊。

操作规程　敷脐部，纱布包扎固定。

操作间隔　每日 1 次，7 次为 1 个疗程。

主治　小儿夜啼，惊惕不安。

技术十八

贴敷部位　神阙穴（图 8）。

药物组成　小儿脐风散。

制备方法　将上药研末，装瓶备用。先将药粉合匀，取 1～2g，用温开水或蜂蜜调成饼状。

操作规程　纳入脐中，外用胶布固定。

操作间隔　24 小时或 48 小时 1 换，7 次为 1 疗程。

10 惊风

10.1 概述

10.1.1 概念

惊风是小儿时期常见的一种急重病症，以临床出现抽搐、昏迷为主要特征。又称"惊厥"，俗名"抽风"。任何季节均可发生，一般以1～5岁的小儿为多见，年龄越小，发病率越高。其症情往往比较凶险，变化迅速，威胁小儿生命。

10.1.2 病因病机

(1) 中医病因病机

急惊风的病因多由外感时邪或暴受惊恐所致。新生儿肌肤薄弱，腠理不密，寒暖不能自调，极易感受外邪，由表入里，由卫转气，郁而化热化火，火甚生痰，热极生风。主要病机为热、痰、惊、风互相影响，互为因果。病位主要在心肝二经。

慢惊风的病因多由喂养不当，或吐泻之后，脾胃损伤，脾虚肝旺，肝风内动，而引起虚风。亦可由于急惊风邪恋不解，迁延不愈，正气已虚，肾阴亏损，水不涵木，致虚风内动。病在肝经，与脾肾有关。

(2) 西医病因病机

西医中因高热、脑膜炎、脑炎、血钙过低、大脑发育不全、癫痫等所致的抽搐属此范畴。

10.1.3 临床表现

惊风的症状，临床上可归纳为八候。所谓八候，即搐、搦、颤、掣、反、引、窜、视。八候的出现，表示惊风已在发作。但惊风发作时，不一定八候全部出现。由于惊风的发病有急有缓，证候表现有虚有实，有寒有热，故临证常将惊风分为急惊风和慢惊风。凡起病急暴，属阳属实者，统称急惊风；凡病势缓慢，属阴属虚者，统称慢惊风。

10.1.4　临床诊断

（1）中医诊断

急惊风：为痰、热、惊、风四证俱备，以高热、抽风、昏迷为主要表现，多由外感实邪、内蕴湿热和暴受惊恐而引发。慢惊风：来势缓慢，抽搐无力，时作时止，反复难愈，常伴昏迷、瘫痪等症。

（2）西医诊断

血、尿、粪常规检查：周围血象中白细胞数显著增多，中性粒细胞百分数增高常提示细菌性感染；原始幼稚细胞增多，注意脑膜白血病的可能；疑为肠炎、菌痢时、送粪便镜检和培养（必要时冷生理盐水灌肠留取粪便标本）；疑泌尿道疾病者，送尿检查和必要时送尿培养。血、尿特殊检查：疑苯丙酮尿症时，可做尿三氯化铁试验，或测定血苯丙氨酸含量。血液生化检查：疑有低血糖、低钙血症、低镁血症或其他电解质紊乱时，需选作血糖、血钙、血镁、血钠、尿素氮及肌酐等测定。脑脊液检查：疑颅内感染者可作常规、生化，必要时作涂片染色和培养。心电图与脑电图检查：怀疑心源性惊厥者可选做心电图。疑有婴儿痉挛症及其他型癫痫或脑占位性病变可作脑电图，有助于诊断。其他检查：疑颅内出血、占位性病变和颅脑畸形者，可选作气脑造影、脑血管造影、头颅 CT 等检查。

10.2　药物贴敷技术在惊风中的应用

技术一

贴敷部位　涌泉穴（图 11）。
药物组成　生附子 5g，吴茱萸 10g，面粉 30g，醋适量。
制备方法　先用双手擦患儿脚心，以发热为度，然后将上药共研末调饼蒸热。
操作规程　贴敷涌泉穴，男左女右，用布包好。
操作间隔　每日 1 次。
主治　各种急慢惊风。

技术二

贴敷部位　涌泉、劳宫穴（图 11、图 12）。
药物组成　桃树（两层皮）120g，葱白 20 个，灯心 6 只。
制备方法　上药共捣烂如泥。
操作规程　外敷于患儿的两手心劳宫、足心涌泉穴处。

操作间隔 每日换药1次，3～5日为1个疗程。

主治 各种急慢惊风。

技术三

贴敷部位 劳宫、涌泉穴（图12、图11）。

药物组成 杏仁、桃仁各7粒，栀子仁7个，面粉15g，烧酒适量。

制备方法 上药共捣烂，用烧酒调匀如膏状备用。

操作规程 用时取上药膏敷于两侧手心劳宫穴、足心涌泉穴，用布包扎。

操作间隔 每日换药1次。

主治 惊风。

技术四

贴敷部位 膻中穴（图8）。

药物组成 胡椒、栀子、葱白各7个。

制备方法 将上药捣烂，用鸡蛋清和匀摊于布上。

操作规程 贴膻中穴。

操作间隔 24小时后取下。

主治 惊风。

技术五

贴敷部位 神阙穴（图8）。

药物组成 紫雪丹。

制备方法 用紫雪丹半瓶。

操作规程 填于患儿脐中，以胶布或伤湿止痛膏紧贴固定。

操作间隔 只用药一次。

主治 小儿高热惊风。

技术六

贴敷部位 脐下、手足心。

药物组成 黄栀子、鸡蛋清、连须葱白各适量。

制备方法 上药共捣数百下。

操作规程 敷脐下及手足心。

操作间隔 每日1次。

主治 急惊风。

技术七

贴敷部位　神阙穴（图8）。

药物组成　丁香、葱白各2个。

制备方法　将上药共捣烂，拌匀。

操作规程　外敷于患儿脐孔、用布裹好。

操作间隔　每日换药1次，连敷3～5日。

主治　小儿惊风。

技术八

贴敷部位　神阙、涌泉穴（图8、图11）。

药物组成　小儿抽风散。

制备方法　上药待用。

操作规程　用时取适量药末，同时用米醋少许调为糊状。外敷神阙穴、涌泉上覆纱布，胶布固定。

操作间隔　每日换药1次，连敷3～5日。

主治　小儿惊风，四肢抽搐，口眼㖞斜。

技术九

贴敷部位　百会、囟会、神阙、涌泉穴（图23、图8、图11）。

药物组成　薄荷5g，牛黄5g，羚羊角15g，黄连5g，白芍5g，青蒿5g，菖蒲20g，地龙20g，防风10g

制备方法　将上述药物研细末，用凡士林或香油调拌成糊状。

操作规程　贴于百会、囟会、神阙、涌泉穴，塑料布覆盖，胶布固定。

操作间隔　每日1次（小儿囟门未闭者，禁用囟会穴）。

主治　小儿急惊风。

技术十

贴敷部位　神阙、涌泉、丰隆穴（图8、图11、图14）。

药物组成　珠珀保婴散。

制备方法　上药备用。

操作规程　用时取适量药末，同时用米醋少许调为糊状。外敷神阙穴、涌泉上覆纱布，胶布固定。痰涎壅盛取丰隆，天枢。

操作间隔 每日 1 次。

主治 小儿惊风，四肢抽搐，痰涎壅盛。

技术十一

贴敷部位 神阙穴（图 8）。

药物组成 砂仁 2g，栀子 5 枚（炒），冰片 0.15g。

制备方法 共研细末，鸡子清调。

操作规程 敷肚脐之四周，碗口大，留出脐眼，入麝香少许，棉纸盖，软帛扎。

操作间隔 1 周后洗去。

主治 热病惊风。

技术十二

贴敷部位 神阙穴（图 8）。

药物组成 地龙 30g，蝉衣 15g。

制备方法 上药 2 味，同研为散。

操作规程 乳香汤调敷于脐部。

操作间隔 每日 1 次。

主治 小儿惊风。

技术十三

贴敷部位 神阙穴（图 8）。

药物组成 天竺黄、天南星各 10g，雄黄、朱砂各 1g，丁香 2g。

制备方法 诸药研末，取适量调醋如膏。

操作规程 敷在脐孔中，纱布盖之，胶布固定。

操作间隔 每日换药 1 次，至病愈为止。

主治 小儿高热、惊风。

技术十四

贴敷部位 神阙、百会、涌泉（图 8、图 23、图 11）。

药物组成 生龙骨、绿豆各 5g，朱砂 2g，鸡蛋 1 个。

制备方法 共研细末，鸡蛋清调匀。

操作规程 贴敷在患儿的神阙、百会、涌泉穴。

操作间隔 24 小时取下，如果疗效不佳可再敷 1 次。

主治 小儿夜惊。

技术十五

贴敷部位 神阙穴（图 8）。

药物组成 羌活、防风、天麻、薄荷、黄连、甘草、全蝎、僵蚕、陈胆星、犀角、朱砂、牛黄、麝香、冰片各适量。

制备方法 前 10 味药熬后收膏，再入余药拌匀。

操作规程 贴脐。

操作间隔 每日 1 次。

主治 惊风。

技术十六

贴敷部位 神阙穴（图 8）。

药物组成 黄芪、炙党参、附子（炮）各 30g，白术 60g，肉蔻仁（煨）、白芍（酒炒），甘草（炙）各 15g，丁香 10g，炮姜炭 6g。

制备方法 上药 9 味，油熬，以黄丹收膏，掺肉桂末。

操作规程 贴于脐部。再以黄米煎汤，调灶心土敷于膏外。

操作间隔 每日 1 次。

主治 慢脾惊风。

技术十七

贴敷部位 神阙穴（图 8）。

药物组成 胡椒 7 粒，生栀子 7 粒，肉桂 3g，葱白 7 个。

制备方法 先将前 3 味药研末，再加入适量的鸡蛋清，捣烂为膏。

操作规程 贴于脐部。外以纱布敷料固定。

操作间隔 每日 1 次。

主治 慢惊风。

技术十八

贴敷部位 神阙穴（图 8）。

药物组成 党参、黄芪、白术、甘草、酒白芍、陈皮、半夏、天麻、全蝎、南星、丁香各 6g，朱砂 0.5g，姜 3g，枣 5 枚。

制备方法 上药 15 味，研为散。

操作规程　炒热熨脐部。亦可掺扶阳膏中，贴于脐腹部。

操作间隔　每日 1 次。

主治　慢脾风。

技术十九

贴敷部位　神阙穴（图 8）。

药物组成　生地、麦冬各 15g，鳖甲、牡蛎各 10g，鸡蛋清适量。

制备方法　先将前 4 味共为细末，再用鸡蛋清调成糊状，备用。

操作规程　用时取药膏贴敷于肚脐上，覆盖纱布，用胶布固定。

操作间隔　1 日换药 1 次，连续贴敷 7～10 天可愈。

主治　慢惊风。

技术二十

贴敷部位　劳宫（双）、涌泉穴（双）（图 12、图 11）。

药物组成　杏仁、桃仁各 7 粒，栀子仁 7 个，面粉 15g，烧酒适量。

制备方法　上药共捣烂，用烧酒调匀如膏状备用。

操作规程　用时取上药膏敷于两侧手心劳宫穴、足心涌泉穴，用布包扎。

操作间隔　每日换药 1 次。

主治　惊风。

技术二十一

贴敷部位　神阙、涌泉、劳宫、曲池、天枢、阴陵泉、印堂穴（图 8、图 11、图 12、图 17、图 13、图 16）。

药物组成　惊风散。

制备方法　上药研末待用。

操作规程　用时取适量药末，同时用米醋少许调为糊状。外敷神阙穴、涌泉上覆纱布，胶布固定。风热动风取大椎，气营两燔取曲池，邪陷心肝取劳宫，湿热疫毒取阴陵泉、天枢，惊恐惊风取印堂。

操作间隔　每日 1 次。

主治　小儿急惊风、手足抽搐、宿食积痞、腹胀。

11 口疮

11.1 概述

11.1.1 概念

口疮又名口疡，是婴儿常见的口腔疾病，以口腔、口唇、舌边、齿龈、两颊、上腭等处出现黄色或白色的溃疡为特征。患儿常伴有发热、疼痛、流涎等症状。发生于口唇两侧者，称燕口疮；满口糜烂，色红作痛者，称口糜。口疮可单独发生，也可伴发于其他疾病中，一年四季均可发病。发病年龄2~4岁多见，也有出生后发病，一般预后良好。若素体虚弱，久病或疳积病程长者，可反复发作，预后较差。

11.1.2 病因病机

（1）中医病因病机

口疮的发生，多由外感、食伤、正虚等因素所致。多见于外感风热乘脾，心脾积热，热毒随经上通口舌；或热毒火盛，血气壅盛，火性炎上；或久病阴虚火盛，水不制火，虚火上炎而生口疮。

风热乘脾：感受风热，外邪入侵，由口而入，首先犯肺，内伤脾胃，熏灼口舌，口腔黏膜破溃，形成口疮。心脾积热：胎禀热盛，脾胃素蕴积热，喂养不当，调护失常或喜食煎炒炙烤，内火偏盛，积于心脾，热邪循经上炎，邪毒熏灼口腔而发病。虚火上浮：先天不足，体质虚弱，气血亏损；久病、久泻，脏腑失养，津液大伤导致水不制火，虚火上浮，熏灼口舌而生口疮。

（2）西医病因病机

人体口腔内存在着许多致病菌和非致病菌。在健康情况下它们和人体保持着相对平衡，不会引起疾病，一旦人体抵抗力减弱，就可发生口腔局部炎症、溃疡。如果给小儿吃过热、过硬的食物，或擦洗婴幼儿口腔时用力过大等，都可损伤口腔黏膜而引起发炎、溃烂。小儿患上呼吸道感染、发热及受细菌和病毒感染后，口腔不清洁，口黏膜干燥，也可引起口疮。以营养不良的小儿发病率高。

11.1.3 临床表现

齿龈、舌体、两颊、上腭等部位出现黄白色溃疡点，大小不等，甚则口腔糜烂，疼痛拒食，口臭流涎，可伴有发热，颌下淋巴结肿大、疼痛。

11.1.4 临床诊断

（1）中医诊断

风热乘脾：口颊、上腭、齿龈，口角溃疡面较多，甚则满口糜烂，周围掀红，疼痛拒食，口臭流涎，伴有发热，烦躁多啼，小便短黄，大便干结，舌质红，苔薄黄，脉浮数，指纹紫滞。心火上炎：舌上、口腔糜烂或溃疡，色红疼痛，饮食困难，心烦不安，面赤口渴，小便短赤，舌尖红，苔黄，脉细数，指纹紫滞。虚火上浮：口舌溃疡或糜烂，稀疏色淡，疼痛较轻，反复发作或迁延不愈，神疲乏力，口干不渴，颧红盗汗，手足心热，舌红苔少，脉细数，指纹淡紫。

（2）西医诊断

血象检查可见白细胞总数及中性粒细胞偏高或正常。

11.2 药物贴敷技术在口疮中的应用

技术一

贴敷部位 涌泉穴（双）（图11）。
药物组成 吴茱萸10g，生大黄6g，米醋适量。
制备方法 上药共研细末，米醋调呈糊状。
操作规程 每晚临睡贴敷双侧涌泉穴，外用伤湿止痛膏固定，以免污染衣被。
操作间隔 次日早晨去掉。
主治 小儿口疮。

技术二

贴敷部位 涌泉穴（双）（图11）。
药物组成 大黄9g，丁香15g，炒绿豆6g，米醋适量。
制备方法 上药共研细末，用米醋调成糊。
操作规程 敷于患儿两足心涌泉穴，外用伤湿止痛膏固定。

操作间隔　次日早晨去掉。

主治　口腔溃疡。

技术三

贴敷部位　涌泉穴（图 11）。

药物组成　吴茱萸 15g，胡黄连 6g，大黄 6g，生南星 3g，醋适量。

制备方法　上药共研细末，1 岁以下用 3g，1 岁以上用 6～12g。用醋调成糊状。

操作规程　晚上敷于两足心，外以纱布包扎。

操作间隔　次日去掉，连用 3 晚。

主治　口腔溃疡。

技术四

贴敷部位　涌泉穴（双）（图 11）。

药物组成　附子、吴茱萸各 10g，米醋适量。

制备方法　上药共研细末，用米醋调成糊，做成饼状。

操作规程　敷于两足心涌泉穴。

操作间隔　每日换药 1 次，连用 2～3 日。

主治　鹅口疮（虚症）。

技术五

贴敷部位　涌泉穴（双）（图 11）。

药物组成　吴茱萸 1.6～4.7g，米醋适量。

制备方法　用吴茱萸研末，取米醋（加温）适量调匀。

操作规程　每天晚上布包敷患儿足底涌泉穴 1 次。适用于全身发热不明显者，局部皮肤如用后起泡者停用。

操作间隔　次日早晨除去。

主治　鹅口疮。

技术六

贴敷部位　涌泉穴（双）（图 11）。

药物组成　莱菔子、白芥子、地肤子各 10g，米醋适量。

制备方法　上药用砂锅文火炒至微黄，共研为细末，加米醋适量调成膏状。

把药膏分涂于 2cm×2cm 的纱布或白布上，膏厚 2mm，大小约 1cm 见方。

操作规程　贴于患儿两侧涌泉穴，胶布固定。

操作间隔　每日 1 次，可连用 3～5 次。

主治　鹅口疮。

技术七

贴敷部位　涌泉穴（双）（图 11）。

药物组成　生半夏 6g，黄连、栀子各 3g，陈醋适量。

制备方法　上药共研为末，加食醋少许调匀，制成膏状。

操作规程　于临睡前取上药适量贴敷双足涌泉穴上，外盖纱布，胶布固定。

操作间隔　重者可连敷 2～4 次。

主治　鹅口疮。

技术八

贴敷部位　患处。

药物组成　黄柏 15g，青黛 3g，肉桂 3g，冰片 0.5g，实火证可将黄柏增至 30g，虚火证黄柏、肉桂各用 9g。

制备方法　共研细末。

操作规程　涂口内患处。

操作间隔　每日 2～3 次。

主治　鹅口疮。

技术九

贴敷部位　口腔。

药物组成　黄连、甘草各适量。

制备方法　煎浓液。

操作规程　纱布蘸之，擦拭口腔。

操作间隔　每日 2～3 次。

主治　鹅口疮。

技术十

贴敷部位　患处、神阙、合谷、阴陵泉、劳宫、涌泉穴（图 8、图 17、图 13、图 12、图 11）。

药物组成 小儿化毒散。

制备方法 上药共研细末，装瓶待用。

操作规程 用时取适量药末，涂口内患处，同时用米醋少许调为糊状。外敷神阙穴上覆纱布，胶布固定，外贴自热式柔性 TDP 灸疗贴。风热乘脾取阴陵泉，心火上炎取劳宫，虚火上浮取涌泉。

操作间隔 每日 1 次。

主治 口疮（热毒内蕴）。

第五章 男科疾病

1 阳痿

1.1 阳痿概述

1.1.1 概念

阳痿是指成年男子性交时，由于阴茎痿软不举，或举而不坚，或坚而不久，无法进行正常性生活的病证。

1.1.2 病因病机

（1）中医病因病机

本病的病因主要有劳伤久病，饮食不节，七情所伤，外邪侵袭。基本病机为肝、肾、心、脾受损，经脉空虚，或经络阻滞，导致宗筋失养而发为阳痿。

（2）西医病因病机

男性勃起是一个复杂的过程，涉及大脑、激素、情感、神经、肌肉和血管等多方面问题。勃起功能障碍可能与一个或多个原因有关。勃起功能障碍根据发病原因可分类为心理性勃起功能障碍和器质性勃起功能障碍，器质性勃起功能障碍占 50%，主要包括血管性、神经性、内分泌性、糖尿病性、阴茎海绵体纤维化性等。

1.1.3 临床表现

阳痿的临床表现以阴茎痿弱不起，临房举而不坚，或坚而不能持久为主。阳痿常与遗精、早泄并见。常伴有神疲乏力，腰酸膝软，头晕耳鸣，畏寒肢冷，阴囊阴茎冷缩，或局部冷湿，精液清稀冰冷，精少或精子活动力低下，或会阴部坠胀疼痛，小便不畅，滴沥不尽，或小便清白，频多等。

1.1.4　临床诊断

（1）中医诊断

1）成男子性交时，阴茎痿而不举，或举而不坚，或坚而不久，无法进行正常性生活。

2）常有神疲乏力，腰酸膝软，畏寒肢冷，夜寐不安，精神苦闷，胆怯多疑，或小便不畅，滴沥不尽等症。

3）本病常有房劳过度，手淫频繁，久病体弱，或有消渴、惊悸、郁证等病史。

（2）西医诊断

阳痿在西医学上有精神性与器质性之别，除常规检查尿常规、前列腺液、血脂外，还可做夜间阴茎勃起实验，以鉴别精神性与器质性疾病。如属后者应查血糖、睾酮、促性腺激素等，检查有无内分泌疾病。还需做多普勒超声、阴茎动脉测压等，确定有否阴茎血流障碍。排除上述病证后，酌情可查肌电图、脑电图以了解是否属神经性疾患。

1.2　药物贴敷技术在阳痿中的应用

技术一

贴敷部位　神阙穴（图 8）。
药物组成　大附子、马蔺子、蛇床子、木香、肉桂、吴茱萸各等量。
制备方法　上药共为细末。
操作规程　加白面姜汁调成膏。取药膏 1 片贴脐上，用布包扎。
操作间隔　日 1 次。
主治　阳痿。

技术二

贴敷部位　神阙穴、腹部或少腹（图 8）。
药物组成　巴戟肉 10g，仙灵脾 10g，胡芦巴 10g，柴胡 6g，阳起石 12g，金樱子 10g。
制备方法　药共研细末，做成药带。
操作规程　令患者系缚于脐腹或少腹。
操作间隔　10 日一换。
主治　阳痿。

技术三

贴敷部位 腹部、神阙穴、气海穴（图 8 ）。

药物组成 白檀香 30g，羚羊角 30g，沉香 15g，白芷 15g，马兜铃 15g，木鳖仁 15g，甘松 1g，升麻 15g，血竭 15g，丁香 15g，麝香 1g，艾绒 60g。

制备方法 上药除麝香另研、艾绒另捣碎外，余药共研细末，拌入麝香和匀，最后入艾绒调拌，做成肚兜。

操作规程 令患者兜护脐腹及气海穴。

操作间隔 10 日一换。

主治 阳痿、遗精。

技术四

贴敷部位 脐部、曲骨穴（图 1 ）。

药物组成 白蒺藜 30g，细辛 30g，生硫黄 30g，吴茱萸 15g，穿山甲 10g，制马钱子 10g，冰片 5g。

制备方法 上药共研细末。

操作规程 每用 3g 调敷脐，并敷曲骨穴，胶布固定。再外贴自热式柔性 TDP 灸疗贴。

操作间隔 2 日 1 换。

主治 阳痿。

技术五

贴敷部位 神阙穴（图 8 ）。

药物组成 阳起石、蛇床子、香附、韭子各 3g，蝼蛄 7 个（去翅足，煅），大枫子（去壳）、麝香、硫黄各 1.5g。

制备方法 上药共为细末。

操作规程 炼蜜为丸如指顶大，同床前 1 小时以油纸护贴在肚脐上，外用绢带固定，房事毕即去药。

操作间隔 同床前 1 小时固定，房事毕即去药。

主治 阳痿。

技术六

贴敷部位 神阙穴（图 8 ）。

药物组成　甘草、干姜、硇砂、龙骨、附子、白矾、海螵蛸、蛇床子、乳香、木鳖子各等量。

制备方法　上药共为细末，生蜜为饼子。

操作规程　临行房事用油纸贴脐中，绷带固定，候药力到，方可行房事。

操作间隔　临行房事用。

主治　阴茎举而不坚。

技术七

贴敷部位　神阙穴（图 8）。

药物组成　急性子、蛇床子、菟丝子各等量，熟附子 3g，麝香 0.3g。

制备方法　先将前 4 味药研末，加入麝香再研至极细末，以黄酒调和成糊。

操作规程　分别涂于脐中、曲骨穴上，外以纱布覆盖，胶布固定。

操作间隔　每天换药 1 次，一般 15 日为 1 个疗程。

主治　阳痿。

技术八

贴敷部位　神阙穴（图 8）。

药物组成　鹿茸、麋茸各 60g（浸捣），苁蓉、五味子、茯苓、山药、龙骨、沉香各 60g，熟地黄 60g，麝香少许。

制备方法　上药 10 味，共研末为丸如弹子大。

操作规程　每用 1 丸研，掺麝香膏贴脐。

操作间隔　每晚 1 次。

主治　阳痿、遗精。

技术九

贴敷部位　神阙穴、丹田处（图 8）。

药物组成　天雄、附子、川乌各 6g，桂心、官桂、桂枝、细辛、干姜、川椒各 60g。

制备方法　上药共切片，麻油浸（春天浸 5 天，夏天 3 天，秋天 7 天，冬天 10 天），煎熬去渣。滤净再熬，徐徐下黄丹，不停地手搅，滴水不散为度，摊膏贴敷。

操作规程　贴脐中及丹田处。

操作间隔　每晚 1 次。

主治　阳痿。

技术十

贴敷部位　神阙穴（图 8）。

药物组成　炙黄芪、五味子各 6g，大附子 1 个，穿山甲 2 片，硫黄 3g，麝香 0.3g，白酒 250ml。

制备方法　将前 5 味药共为细末，放入白酒中，微火煮干，取捣烂成膏。

操作规程　每次将麝香放入脐中，将药膏贴在麝香上，外用胶布固定。

操作间隔　3 日取下，间隔 10 日贴药 1 次。一般贴药 2～3 次显效。

主治　虚证阳痿。

技术十一

贴敷部位　神阙穴（图 8）。

药物组成　小茴香、炮姜各 5g，食盐、人乳汁（或蜂蜜、鸡血）各适量。

制备方法　小茴香、炮姜共研为细末，加食盐，用人乳汁（蜂蜜或鸡血代）调和。

操作规程　敷贴肚脐，外用胶布固定。

操作间隔　5～7 日换药 1 次。一般敷药 3～5 次见效。

主治　阳痿不举。

技术十二

贴敷部位　膻中、关元穴（图 8）。

药物组成　生地黄、熟地黄、山药、山茱萸各 120g，牡丹皮、泽泻、茯苓、锁阳、龟版各 100g，牛膝、枸杞子、党参、麦门冬各 60g，天门冬、知母、盐炒黄柏、五味子、肉桂各 30g，香油 3000g，黄丹 500g。

制备方法　将前 18 味药用香油熬，去渣，加黄丹收膏。

操作规程　贴膻中、关元穴。

操作间隔　5 日换药 1 次。一般贴药 3～4 次即获良效。

主治　肾阳不足之阳痿。

技术十三

贴敷部位　神阙穴（图 8）。

药物组成　阳起石 4g，淫羊藿 4g，鹿茸 0.6g，鲜黄狗肾（不去血）1 具。

制备方法　前 3 味药共研为细末，再与黄狗肾同捣如泥膏。

操作规程　敷于脐部，以塑料布覆盖，胶布固定。再外贴自热式柔性 TDP 灸疗贴。

操作间隔　2 日换药 1 次。一般用药 3～4 周可获良效。

主治　阳痿。

技术十四

贴敷部位　神阙穴（图 8）。

药物组成　蛇床子、五味子各 60g，麝香 3g，冰片 10g，凡士林适量。

制备方法　将前 4 味药共研为细末。取药末 1g，用凡士林调和成膏，涂在软塑料纸或纱布上。

操作规程　贴于脐中，外以胶布固定。

操作间隔　每日换药 1 次，7 日为 1 个疗程，休息 5 日，再行第二个疗程。一般用药 1～2 个疗程即见效。

主治　虚证阳痿。

技术十五

贴敷部位　少腹部。

药物组成　巴戟天、淫羊藿、金樱子、胡芦巴各 10g，阳起石 15g，柴胡 6g。

制备方法　将上述诸药研为细末，装入细长如带的布袋中。

操作规程　将药袋系于少腹部。

操作间隔　5～7 日换药 1 次，3～5 次为 1 个疗程。一般 1 个疗程有效，大多用 2 个疗程而痊愈。

主治　虚证阳痿。尤对命门火衰者有效。

技术十六

贴敷部位　神阙穴（图 8）。

药物组成　白胡椒 3g（研末），大蒜 1 个，食盐 1 撮，冷饭 1 团。

制备方法　上药共捣烂为饼备用。

操作规程　取药饼敷于脐孔上，敷 1 小时为度。

操作间隔　每日 1 次。

主治　阳痿。

技术十七

贴敷部位 曲骨穴（图 8）。

药物组成 蛇床子末、菟丝子末各 15g。

制备方法 上药混匀，以米酒调成糊状备用。

操作规程 取上药膏敷于曲骨穴上，外以纱布盖上，胶布固定。

操作间隔 每日敷 2 次。

主治 阳痿。

技术十八

贴敷部位 神阙、中极、肾俞穴（双）（图 8、图 9）。

药物组成 石菖蒲、川芎、肉桂、巴戟天各40g，麻黄、白芷各30g，冰片 25g（另研后入）。

制备方法 上药共研细末，装瓶密封备用。

操作规程 取药末适量（每次取 5g），用凡士林调为糊状，分别贴敷于神阙、中极、肾俞穴上，上盖纱布，胶布固定。

操作间隔 每日早、晚各换药 1 次。

主治 阳痿。

技术十九

贴敷部位 气海、关元、肾俞穴（图 8、图 9）。

药物组成 当归、生马钱子、党参、桂枝、小茴香、片姜黄、麻黄、紫丹参各等份。

制备方法 上药共研细末，每个纱布药袋装入药末 500g 备用。

操作规程 取药袋敷于气海、关元或肾俞（双）穴上，用松紧带固定。

操作间隔 每 48 小时更换 1 次。

主治 阳痿（虚证）。

技术二十

贴敷部位 气海、关元穴（图 8）。

药物组成 白胡椒 3g，附片、雄黄各 6g。

制备方法 共研为细末。

操作规程 与面粉 15g 和匀，用大曲酒适量调为糊状，做成药饼 2 个，分别贴敷于气海、关元穴上，按紧，上盖纱布，胶布固定。

操作间隔 每日 1 换。

主治 阳痿。

技术二十一

贴敷部位 神阙、关元穴（图 8）。

药物组成 蜈蚣 5 条（不去头足），僵蚕、制附子、山茱萸（去净核仁）、蛇床子、白芍、甘草各 20g。

制备方法 共研极细末，以白酒蒸热调药末成厚约 0.3cm、五分硬币大小的药饼。

操作规程 外敷神阙、关元穴，以纱布覆盖，胶布固定。

操作间隔 每天 1 次。1 周为 1 个疗程。

主治 阳痿。

2 早泄

2.1 早泄概述

2.1.1 概念

早泄是指房事时过早射精而影响正常性交而言，是男子性功能障碍的常见病证，多与遗精、阳痿相伴出现。

2.1.2 病因病机

（1）中医病因病机

早泄多由情志内伤，湿热侵袭，纵欲过度，久病体虚所致。其基本病机为肾失封藏，精关不固。

（2）西医病因病机

1）异性交往少，性知识缺乏：在社会交往中与女性交往少，与女性在一起过于拘谨和羞怯，有些人对性知识缺乏，对性器官有神秘感，易紧张恐慌造成早泄。

2）有过度手淫史：虽然手淫本身并不会直接引起早泄，但由于长期手淫容易养成匆忙射精的习惯，有的人手淫频率过高，造成生殖器长期充血，久而久之，导致早泄。

3）夫妻关系不融洽：在女人当家的家庭，由于对妻子过分畏惧，过度崇拜，自卑心理强烈，或对妻子怀有潜在的敌意，这些都会发生早泄。

4）性交次数太少：有些人由于工作学习生活紧张，或夫妻两地分居，或夫妻一方长期出差，因长时间未发生性交，性要求过分强烈而容易早泄。

2.1.3 临床表现

1）阴茎进入阴道前或接触阴道后立即射精，以致不能进行正常的性交。

2）性交时间少于一分钟或阴茎来回抽动少于 15 次即射精，以致使性功能正常的女性至少在 50% 的性交机会中得不到满足。

2.1.4　临床诊断

（1）中医诊断

1）肝经湿热证：性欲亢进，交则早泄，伴头晕目眩，口苦咽干，心烦易怒，阴囊湿痒，小便黄赤。舌质红，苔黄腻，脉弦滑或弦数。

2）阴虚火旺证：早泄，阳事易举，伴五心烦热，潮热，盗汗，腰膝酸软。舌红少苔，脉细数。

3）肾气不固证：性欲减退，早泄，伴遗精，甚则阳痿，腰膝酸软，小便清长，或不利。舌淡苔白，脉沉弱。

（2）西医诊断

典型的早泄较易诊断，即性交时阴茎尚未插入阴道即已射精，或刚插入即射精。至于阴茎插入阴道后持续多长时间则不属早泄，由于个体的差异性及男女双方之间的性和谐等原因，至今尚无标准。除那些典型严重的早泄外，临床上许多所谓早泄病人，多无任何异常，只是自认为性交时间不够长而已。所以对阴茎插入阴道后维持多长时间为正常，还需要考虑到男女双方的性欲差别和性反应迟缓等情况，总之不能单纯以女方性满足与否来判断是否早泄，而应以同房时男方过早射精，不能继续性交，且未满足为诊断依据。

2.2　药物贴敷技术在早泄中的应用

技术一

贴敷部位　神阙穴（图8）。
药物组成　五倍子、吴茱萸各等份。
制备方法　上药研末。
操作规程　每取6g左右醋调成糊状，睡前敷于神阙穴，晨起去掉，用药期间禁止房事。
操作间隔　每日1次，7天为1个疗程。
主治　用于早泄，对阳痿亦有效。

技术二

贴敷部位　神阙穴（图8）。
药物组成　露蜂房10g，白芷10g，食醋适量。
制备方法　以上前2味烘干发脆，共研细末。

操作规程 用醋调成糊，敷于脐部，外用消毒纱布覆盖，再用胶布固定。
操作间隔 每日换药 1 次，连用 3～5 次。
主治 适用于肾阳不足之早泄。

技术三

贴敷部位 腹部及神阙穴。
药物组成 金樱子、芡实、莲子肉、益智仁、生牡蛎、白蒺藜各 12g。
制备方法 上药碾成细末，做成兜肚。
操作规程 每晚用热水袋敷药兜 15～30 分钟。
操作间隔 10 天换 1 次。
主治 早泄。

技术四

贴敷部位 外阴。
药物组成 仙灵脾、五倍子、益母草、薄荷各 50g。
制备方法 前 3 味加水 3000ml，煎至 2500ml 时加入薄荷，烧开后即将药汁倒入盆中。
操作规程 先熏阴部，待药汁变温时将阴部浸入，至药汁变凉时为止。熏洗过程中同时用于搓擦外生殖器。
操作间隔 每日 1 剂，每晚 1 次。
主治 肾阳不足、固涩无权的早泄。

技术五

贴敷部位 腰眼、小腹或气海穴。
药物组成 芡实 20g，生牡蛎、白蒺藜各 15g，金樱子、莲子、益智仁各 10g。
制备方法 上药共研细末，装于布袋中，缝合固定备用。
操作规程 取药袋系于腰眼、小腹或气海穴。
操作间隔 2 周为 1 个疗程，连续 2～3 个疗程。
主治 早泄。

技术六

贴敷部位 神阙穴（图 8）。

药物组成　蛇床子、仙灵脾、仙茅、丁桂散、阳起石等量。

制备方法　上药研末。

操作规程　用温开水调敷脐孔。

操作间隔　2日换1次，10次为1个疗程。

主治　早泄。

3 遗精

3.1 遗精概述

3.1.1 概念

遗精是指成年男子未进行性交或手淫而精液自行遗泄者称为遗精。

中医又常将遗精称为失精、精时自下、漏精、溢精、精漏、滑精等。西医学中的神经衰弱、神经官能症、前列腺炎、精囊炎、或包皮过长、包茎等疾患，造成以遗精为主要症状者，与本病类似。

3.1.2 病因病机

（1）中医病因病机

遗精与劳心、情志、饮食不节、房劳等致病因素相关。遗精的基本病理变化总属肾失封藏，精关不固。其病位在肾，与心、肝，脾三脏密切相关，其病理因素不外乎湿与火。

（2）西医病因病机

首先是缺乏正确的性知识，精神过度紧张。由于男性青春期后，体内睾丸酮分泌旺盛，性器官迅速发育。对性刺激极为敏感，性行为意念时常现于脑际，思想往往过分集中在性问题上使大脑皮层始终存在一处兴奋灶。极易随时诱发遗精。由于缺乏性知识，一旦出现遗精，精神又过度紧张反过来又致使遗精加重。其次是外生殖器或下尿路疾病如包茎、包皮过长的刺作用，频繁搔弄外生殖器，或包皮龟头炎、前列腺炎、精囊炎、尿道炎等造成的炎症刺激，在膀胱充盈感的刺激下可诱发遗精。还有患前列腺疾病时由于前列腺时常充血，脊椎射精中枢呈病理性兴奋，时常造成遗精。还有就是在剧烈的脑力或体力活动后，身体极度困倦，睡眠加深，皮质下中枢活动加强，也容易造成遗精。

3.1.3 临床表现

已婚男子不因性生活而排泄精液，每周一次以上；或未婚成年男子频繁发生精液遗泄，每周多于两次，并伴有其他不适者。常见伴随症状有：头昏、耳鸣、健忘、心悸、失眠、腰酸、精神萎靡等。

3.1.4 临床诊断

（1）中医诊断

1）男子梦中遗精，每周超过 2 次以上；或清醒时，不因性生活而排泄精液者。

2）常伴有头昏，精神萎靡，腰腿酸软、失眠等症。

3）本病常有恣情纵欲，情志内伤，久嗜醇酒厚味等病史。

（2）西医诊断

凡未婚成年男子遗精频率达到每周 2 次以上；或已婚男子在正常性生活情况下，仍经常发生遗精；甚至在清醒状态下精液遗泄者。同时常伴有精神神经症状；如失眠、多梦、记忆力减退、精力不集中、头晕耳鸣、腰膝酸软甚或出现早泄、阳痿等症状者即可确诊。

此外，直肠指诊、前列腺 B 超、精液常规及前列腺液检查可助病因诊断。

3.2 药物贴敷技术在遗精中的应用

技术一

贴敷部位 神阙穴（图 8）。

药物组成 母丁香、硫黄、胡椒、菟丝子各 15g，麝香 2g，大蒜适量，朱砂少许。

制备方法 将前 4 味药混合共研成细末，加入麝香研匀，贮瓶密封备用。

操作规程 用时取药末适量，加入大蒜共捣烂成丸，如蚕豆大，以朱砂为衣，于睡前纳入脐中，外用胶布封固。

操作间隔 每晚换药 1 次，10 次为 1 疗程。

主治 遗精。

技术二

贴敷部位 神阙穴、腹部及气海（图 8）。

药物组成 大附子 20g，大茴香 20g，小茴香 20g，公丁香 10g，母丁香 10g，木香 10g，升麻 10g，五味子 10g，甘遂 10g，沉香 10g，麝香 1g，艾绒 60g。

制备方法 上药除麝香另研、艾绒捣碎外，余药共研细末，依次加入麝香、艾绒，排匀，做成肚兜。

操作规程 令患者兜护脐腹及气海。

操作间隔 10 天换药 1 次。

主治 遗精。

技术三

贴敷部位 神阙穴（图 8）。

药物组成 五倍子、煅龙骨、煅文蛤各 20g。

制备方法 诸药共研为细末。

操作规程 加醋少量调和如糊，于睡前取药糊适量，涂敷于脐中，盖以纱布，胶布固定。

操作间隔 每日睡前换药 1 次，10 日为 1 疗程。

主治 遗精、滑精。

技术四

贴敷部位 神阙穴（图 8）。

药物组成 硫黄 6g，母丁香 5g，胡椒 3g，杏仁 10g，麝香 1g，枣肉少许。

制备方法 上药共压细粉，与适量枣肉共捣制丸，如小花生米大。

操作规程 取药丸 1 粒放脐中，外贴红煅膏或暖脐膏。

操作间隔 每日睡前换药 1 次，10 日为 1 疗程。

主治 遗精。

技术五

贴敷部位 神阙穴（图 8）。

药物组成 鲜紫花地丁 30g。

制备方法 将鲜紫花地丁捣如泥。

操作规程 敷于脐中，覆盖塑料薄膜，外用胶布固定。

操作间隔 每日 1 次，至愈为止。一般用药 1～2 周即显效。

主治 湿热下注型遗精。

技术六

贴敷部位 神阙穴（图 8）。

药物组成 黄连 6g，肉桂 3g，黄柏 6g，制附子 3g，五倍子 15g。

制备方法 上药共研末备用。

操作规程　每次取药粉 1～2g，用温开水调糊，填敷脐部，外用纱布、胶布固定。

操作间隔　每日换药 1 次，连用 7～10 次。

主治　遗精。

技术七

贴敷部位　神阙穴（图 8）。

药物组成　韭菜子 10g，小茴香 3g，五倍子 3g。

制备方法　上药 3 味，共研为散。

操作规程　敷脐部。

操作间隔　每日换药 1 次。

主治　遗精、遗尿等。

技术八

贴敷部位　神阙穴（图 8）。

药物组成　五倍子、女贞子各 30g，醋适量。

制备方法　上药共研细末。

操作规程　醋调成饼，敷脐。

操作间隔　每日 1 次，7 次为 1 疗程。

主治　遗精。

技术九

贴敷部位　神阙穴（图 8）。

药物组成　菟丝子、云苓、韭菜子、龙骨各 30g。

制备方法　将以上诸药混合共研为细末，贮瓶备用。

操作规程　用时取药末 12g 以温开水调如糊状，敷于患者肚脐上，盖以纱布，胶布固定。

操作间隔　每日换药 1 次，10 次为 1 疗程。

主治　遗精、滑精。

技术十

贴敷部位　腰部、神阙穴、少腹部或气海穴（图 8）。

药物组成　金樱子 10g，芡实 20g，生牡蛎 15g，白蒺藜 15g，莲子肉 10g，益智仁 10g。

制备方法 上药共研细末，做成药带

操作规程 令病者系带于腰脐、少腹部或气海穴。

操作间隔 10 日换药 1 次。

主治 遗精、早泄。

技术十一

贴敷部位 神阙穴（图 8）。

药物组成 五倍子粉 3g，蜂蜜适量。

制备方法 将五倍子粉与蜂蜜调匀。

操作规程 敷于神阙穴。

操作间隔 早晚各 1 次。

主治 遗精。

技术十二

贴敷部位 神阙穴（图 8）。

药物组成 葱子、韭菜子、肉桂、附子、丝瓜子各 10g，龙骨 4g，麝香 0.3g。

制备方法 将上药烘干研为细末，过筛装瓶备用。

操作规程 用时取药粉适量，以开水调膏，纱布包裹，敷于脐上，外用胶布固定。

操作间隔 每日 1 次，一般 5～10 次可见效。

主治 肾气不固之遗精。

技术十三

贴敷部位 神阙穴（图 8）。

药物组成 生地黄 30g，生龙骨、五倍子各 10g。

制备方法 生地黄、生龙骨、五倍子共研为细末，以陈醋调成稠糊。

操作规程 每次取药糊 4g，睡前敷脐，外用胶布固定。

操作间隔 一般用药 7～10 日即获良效。

主治 遗精。

技术十四

贴敷部位 神阙穴（图 8）。

药物组成　龙骨、海螵蛸、五倍子各 10g。

制备方法　将上药共研为细末，水泛为丸如枣核大。

操作规程　每晚临睡时敷脐中，外用胶布固定，晨起除去。

操作间隔　每夜 1 次，10 次为 1 个疗程。一般用药 1～2 个疗程可愈或显效。

主治　肾气亏损之滑精。

技术十五

贴敷部位　神阙穴（图 8）。

药物组成　黄柏 20g，知母 20g，茯苓 20g，枣仁 20g，五倍子 50g，蜂蜜适量。

制备方法　将上述药物研成细末。

操作规程　用蜂蜜调成糊状，制成药饼，放于穴位上，盖以纱布，胶布固定。

操作间隔　每日 1 次，10 次为 1 疗程。

主治　遗精属肝火亢盛者。

技术十六

贴敷部位　涌泉穴（图 11）。

药物组成　牡蛎 30g，芡实 30g，龙骨 30g，沙苑子 30g，补骨脂 20g，五味子 20g，龟甲 20g，菟丝子 15g，米醋适量。

制备方法　上述药物研成细末。

操作规程　用米醋调成糊状，取适量涂于穴位上，盖以纱布，胶布固定。

操作间隔　每日 1 次，7 次为 1 疗程。

主治　遗精属脾肾阳虚者。

技术十七

贴敷部位　肾俞穴（图 9）。

药物组成　生地黄 20g，白芍 20g，川芎 20g，酒炒黄柏 20g，蜜炒知母 20g，姜汁炒黄连 20g，栀子 20g，炮姜 20g，山萸肉 20g，煅牡蛎 20g，麻油适量，黄丹适量。

制备方法　将上述药物研成细末，与麻油一同按膏药的制作方法熬至滴水成珠时用黄丹收膏，装瓶密封。

操作规程　用时取膏药适量，烘热，涂于牛皮纸或棉布上，分别贴于穴位处。

操作间隔　每日或隔日换药 1 次。

主治　遗精属阴虚火旺者。

技术十八

贴敷部位 膻中穴（图 8）。

药物组成 黄连 10g，肉桂 10g，养心安神膏适量。

制备方法 将黄连与肉桂研成细末。

操作规程 掺入养心安神膏中，取适量涂于穴位处，盖以纱布，胶布固定。

操作间隔 每日 1 次，10 次为 1 疗程。

主治 遗精属心肾不交者。

技术十九

贴敷部位 涌泉穴（图 11）。

药物组成 桑螵蛸 30g，远志 30g，龙骨 30g，当归 30g，茯苓 30g，党参 30g，龟甲 20g，米醋适量。

制备方法 上述药物研成细末。

操作规程 用米醋调成糊状，取适量涂于穴位上，盖以纱布，胶布固定。

操作间隔 每日 1 次，7 次为 1 疗程。

主治 遗精属心肾不交者。

技术二十

贴敷部位 神阙穴（图 8）。

药物组成 金樱子 10g，芡实 6g，煅牡蛎 10g，刺猬皮 10g，硫黄 6g。

制备方法 上述药物研成细末。

操作规程 用清水调成糊状，取适量填于脐中，盖以纱布，胶布固定。用炒热的盐粒袋热敷。

操作间隔 每日 1 次，每次 30 分钟。

主治 遗精属肾阳虚者。

技术二十一

贴敷部位 神阙穴（图 8）。

药物组成 金樱子 10g，芡实 6g，煅牡蛎 10g，刺猬皮 10g，龟板 3g，女贞子 3g，旱莲草 3g。

制备方法 上述药物研成细末。

操作规程 用清水调成糊状，取适量填于脐中，盖以纱布，胶布固定。用炒热的盐粒袋热敷。

操作间隔　每日 1 次，每次 30 分钟。

主治　遗精属肾阴虚者。

技术二十二

贴敷部位　神阙穴（图 8）。

药物组成　当归、白芍、川芎、生地、麦冬、知母、黄柏、黄连、栀子、炮姜、山茱萸、煅牡蛎各等份。

制备方法　上药烘干，共研细末，过筛，装瓶贮备。

操作规程　用时取药粉适量，开水调成膏，纱布包裹，敷神阙穴（脐中），外用胶布固定。

操作间隔　每日 1 次，5～10 次为 1 个疗程。

主治　遗精（阴虚火旺型）。

4 前列腺病

4.1 前列腺病概述

4.1.1 概念

前列腺炎主要由革兰阴性杆菌所引起，也有葡萄球菌、链球菌、淋球菌、支原体、衣原体等致病菌。临床表现为尿频、尿痛、尿道口有白色或黄色分泌物溢出，会阴部坠胀不适、疼痛等，称为淋菌性前列腺炎或非淋菌性前列腺炎。前列腺炎包括急性细菌性前列腺炎，慢性细菌性前列腺炎及非细菌性前列腺炎。

4.1.2 病因病机

（1）中医病因病机

中医认为相火妄动，所愿不遂，或忍精不泄，肾火郁而不散，离位之精化成白浊；或房事不洁，精室空虚，湿热从精道内侵，湿热壅滞，气血瘀阻而成；病久伤阴，肾阴暗耗，可出现阴虚火旺证候；亦有体质偏阳虚者，久则火势衰微，易见肾阳不足之象。

（2）西医病因病机

西医认为慢性前列腺炎病因复杂，可能是由于致病菌通过血行和淋巴传播到前列腺，或后尿道及泌尿生殖系其他部位的感染向前列腺直接蔓延，或尿液逆流入前列腺管所引起；也有可能是支原体或衣原体等致病微生物直接经尿道上行感染所致；或与免疫因素有关。

4.1.3 临床表现

本病多发于20～40岁的青壮年，常有尿频、尿急、排尿痛或尿道灼热感，并可放射到阴茎头部，尿道口有白色或黄色黏液溢出。感染严重者，有排尿困难，甚至尿潴留，并可伴寒战、高热等。下腹、会阴、阴囊或肛门部坠胀不适、疼痛、腰痛，可放射至阴茎、睾丸、腹股沟、大腿内侧、臀部等处。性功能障碍，有性欲减退或消失、射精痛、血精、阳痿、遗精、早泄以及不育等。精神症状有情绪低落、头晕、眼花、乏力、失眠、精神抑郁等。肛门指检，前列腺肿胀，两侧叶可不对称，中央沟消失或变浅，表面不光滑，质地不均匀，有压痛。

4.1.4 临床诊断

（1）中医诊断

湿热蕴结：尿频、尿急，尿道烧灼刺痛；或小便频急不爽，尿黄，尿血；或全身寒战；或会阴部坠痛，引及少腹、腰骶、阴茎及大腿根部；或大便干结，口中干苦而黏。舌质红苔黄腻，脉滑数。热毒炽盛：会阴部红肿热痛，脓血尿，尿道灼痛，高热，或尿少尿闭，腰腹胀痛，口渴喜饮，大便秘结，或里急后重，舌质红苔黄，脉弦而数。瘀血阻络：会阴部刺痛明显，痛引睾丸、阴茎、少腹或腰部，眼眶黧黑，小便滴沥刺痛，舌质紫或有瘀斑，脉涩。脾虚下陷：终末尿滴白，尿意不尽，尿后余沥，劳累后加重，会阴部坠胀，神疲乏力，面色少华，或小便清长或频数，纳差，心悸自汗，舌淡胖，脉细而软。气血瘀滞：少腹、腰骶、会阴、睾丸坠胀隐痛，小便滴沥涩痛，排尿不畅，或有血尿、血精，舌质黯红，或有瘀斑、瘀点，苔薄白，脉弦细，或沉涩。阴虚火旺：小便时清时浊，频数余沥，终末尿滴白，或见血精，尿道热涩疼痛，伴腰膝酸软，失眠多梦，五心烦热，或见阳痿遗精，大便干结，或潮热盗汗，舌质红少苔，脉细数。肾阳不足：小便浑浊或频数清长，余沥不尽，尿道白色分泌物较多，腰膝酸软，畏寒肢冷，或早泄阳萎、五更泄泻，舌淡胖边有齿痕，脉沉细。肾虚阳衰：尿道口滴白量多，遇劳更甚，夜尿频数，伴腰膝酸软，面色苍白，畏寒肢冷，神疲乏力，阳痿早泄，舌质淡胖，苔薄白，脉沉细无力。

（2）西医诊断

可有尿次稍多，排尿时尿道内有烧灼感及尿意不尽感。前列腺液镜检，每高倍视野白细胞超过 10 个以上，卵磷脂减少或消失。尿液和前列腺液分段定位培养和菌落计数对确诊有决定意义。若 VB1 及 VB2 阴性，或<3000 个菌数/ml，而 EPS 或 VB，超过 5000 个菌数/ml，即 VB3 超过 VB12 倍时，就可诊断为细菌性前列腺炎；VB1 等 4 个标本均无菌，而病史、症状、前列腺指诊及前列腺按摩液符合前列腺炎诊断时，可诊断为无菌性前列腺炎。

4.2 药物贴敷技术在前列腺病中的应用

技术一

贴敷部位 神阙穴（图 8）。
药物组成 白胡椒 7 粒，麝香 0.15g。

制备方法　将白胡椒研粉。

操作规程　另取麝纳入肚脐，其上覆上胡椒粉，用胶布固定。

操作间隔　7～10日换药1次，10次为1个疗程，疗程间隔5～7日。

主治　慢性前列腺炎。

技术二

贴敷部位　小腹及肛门。

药物组成　白芷、萆薢各30g，甘草5g。

制备方法　上药煎液一盆。

操作规程　坐盆内浸至肛门及小腹，用手按小腹及外阴部，以有温热感为度，水凉加温，每次坐浴半小时。

操作间隔　每日1次，1个月为1个疗程。

主治　湿热型前列腺炎。

技术三

贴敷部位　小腹膀胱区。

药物组成　葱白200g，硫黄20g。

制备方法　将上药捣烂成膏。

操作规程　敷于脐部，用热水袋度之，熨1小时后，再将药糊熨膀胱区。

主治　老年性前列腺炎、小腹胀痛、小便不利或尿闭。

技术四

贴敷部位　少腹部。

药物组成　萆薢、桃仁、红花、乌药各10g，车前子12g，金钱草15g，刘寄奴30g，白花蛇舌草40g，败酱草15g。

制备方法　将上药共研为细末。

操作规程　做成药带，束于少腹部，长期使用。

操作间隔　长期使用本疗法，自有良好治疗效果。

主治　慢性前列腺炎。

技术五

贴敷部位　神阙穴（图8）。

药物组成　鲜青蒿200～300g。

制备方法　将鲜青蒿捣烂，取汁。

操作规程　用药汁敷于脐部。

操作间隔　30～60分钟内可排尿。

主治　前列腺肥大所致排尿困难，对尿潴留则无效。

技术六

贴敷部位　神阙穴（图8）。

药物组成　芒硝、明矾各10g。

制备方法　将上药共研为细末。

操作规程　将墨水瓶瓶盖顶去掉，仅留外圈，置于肚脐正中，填满本药末，滴入冷水，以药物湿润，水不外流为度，胶布固定，使药末溶化净。

操作间隔　每日1次。一般用药3～5周可显效。

主治　老年性前列腺肥大。

技术七

贴敷部位　会阴、神阙、中极、肾俞穴（图33、图8、图9）。

药物组成　薏苡仁、黄柏、当归、川芎、川乌、补骨脂、苦参、土茯苓、蒲公英、马齿苋。

制备方法　取上药各等量研末混合均匀。

操作规程　用适量的白醋及甘油调匀外敷于患者的会阴、神阙、中极、肾俞等穴，然后用胶布固定。

操作间隔　贴敷24小时，隔日1次，5次为1个疗程，连续治疗2～3个疗程。

主治　前列腺炎。

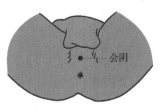

图33

技术八

贴敷部位　会阴、中极穴（图33、图8）。

药物组成　吴茱萸60g。

制备方法　将吴茱萸研末，用酒、醋各半，调制成糊状。

操作规程　外敷于患者的会阴、中极二穴，然后用胶布固定，贴敷12小时，年老体弱或无明显热象者，用吴茱萸15～20g，加水100ml，煎40分钟左右成60ml，分2次服；体质强壮或有热象者用吴茱萸10～15g，竹叶8g，加水100ml，煎成90ml，分三次服，每日一剂。

操作间隔 每日 1 次。

主治 前列腺炎。

技术九

贴敷部位 神阙穴（图 8）。

药物组成 野菊花、银花、吴茱萸、肉桂、僵蚕、玄参、大黄、槐花等。

制备方法 取上药各等量研末混合均匀，以凡士林、醋为基质制成膏状备用。

操作规程 治疗时先在神阙穴拔罐后，将本药膏加温敷于脐部。

操作间隔 每周 2 次 15 次为 1 个疗程（2 个月）。

主治 前列腺炎。

技术十

贴敷部位 神阙穴（图 8）。

药物组成 白胡椒 1.5g、北细辛 1.0g。

制备方法 共研成细末，贮瓶密封备用。

操作规程 治疗时先将肚脐洗净，再取药末适量填盖脐部，外用麝香风湿膏剪成 4cm×4cm 覆盖。

操作间隔 每 3 日换药 1 次，10 次为 1 疗程，停药休息 5 天继续第二个疗程。

主治 前列腺炎。

技术十一

贴敷部位 会阴穴（图 33）。

药物组成 五倍子、雄黄、冰片、乳香、小茴香、三七、浙贝母各 10g，全蝎 30g，蜈蚣 5g，大黄、花粉各 50g，野菊花 100g。

制备方法 诸药共研细末，加入白醋适量，先用武火熬沸约 15 分钟，后用文火熬 10 分钟至黏稠，挑起调成粗丝即成，密闭 5 分钟，待冷却后装瓷缸备用。

操作规程 应用时先用温水清洗患者会阴部，用月经带装上 2 层卫生纸，调适量膏药于塑料纸或桑皮纸中央，固定在月经带上，然后置于会阴部裆下即成，使膏药接触会阴穴。

操作间隔 每晚 1 次。

主治 前列腺炎。

第六章　五官科疾病

1　过敏性鼻炎

1.1　过敏性鼻炎概述

1.1.1　概念

过敏性鼻炎即变应性鼻炎，是指特应性个体接触变应原后主要由 IgE 介导的介质（主要是组织胺）释放，并有多种免疫活性细胞和细胞因子等参与的鼻黏膜非感染性炎性疾病。

1.1.2　病因病机

（1）中医病因病机
鼻鼽指因禀质异，脏腑虚损，兼感外邪，或感受花粉、粉尘及不洁之气所致。
（2）西医病因病机
两个基本因素：①遗传性过敏体质；②反复多次的暴露和吸入外界过敏原。

1.1.3　临床表现

变应性鼻炎的典型症状主要是阵发性喷嚏、清水样鼻涕、鼻塞和鼻痒。部分伴有嗅觉减退。喷嚏：每天数次阵发性发作，每次多于 3 个，多在晨起或者夜晚或接触过敏原后立刻发作。清涕：大量清水样鼻涕，有时可不自觉从鼻孔滴下。鼻塞：间歇或持续，单侧或双侧，轻重程度不一。鼻痒：大多数患者鼻内发痒，花粉症患者可伴眼痒、耳痒和咽痒。见鼻黏膜苍白、双下甲水肿，总鼻道及鼻底可见清涕或黏涕。

1.1.4　临床诊断

（1）中医诊断
气虚鼻窍失充证：阵发鼻痒及喷嚏，流多量清稀涕，鼻黏膜灰白色，肿胀明显，恶风，触冒风冷异气即发病，咳痰清稀，气短，面色淡白，舌质淡，苔薄白，脉虚弱。阳虚鼻窍失煦证：鼻痒阵发，喷嚏连作不已，早晚为重，清涕甚多，鼻黏膜苍白或紫暗，肿胀明显，鼻腔积有多量稀涕，畏寒肢冷，面色㿠白，咳吐稀痰，耳内鸣响，小便清长，大便溏薄，舌质淡，边有齿印，苔白，脉缓弱。阴虚鼻窍失濡证：鼻痒，喷嚏，清涕，日久不愈，早晚发作频繁，鼻黏膜苍白、水肿或淡红，耳鸣、耳聋，腰酸无力，舌红少苔，脉细数。湿壅鼻窍证：鼻塞，清涕色白量多，喷嚏，鼻腔黏膜苍白、水肿，困重乏力，舌苔白滑，脉细滑。肺热熏鼻证：鼻胀，鼻塞，酸痒不适，喷嚏，流清涕，遇热频发，鼻黏膜稍红，下甲肿胀，舌质红，脉弦或弦滑。

（2）西医诊断

常年性发病：具有喷嚏、流清涕和鼻黏膜水肿等临床表现，年发病月数超过6个月。病程至少在半年以上。记分标准：①有明显的吸入线索；有个人或家族过敏性病史；发作期有典型的症状和体征，各记一分，共三分。②变应原皮试阳性，至少有一种为（++）或（++）以上；特异性IgE检测阳性；或变应原激发试验阳性，且与皮试及病史相符合，各得2分。③鼻分泌物涂片嗜酸细胞和肥大细胞（嗜碱细胞）阳性得1分，得6～8分者即可诊断为常年性变应性鼻炎。

1.2 药物贴敷技术在过敏性鼻炎中的应用

技术一

贴敷部位 囟门、鼻中（图23）。

药物组成 辛夷叶30g（洗净熔干），细辛15g，木通15g，白芷15g，杏仁30g（去皮研如泥），木香15g。

制备方法 上药研为细末，次用杏仁泥、猪脂各30g，同诸药和匀，于瓦石器中熬成软膏，赤黄色为度，于地上放冷，入龙脑、麝香各3g，拌匀。

操作规程 涂上，每用少许涂鼻中。

主治 小儿鼻久流清涕（过敏性鼻膜炎等）。

技术二

贴敷部位 肺俞、定喘、心俞、膈俞为主（图9）。久病者加肾俞，同时选择贴敷脐周（在脐上、下、左、右各旁开1.5cm处）。

药物组成 白芥子20g，元胡20g，甘遂12g，白芷15g，洋金花19g，地塞米松2片。

制备方法 把上药研为细末，装深色瓶备用（以上为1人3次用量）。

操作规程　使用时将以上药粉加生姜汁适量和成软块，捏成直径为 0.5～1.0cm，厚 0.3cm 饼形，放在穴位上，加贴麝香壮骨膏。

主治　过敏性鼻炎。

技术三

贴敷部位　鼻腔。

药物组成　辛夷、苍耳子、白芷、丝瓜藤各 100g，绿矾 50g，薄荷 60g。

制备方法　将上药研成细粉，过 120 目筛，将细粉装入胶囊内备用。

操作规程　将药末吸入鼻腔。

操作间隔　每日 3 次，每次 0.1g，10 天为 1 个疗程，隔 3～5 天再行第 2 个疗程的治疗。

主治　过敏性鼻炎。

技术四

贴敷部位　风门、肺俞、百会、囟会穴（图 9、图 23）。

药物组成　麻黄 30g，熟附子 30g，细辛 15g，白芥子 30g，辛夷 40g，苍耳子 50g，冰片 20g。

制备方法　共研细末，瓶装备用。

操作规程　取上药 50g，加生姜 50g（捣烂如泥），共和匀，调如膏状后加热，分敷于风门、肺俞，百会、囟会，药物固定后，再用电吹风热吹膏药。

操作间隔　每次 10 分钟，热敷 2～12 小时后，嘱患者除去膏药，每日或隔日 1 次，7 次为 1 个疗程，重者连用 5～7 个疗程。

主治　过敏性鼻炎。

技术五

贴敷部位　大椎、肺俞、膏肓、肾俞、囟门穴（图 9、图 23）。

药物组成　白芥子 2 份，延胡索、甘遂、丁香、白芷、细辛各 1 份。

制备方法　上药共研成细末，过 80 目细筛，用新鲜生姜汁调匀成糊状，装罐备用。

操作规程　用小匙取出一定量药膏放于 4cm×4cm 的纱布棉垫中央，贴敷于大椎、肺俞、膏肓、肾俞、囟门穴上，用胶布固定。

操作间隔　每次贴敷 3 小时，5 天贴 1 次，3 次为 1 个疗程。

主治　过敏性鼻炎。

技术六

贴敷部位 鼻孔。

药物组成 石菖蒲、皂角刺各等份。

制备方法 上药共研细末，装瓶备用。

操作规程 每用药少许，以药棉薄裹如球状，塞入患侧鼻孔中。

操作间隔 每日 3 次。

主治 过敏性鼻炎。

技术七

贴敷部位 肺俞、膏肓、百劳穴（图 9）。

药物组成 白芥子、细辛、甘遂、辛夷各等份，麝香适量。

制备方法 将前 4 味药共研细末，装瓶备用。麝香研细另装。

操作规程 用时取药末适量，用姜汁调成糊状，做成如铜钱大的药饼。药面放入少许麝香，分别贴敷于肺俞、膏肓、百劳穴上。

操作间隔 每次贴 6～8 小时后除去，10 天贴药 1 次，3～6 次为 1 个疗程。

主治 过敏性鼻炎。

技术八

贴敷部位 百劳、肺俞、膏肓俞、大椎、风门、脾俞、大杼、肺俞、肾俞穴（图 9）。

药物组成 白芥子 5 份，细辛、甘遂各 2 分，延胡索 1 份。

制备方法 上药烘干，共研为细末，过筛，用鲜生姜汁或蜂蜜调成药饼，药饼中心放麝香少许备用。

操作规程 取药膏贴敷百劳、肺俞、膏肓俞，纱布覆盖，胶布固定。于夏季初伏时，贴百劳、肺俞、膏肓俞（均双侧），6～8 小时后取下药饼；中伏时，贴敷大椎、风门、脾俞穴，4～6 小时应取下；末伏时，贴敷大杼、肺俞、肾俞穴，3～4 小时后取下。

操作间隔 每伏贴药 1 次，连贴 3 年。

主治 过敏性鼻炎。

技术九

贴敷部位 膏肓俞、大椎、风门、肺俞、百劳、脾俞、肾俞穴（图 9）。

药物组成 白芥子、延胡索、细辛、甘遂、黄芩按 2∶2∶1∶1∶1 比例。

制备方法 将上述药物捣碎制成糊状。

操作规程 将上述药物研成细末混合备用，三伏天穴位贴敷，用时以姜汁调成糊状，取一分硬币大小置于专用敷贴中央贴在上述穴位上。贴药后皮肤有微微发痒、灼痛感，切勿即去，一般敷贴 2～6 小时。贴药时间可视患者情况而定。如发痒、灼痛感不甚明显者则可敷贴较长时间，但最长不超过 8 小时；如发痒、灼痛感非常明显者则应适当缩短敷贴时间。上述穴位每次选取 7 个，轮换选用。

操作间隔 10 天贴 1 次，3 次为 1 个疗程。

主治 过敏性鼻炎。

2 口腔溃疡

2.1 口腔溃疡概述

2.1.1 概念

口腔黏膜疾病中发病率最高的一种疾病，普通感冒、消化不良、精神紧张、郁闷不乐等情况均能偶然引起该病的发生，好发于唇、颊、舌缘等，在黏膜的任何部位均能出现，但在角化完全的附着龈和硬腭则少见。发病年龄一般在 10～30 岁之间，女性较多，一年四季均能发生。

2.1.2 病因病机

（1）中医病因病机

口腔溃疡病机多分虚实，以心、脾、肾三经失调为主。明代薛己《口齿类要·口疮》说："口疮，上焦实热，中焦虚寒，下焦阴火，各经传变所致。"上焦实热多心脾积热相兼，下焦阴火乃肾亏阴虚火旺，中焦虚寒多脾肾阳亏互见。

（2）西医病因病机

现代医学认为，复发性阿弗他溃疡首先与免疫有着很密切的关系。有的患者表现为免疫缺陷，有的患者则表现为自身免疫反应；其次是与遗传有关系，在临床中，复发性阿弗他溃疡的发病，有明显的家族遗传倾向；另外，复发性阿弗他溃疡的发作，还与一些疾病或症状有关，比如消化系统疾病，另外偏食、消化不良、发热、睡眠不足、过度疲劳、工作压力大、月经周期的改变等。随着一种或多种因素的活跃、交替出现机体免疫力下降，致使复发性阿弗他溃疡的频繁发作。

2.1.3 临床表现

初起病变处敏感或出现针尖样大小或稍大的充血区，短期内即形成直径在 2～4mm 左右，圆形或椭圆形，边界清晰的浅小溃疡。中心微凹陷，表面覆有一层淡黄色假膜，溃疡周围黏膜充血呈红晕状，其底扪之不硬。溃疡数目一般为 2～3 个左右。溃疡形成后有较剧烈的烧灼痛。经 7～10 天左右溃疡可逐渐自愈，不留瘢痕。但经长短不一的间歇期后又可复发，患者甚为痛苦。

2.1.4　临床诊断

（1）中医诊断

口疮，乍瘥乍发，初期常不自觉，发则口腔、舌生疮。疮面成点，或片；疮面或红，或白，或内红边白，表面有黄白分泌物；口苦，或口臭，或口腻，或口涩；疮面疼痛，或干灼刺痛。疡面深红者痛剧。疮面之外，舌、舌苔，口颊无显著改变。口疮初发，或复发，多具表证。发热恶寒，或恶风身热，额面疼痛，身痛，心烦不安，失眠焦虑，纳食欠佳，大便秘结，小便短赤，胃部灼热，或胀闷。反复发作不愈，可有头昏，五心烦热，腹胀纳差，便溏尿多，腹部冷痛。脉细数，或弦数，或滑数，或革虚，或沉细。舌红，或舌红绛，苔白，或黄，或黄腻，或黄燥。

（2）西医诊断

溃疡的诊断主要依据病史特点（复发性、周期性、自限性）及临床特征（黄、红、凹、痛）。没有特异性的实验室诊断依据及病理检查依据，因此不必做实验室检查及活检。但多数学者主张常规做血常规检查，以便及时发现因营养不良或血液疾病或潜在的消化道疾病。对大而深、病程长的溃疡，应警惕癌性溃疡的可能，必要时做活检明确诊断。

2.2　药物贴敷技术在口腔溃疡中的应用

技术一

贴敷部位　神阙、涌泉穴（图 8、图 11）。
药物组成　大黄、硝石、白矾各等量，米醋、面粉少量。
制备方法　上药共研细末，加入米醋、面粉调和，制成膏备用。
操作规程　临用时取膏药 3 小团，分别敷于患者脐孔上和两足心，盖以纱布，扎牢，或胶布固定。
操作间隔　每日 1 次，敷 3～4 次。
主治　口疮（脾胃积热型）。

技术二（视频 8）

贴敷部位　涌泉穴（图 11）。
药物组成　吴茱萸 18g，肉桂 12g。
制备方法　共研细末，醋调和，捏成小饼状。

视频 8　口腔
溃疡

操作规程 外敷双侧涌泉穴。

操作间隔 每日 1 次。

主治 口疮。

技术三

贴敷部位 涌泉穴（图 11）。

药物组成 黄连 5g，吴茱萸 3g。

制备方法 将两药共捣细末，以米醋适量调成稠糊状。

操作规程 敷双侧涌泉穴。

操作间隔 每日 1 次。

主治 口疮。

技术四

贴敷部位 神阙穴（图 8）。

药物组成 细辛适量。

制备方法 将细辛焙干研末，以甘油或陈醋调药末成膏状。

操作规程 纱布包裹，贴于脐上，外用胶布固定。

操作间隔 每日敷神阙穴，每剂药用 1 次。

主治 口疮（心脾蕴热型）。

技术五

贴敷部位 涌泉、神阙穴（图 11、图 8）。

药物组成 吴茱萸 30g，公丁香、肉桂各 15g，冰片 3g。

制备方法 上药为细末，以凡士林调制成软膏。

操作规程 使用时挑取黄豆大抹于护创膏上，对准涌泉、脐中贴 24 小时。

操作间隔 一般贴敷 2~3 次。

主治 口疮（阴虚火旺型）。

技术六

贴敷部位 涌泉穴（图 11）。

药物组成 附子数粒。

制备方法 烘烙研末。

操作规程 取 1 粒附子量药末，醋和做饼，敷于患者一侧足心涌泉穴，包扎固定。

操作间隔　次日如法，换敷另一侧足心。

主治　口疮（阴虚火旺型）。

技术七

贴敷部位　涌泉穴和周围（1.5cm×1.5cm）-（2.0cm×2.0cm）的面积上（图 11）。

药物组成　吴茱萸 15g，南星 10g，鲜姜 10g。

制备方法　将上药捣碎制成两个药饼。

操作规程　使用时首先将患者两脚洗净，将制成的药饼，分别贴敷两脚的涌泉穴和周围（1.5cm×1.5cm）-（2.0cm×2.0cm）的面积上，此并非绝对。用油纸盖住药饼，防止药液外透，再用纱布包扎，以免药饼移动。

操作间隔　贴 24h，即可见效，如未治愈，可重复 2～3 次。

主治　复发性口腔溃疡。

3 咽喉肿痛

3.1 咽喉肿痛概述

3.1.1 概念

咽喉肿痛是口咽和喉咽部病变的主要症状，以咽喉部红肿疼痛、吞咽不适为特征，又称"喉痹"。咽喉肿痛见于西医学的急性扁桃体炎、急性咽炎和单纯性喉炎、扁桃体周围脓肿等。

3.1.2 病因病机

（1）中医病因病机

本病多因素体肺胃积热，加之起居失常，卫外失固，风热邪毒乘虚由口鼻而入，与气血搏结于喉核（即扁桃体），发为红肿疼痛。

咽接食管，通于胃；喉接气管，通于肺。如外感风热之邪熏灼肺系，或肺、胃二经郁热上壅，而致咽喉肿痛，属实热证；如肾阴不能上润咽喉，虚火上炎，亦可致咽喉肿痛，属阴虚证。

（2）西医病因病机

主要细菌为乙型溶血性链球菌、葡萄球菌、肺炎双球菌。腺病毒也可引起，有时细菌和病毒混合感染。病原体在正常人咽部和扁桃体窝内部存在，在人体防御能力正常时它们不引起疾病。只有受凉、潮湿、过度疲劳，某些有害气体刺激等机体抵抗力下降时这些病原体才开始大量繁殖而引发急性炎症。

3.1.3 临床表现

以咽喉部红肿疼痛、吞咽不适为特征。

3.1.4 临床诊断

（1）中医诊断

主症为咽喉肿痛。兼见咽喉赤肿疼痛，吞咽困难，咳嗽，伴有寒热头痛，脉浮数，为外感风热；咽干，口渴，便秘，尿黄，舌红，苔黄，脉洪大，为肺胃实热；咽喉稍肿，色暗红，疼痛较轻，或吞咽时觉痛楚，微有热象，入夜则见症较重，为肾阴不足。

（2）西医诊断

咽痛、吞咽不利，甚至吞咽困难。双侧扁桃体红肿、表面或有黄白色点状渗出物，或覆有黄白色伪膜，但不超过扁桃体范围，易拭去，不遗留出血创面，两侧下颌角淋巴结肿大并有压痛。有畏寒、发热、头痛、全身不适等症。血液检验为白细胞总数和中性粒细胞增高。

3.2　药物贴敷技术在咽喉肿痛中的应用

技术一

贴敷部位　喉外耳下软骨处。

药物组成　乳香、没药、玄参、血竭、全蝎各 1.8g，麝香、冰片各 0.9g。

制备方法　上药共研极细末，装瓶备用，勿泄气。

操作规程　取此散如豆大，放膏药上，贴喉外耳下软骨处约 10 小时，去膏药，皮上起疱，用针刺破，涂甲紫。

操作间隔　一般拔去毒水即愈。

主治　咽喉肿痛。

技术二

贴敷部位　经渠穴（图 12）。

药物组成　老蒜 1 瓣（独头蒜者佳）。

制备方法　上药捣烂如泥备用。

操作规程　取豌豆大，敷经渠穴上。

操作间隔　5～6 小时，起一小疱，用银针刺破流水，挤去毒水即愈。

主治　急性咽炎，咽喉炎。

技术三

贴敷部位　神阙、天突、大椎、膻中穴（图 8、图 9）。

药物组成　五福化毒丸。

制备方法　将丸药研细末备用。

操作规程　贴敷神阙以胶布固定，咽痛取天突、大椎，口舌生疮取内关。

操作间隔 每日一次。

主治 咽喉肿痛（血热毒盛）。

技术四

贴敷部位 涌泉穴（图11）。

药物组成 生吴茱萸30g，生附子6g，麝香0.3g，大蒜汁、面粉各少量。

制备方法 先将前3味药共研为细末，用面粉拌匀，加大蒜汁调匀，制成两个药饼备用。

操作规程 取药饼烘热，贴敷于双足心涌泉穴，外用纱布覆盖，胶布固定。

操作间隔 约3小时后脚心发热，则火气下行，病即愈。

主治 咽喉肿痛。适用于急性咽喉炎、单纯性喉炎、咽炎及慢性咽喉炎急性发作等。

技术五

贴敷部位 合谷、鱼际、天突穴（图17、图12、图8）。

药物组成 白芥子、冰片各20g，肉桂、木香、干姜、吴茱萸、白胡椒、延胡索、细辛各10g。

制备方法 上药共研细末，用60%二甲亚砜调成糊状，分3份摊于特制硫酸纸上备用。

操作规程 取药膏贴敷于合谷、鱼际、天突穴上，以胶布固定。

操作间隔 2天换药1次，直至痊愈为止。治疗期间忌食辛辣刺激食物。

主治 急性咽喉炎。

技术六

贴敷部位 涌泉穴（图11）。

药物组成 细辛、生附子、吴茱萸各15g，大黄6g。

制备方法 上药共研细末，用米醋调为药糊备用。

操作规程 取药糊适量，敷于双足心涌泉穴上，用纱布包扎固定。

操作间隔 每日换药1次。

主治 慢性咽炎。

技术七

贴敷部位 涌泉穴（图11）。

药物组成　生附子 1 个，补骨脂 15g。

制备方法　上药共研细末，用清水调为糊状备用。

操作规程　取药膏适量，外敷于双足心涌泉穴，外用纱布包扎固定。

操作间隔　每日换药 1 次。

主治　虚火喉痹（慢性咽炎、喉炎、咽喉炎）。

技术八

贴敷部位　涌泉穴（图 11）。

药物组成　吴茱萸 30g，生附子 6g，麝香 0.3g。

制备方法　上药共研为细末，用面粉少量混匀，以米醋调为糊状，做成 2 个药饼，另加麝香 0.3g 备用。

操作规程　取药饼，微蒸热，贴双足心涌泉穴上，用纱布包扎固定。

操作间隔　每日换药 1 次，至愈为度。

主治　一切虚火喉症。

技术九

贴敷部位　患处。

药物组成　硼砂、赤石脂各 20g，朱砂、儿茶、血竭各 3g，荸荠粉 10g，麝香 1.5g，冰片、薄荷霜各 1g

制备方法　先将前 5 味药研成细面，再加入后 4 味药，共研极细末，分装瓶内备用。

操作规程　用时，取药粉适量，用喷粉器吹撒患处。

操作间隔　每日 3 次，或用药粉 6g，生蜜 100g，调匀涂布患处。

主治　急性咽炎。

技术十

贴敷部位　颌下、颈部痛处。

药物组成　如意金黄散 10g。

制备方法　如意金黄散用水或醋调成稀糊。

操作规程　置纱布上，敷贴于颌下、颈部痛处。

操作间隔　每日换药 1 次。一般用药 3～5 日即愈。

主治　急性咽炎。

技术十一

贴敷部位　天突穴（图 8）。

药物组成　伤湿止痛膏 1 帖。

制备方法　直接使用。

操作规程　先用温水洗净颈前皮肤，然后将伤湿止痛膏贴在天突穴。

操作间隔　如局部有刺痒感、皮肤发红，可停用半日。如对橡皮膏过敏，皮肤糜烂有渗液化脓者，不宜贴用。

主治　慢性咽炎。

技术十二

贴敷部位　喉结上方凹陷处。

药物组成　紫金锭 30g，参三七 15g，米醋适量。

制备方法　紫金锭、参三七共研为细末。

操作规程　分 3 次与醋调敷于颈前喉结上方凹陷处，以纱布覆盖，胶布固定，并用醋经常保持湿润。

操作间隔　隔日换药 1 次。

主治　慢性咽炎。

技术十三

贴敷部位　两手心。

药物组成　食盐 100g，硼砂 50g。

制备方法　食盐、硼砂拌匀。

操作规程　令患者先将双手以热水洗烫 10 分钟，然后两手对搓 60 下，马上将药分握两手心 20 分钟。

主治　咽炎。

技术十四

贴敷部位　神阙、廉泉、涌泉穴（图 8、图 34、图 11）。

药物组成　半夏、桂枝、甘草、附片、姜汁各适量。

制备方法　将半夏、桂枝和甘草共碾成细末，加姜汁调和如膏状。

操作规程　分别敷于脐内及廉泉穴，另将附片贴足心涌泉穴，外用纱布覆盖，胶布固定。

操作间隔　每2天换药1次。

主治　咽痛。

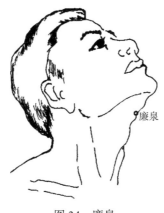

图34　廉泉

技术十五

贴敷部位　锁骨切迹上方和咽喉区（会厌上方两侧）。

药物组成　金银花12g，连翘12g，甘草12g，荆芥穗12g，桔梗9g，淡豆豉9g，薄荷9g，牛蒡子6g，淡竹叶6g。

制备方法　以麻油150ml熬药去渣，入黄丹150g收膏。

操作规程　贴锁骨切迹上方和咽喉区（会厌上方两侧）。

主治　伤风，蛾痧（感冒、扁桃腺炎）。

技术十六

贴敷部位　涌泉穴（图11）。

药物组成　取黄连3份，吴茱萸2份，上药研细末，混匀，贮瓶备用。

制备方法　取上药适量，加米醋调如糊膏状。

操作规程　于晚上入睡前敷双侧涌泉穴，油纸覆盖，胶布固定，翌日晨取去。

操作间隔　每日1次，3次为1疗程。

主治　咽喉肿痛。

技术十七

贴敷部位　肺俞、风门、膈俞、天突（图9、图8）。

药物组成　白芥子30g，延胡索30g，甘遂15g、细辛15g。

制备方法　共研成细末与生姜汁调成膏饼状，置于 4cm×4cm 的透气敷贴内。

操作规程　按要求贴于肺俞、风门、膈俞、天突等，每穴 1 片。敷药时间为每年农历伏季的初、中、末伏的第 1 天，10∶00～14∶00

操作间隔　每 10d 治疗 1 次，共 3 次，3 次为 1 个疗程。一般成人 4～6h，儿童每次贴 2～4h。

主治　慢性咽喉炎。

药物贴敷技术的常用方药

第一章　药物贴敷技术的常用药物

一、用药原则

贴敷药物的性味、厚薄、归经及药理作用，是贴敷疗效是否确切的重要环节。"膏中用药味，必得气味俱厚者方能得力"，贴敷疗法的药物选择必须以猛、生、气味俱厚和浓烈芳香走窜的强效药物为主体。多用辛窜开窍、通经活络之品，如冰片、麝香、樟脑、丁香、乳香、没药、花椒、薄荷、檀香、苏合香以及姜、葱、蒜、韭之类，以"离领群药，开结行滞，直达病所，拔病外出"。多生用厚味、有毒之品，如生南星、生半夏、甘遂、巴豆、大黄、蓖麻仁、斑蝥、蟾酥等，以图力专效宏。多用穿透性强的重金属或矿石类药物，如轻粉、水银、朱砂、铅粉、黄丹、雄黄、明矾、白砒之类。

临症时除了选用以上主药外，一般药物也亦炒香研末，因"炒香则气易透"，可促使药物的吸收。同时还需注意辨证选用适当的引经药或赋形剂以加强药物穿透力，引导药物上下升降，直达病所。譬如病在胸脯以上，尤其在头面部，常用黄酒调药，因黄酒辛散而有升提作用，可引药上升；若病在胃肠属寒者，多用生姜汁调药，因生姜入脾胃，其性辛温，既助药力达于胃肠，又祛胃肠之寒邪；若病在胃肠属热者，可用黄连水溶液调药，黄连苦寒入中焦胃肠，能泻胃肠肝胆有余之火，除肠胃积滞之湿热；若病在肝胆，多用醋调药，因醋之酸性可引药入肝；若病在肾，可用盐水调敷以引药下行；若病在下肢，则可用牛膝水浸液调药，因牛膝长于下行；而柴胡为手厥阴心包经、手少阳三焦经、足厥阴肝经、足少阳胆经的引经药，有关这些经络脏腑病症可用柴胡浸泡液调药外敷。

临床常用的贴敷处方中基本都含有辛味药物，既有辛热（温）的药物，又有辛寒（凉）之品，对其寒、热属性未作明确说明，特别是在治疗同一疾病时，既有用辣椒、肉桂、细辛等辛热药为主的处方，也有重用薄荷、冰片、樟脑等辛凉药物者，这似乎提示对于该疗法而言，药物寒（凉）、热（温）的选择并非必须遵循"寒者热之"或"热者寒之"之古训。研究发现：辛热的辣椒素与辛凉的薄荷脑分别贴敷神阙穴，均能改善痛经症状，缓解疼痛，且二者疗效无差别。

给药途径不同，选药标准有异内服用药注重寒热辨证，即根据疾病的寒、热来考虑寒（凉）或热性药物的选择。研究提示，在药物贴敷治疗时，起作用的主要是药物的"辛"味而非其寒热之性。产生这种差别的原因，可能与二者的给药途径不同有关。药物内服，需经过消化道的消化、吸收，药物有效成分进入血液循环，它是药物本身的药理作用在发挥疗效，直接针对疾病或"寒"或"热"发挥"中和""拮抗"作用，所以，当药物内服时，机体主要是对寒（凉）、热（温）四气作出应答。药物贴敷是通过皮肤给药，利用药物对穴位的刺激和本身药理作用来达到防治疾病的目的，由于药物进入人体的量十分有限，因此药物本身的药理作用极其微弱，作用的产生主要是因为腧穴处皮肤对药物的辛味刺激产生了应答，从而调动了人体自身潜在的修复能力，达到康复的目的，它的机理与针刺、艾灸等治疗方式是一致的。因此，提示药物贴敷疗法由于与内服用药作用途径不同，不可套用内服用药的选药原则，即不应将四气作为选药的主要标准之一。

二、常用中药

生姜

性味归经 辛，温。归肺、脾、胃经。

功效 解表散寒，温中止呕，温肺止咳。

应用 ①风寒感冒。②脾胃寒证。③胃寒呕吐。④肺寒咳嗽。此外，生姜对生半夏、生南星等药物之毒，以及鱼蟹等食物中毒，均有一定的解毒作用。

用法用量 煎服，3～9g，或捣汁服。

使用注意 本品助火伤阴，故热盛及阴虚内热者忌服。

葱白

性味归经 辛，温。归肺、胃经。

功效 发汗解表，散寒通阳。

应用 ①风寒感冒。②阴盛格阳。此外，葱白外敷有散结通络下乳。

用法用量 煎服，3～9g。外用适量。

细辛

性味归经 辛，温。有小毒。归肺、肾、心经。

功效 解表散寒，祛风止痛，通窍，温肺化饮。

应用 ①风寒感冒。②头痛，牙痛，风湿痹痛。③鼻渊。④肺寒咳喘。

用法用量　煎服，1～3g；散剂每次服 0.5～1g。

使用注意　阴虚阳亢头痛、肺燥伤阴干咳者忌用。不宜与藜芦同用。本品毒性较大，皮肤过敏者及孕妇忌用。

栀子

性味归经　苦，寒。归心、肺、三焦经。

功效　泻火除烦，清热利湿，凉血解毒。焦栀子：凉血止血。

应用　①热病心烦。②湿热黄疸。③血淋涩痛。④血热吐衄。⑤目赤肿痛。⑥火毒疮疡。焦栀子功专凉血止血，用于血热吐血、衄血、崩漏。

用法用量　煎服，5～10g。外用适量，研末调敷。

使用注意　本品苦寒伤胃，脾虚便溏者不宜用。

白芥子

性味归经　辛，温。归肺、胃经。

功效　温肺化痰，利气，散结消肿。

应用　①寒痰喘咳，悬饮。②阴疽流注，肢体麻木，关节肿痛。

用法用量　煎服，3～6g。外用适量，研末调敷，或作发泡用。

使用注意　本品辛温走散，耗气伤阴，久咳肺虚及阴虚火旺者忌用；消化道溃疡、出血者及皮肤过敏者忌用。用量不宜过大。

天南星

性味归经　苦、辛，温。有毒。归肺、肝、脾经。

功效　燥湿化痰、祛风解痉、散结消肿。

应用　①湿痰，寒痰证。②风痰眩晕、中风、癫痫、破伤风。

用法用量　煎服，3～10g，多制用。外用适量。

使用注意　阴虚燥痰及孕妇忌用。

白附子

性味归经　辛、甘，温。有毒。归胃、肝经。

功效　祛风痰，止痉，止痛，解毒散结。

应用　①中风痰壅，口眼㖞斜、惊风癫痫、破伤风。②痰厥头痛、眩晕。③痰核，毒蛇咬伤。

用法用量　煎服，3～5g；研末服 0.5～1g，宜炮制后用。外用适量。

使用注意　本品辛温燥烈，阴虚血虚动风或热盛动风者、孕妇均不宜用。生品一般不内服。

大蒜

性味归经　辛，温。归脾、胃、肺经。

功效　解毒杀虫，消肿，止病。

应用　①用于痈肿疔毒，疥癣。②痢疾，泄泻，顿咳。③蛲虫病。此外，大蒜还能健脾温胃而用于治疗脘腹冷痛、食欲减退。

用法用量　外用适量，捣敷，切片擦或隔蒜灸。内服 5～10g，或生食，或制成糖浆服。

使用注意　外服可引起皮肤发红、灼热甚至起泡，故不可敷之过久。阴虚火旺及有目、舌、喉、口齿诸疾不宜服用。孕妇忌灌肠用。

夏枯草

性味归经　辛、苦，寒。归肝、胆经。

功效　清热泻火，明目，散结消肿。

应用　①目赤肿痛、头痛眩晕、目珠夜痛。②瘰疬、瘿瘤。③乳痈肿痛。

用法用量　煎服，9～15g。或熬服。

使用注意　脾胃寒弱者慎用。

青黛

性味归经　咸，寒。归肝、肺经。

功效　清热解毒，凉血消斑，清肝泻火，定惊。

应用　①温毒发斑，血热吐衄。②咽痛口疮，火毒疮疡。③咳嗽胸痛，痰中带血。④暑热惊痛，惊风抽搐。

用法用量　内服 1.5～3g。本品难溶于水，一般作散剂冲服，或入丸剂服用。外用适量。

绿豆

性味归经　甘，寒。归心、胃经。

功效　清热解毒，消暑，利水。

应用　①痈肿疮毒。本品甘寒，清热解毒，以消痈肿。②暑热烦渴。③药食中毒。④水肿，小便不利。本品有一定的利水消肿之功，《太平圣惠方》以本品与陈皮、冬麻子同用煮食，用于治疗小便不通、淋沥不畅、水肿等。

用法用量　煎服，15～30g。外用适量。

使用注意　脾胃虚寒，肠滑泄泻者忌用。

大黄

性味归经　苦，寒。归脾、胃、大肠、肝、心包经。

功效　泻下攻积，清热泻火，凉血解毒，逐瘀通经。

应用　①积滞便秘。②血热吐衄，目赤咽肿。③热毒疮疡，烧烫伤。④瘀血证。⑤湿热痢疾、黄疸、淋证。此外，大黄可"破痰实"，通脏腑，降湿浊，用于老痰壅塞，喘逆不得平卧，大便秘结者。

用法用量　煎服，5～15g；入汤剂应后下，或用开水泡服。外用适量。

使用注意　本品为峻烈攻下之品，易伤正气，如非实证，不宜妄用。

芒硝

性味归经　咸、苦，寒。归胃、大肠经。

功效　泻下攻积，润燥软坚，清热消肿。

应用　①积滞便秘。②咽痛、口疮、目赤及痈疮肿痛。

用法用量　10～15g，溶入药汁内或开水溶化后服。外用适量。

使用注意　孕妇及哺乳期妇女忌用或慎用。

甘遂

性味归经　苦，寒。有毒。归肺、肾、大肠经。

功效　泻水逐饮，消肿散结。

应用　①水肿，腹胀，胸胁停饮。②风痰癫痫。③疮痈肿毒。

用法用量　入丸、散服，每次0.5～1g。外用适量，生用。内服醋制用，以减低毒性。

使用注意　虚弱者及孕妇忌用。不宜与甘草同用。

川乌

性能　辛、苦，热。有大毒。归心、肝、肾、脾经。

功效　祛风湿，温经止痛。

应用　①风寒湿痹。②心腹冷痛，历节风痛。③跌打损伤，麻醉止痛。

用法用量　煎服，1.5～3g；宜先煎、久煎。外用，适量。

使用注意 孕妇忌用；不宜与贝母类、半夏、白及、白蔹、天花粉、瓜蒌类同用；内服一般应炮制用，生品内服宜慎；酒浸、酒煎服易致中毒，应慎用。

没药

性味归经 辛、苦，平。归心、肝、脾经。

功效 活血止痛，消肿生肌。

应用 没药的功效主治与乳香相似。常与乳香相须为用，治疗跌打损伤瘀滞疼痛，痈疽肿痛，疮疡溃后久不收口以及一切瘀滞痛证。区别在于乳香偏于行气、伸筋，治疗痹证多用。没药偏于散血化瘀，治疗血瘀气滞较重之胃痛多用。

用法用量 煎服，3～10g。外用适量。

马钱子

性味归经 苦，寒。有大毒。归肝、脾经。

功效 散结消肿，通络止痛。

应用 ①跌打损伤，骨折肿痛。②痈疽疮毒，咽喉肿痛。③风湿顽痹，麻木瘫痪。

用法用量 0.3～0.6g，炮制后入丸、散用。外用适量，研末调涂。

使用注意 内服不宜生用及多服久服。本品所含有毒成分能被皮肤吸收，故外用亦不宜大面积涂敷。孕妇禁用，体虚者忌用。

蜂蜜

性味归经 甘，平。归肺、脾、大肠经。

功能 补中，润燥，止痛，解毒。

应用 ①脾气虚弱及中脘挛急疼痛。②肺虚久咳及燥咳证。③便秘证。④解乌头类药毒。此外，本品外用，对疮疡肿毒有解毒消疮之效；对溃疡、烧烫伤有解毒防腐、生肌敛疮之效。

用法用量 煎服或冲服，15～30g，大剂量30～60g。外用适量，本品作栓剂肛内给药，通便效果较口服更捷。

巴戟天

性味归经 辛、甘，微温。归肾、肝经。

功效 补肾助阳，祛风除湿。

应用 ①肾阳虚阳痿、宫冷不孕、小便频数。②风湿腰膝疼痛及肾虚腰膝酸软无力。

用法用量 水煎服，5～15g。

使用注意 阴虚火旺及有热者不宜服。

韭菜子

性能 辛、甘，温。归肾、肝经。

功效 温补肝肾，壮阳固精。

应用 ①阳痿遗精，白带白淫。②肝肾不足，腰膝痿软。

用法用量 煎服，3～9g；或入丸、散服。

使用注意 阴虚火旺者忌服。

乌梅

性味归经 酸，涩，平。归肝，脾，肺，大肠经。

功效 敛肺止咳，涩肠止泻，安蛔止痛，生津止渴。

应用 ①肺虚久咳。②久泻，久病。③蛔厥腹痛，呕吐。④虚热消渴。此外，本品炒炭后，涩重于酸，收敛力强，能固冲止漏，可用于崩漏不止，便血等；外敷能消疮毒，可治胬肉外突、头疮等。

用法用量 煎服，3～10g，大剂量可用至 30g。外用适量，捣烂或炒炭研末外敷。止泻止血，宜炒炭用。

使用注意 外有表邪或内有实热积滞者均不宜服。

五倍子

性味归经 酸、涩，寒。归肺、大肠、肾经。

功效 敛肺降火、止咳止汗，涩肠止泻，固精止遗，收敛止血，收湿敛疮。

应用 ①咳嗽，咯血。②自汗，盗汗。③久泻，久病。④遗精，滑精。⑤崩漏，便血痔血。⑥湿疮，肿毒。

用法用量 煎服，3～9g；入丸、散服，每次 1～1.5g。外用适量。研末外敷或煎汤熏洗。

使用注意 湿热泻病者忌用。

白矾

性味归经 酸、涩，寒。归肺、脾、肝、大肠经。

功效　外用解毒杀虫，燥湿止痒；内服止血，止泻，化痰。

应用　①外用治湿疹瘙痒，疮疡疥癣。②内服治便血、崩漏，久泻久病，痰厥癫狂痫，湿热黄疸。

用法用量　外用适量，研末撒布、调敷或化水洗患处。内服 0.6～1.5g，入丸、散服。

使用注意　体虚胃弱及无湿热痰火者忌服。

樟脑

性味归经　辛，热。有毒。归心、脾经。

功效　除湿杀虫，温散止痛，开窍辟秽。

应用　①疥癣瘙痒，湿疮溃烂。②跌打伤痛，牙痛。此外，本品还可用于治疗痧胀腹痛，吐泻神昏。

用法用量　外用适量，研末撒布或调敷。内服 0.1～0.2g，入散剂或用酒溶化服。

使用注意　气虚阴亏，有热及孕妇忌服。

胡椒

性味归经　辛，热。归胃、大肠经。

功效　温中散寒，下气消痰。

应用　①胃寒腹痛，呕吐泄泻。②癫痫证。此外，作调味品，有开胃进食的作用。

用法用量　煎服，2～4g；研末服，每次 0.6～1.5g。外用适量。

花椒

性味归经　辛、温。归脾、胃、肾经。

功效　温中止痛，杀虫止痒。

应用　①中寒腹痛，寒湿吐泻。②虫积腹痛，湿疹，阴痒。

用法用量　煎服，3～6g。外用适量，煎汤熏洗。

小茴香

性味归经　辛，温。归肝、肾、脾、胃经。

功效　散寒止痛，理气和胃。

应用　①寒疝腹痛，睾丸偏坠胀痛，少腹冷痛，痛经。②中焦虚寒气滞证。

用法用量 煎服，3～6g。外用适量。

使用注意 阴虚火旺者慎用。

薄荷

性味归经 辛，凉。归肺、肝经。

功效 疏散风热，清利头目，利咽透疹，疏肝行气。

应用 ①风热感冒，温病初起。②头痛眩晕，目赤多泪，咽喉肿痛。③麻疹不透，风疹瘙痒。④肝郁气滞，胸闷胁痛。此外，本品芳香辟秽，兼能化湿和中，还可用于治疗夏令感受暑湿秽浊之气，脘腹胀痛，呕吐泄泻。

用法用量 煎服，3～6g；宜后下。薄荷叶长于发汗解表，薄荷梗偏于行气和中。

蝉蜕

性味归经 甘，寒。归肺、肝经。

功效 疏散风热，利咽开音，透疹，明目退翳，息风止痉。

应用 ①风热感冒，温病初起，咽痛音哑。②麻疹不透，风疹瘙痒。③目赤翳障。④急慢惊风，破伤风症。此外，本品还常用以治疗小儿夜啼不安。现代研究证明，该药能镇静安神，故用之有效。

用法用量 煎服，3～10g，或单味研末冲服。一般病证用量宜小；止痉则需大量。

使用注意 《名医别录》有"主妇人生子不下"的记载，故孕妇当慎用。

菊花

性味归经 辛、甘、苦，微寒。归肺、肝经。

功效 疏散风热，平抑肝阳，清肝明目，清热解毒。

应用 ①风热感冒，温病初起。②肝阳上亢。③目赤昏花。④疮痈肿毒。

用法用量 煎服，5～9g。疏散风热宜用黄菊花，平肝、清肝明目宜用白菊花。

丁香

性味归经 辛，温。归脾、胃、肺、肾经。

功效 ①温中降逆，散寒止痛。②脘腹冷痛。③阳痿，宫冷。

用法用量 煎服，1～3g。外用适量。

使用注意 热证及阴虚内热者忌用。畏郁金。

木香

性味归经　辛、苦，温。归脾、胃、大肠、胆、三焦经。

功效　行气止痛，健脾消食。

应用　①脾胃气滞证。②泻痢里急后重。③腹痛胁痛，黄疸，疝气疼痛。④气滞血瘀之胸痹。

用法用量　煎服，1.5～6g。生用行气力强，煨用行气力缓而实肠止泻，用于泄泻腹痛。

山楂

性味归经　酸、甘，微温。归脾、胃、肝经。

功效　消食化积，行气散瘀。

应用　①饮食积滞。本品酸甘，微温不热，功善消食化积，能治各种饮食积滞，尤为消化油腻肉食积滞之要药。②泻痢腹痛，疝气痛。③瘀阻胸腹痛，痛经。

用法用量　煎服，10～15g，大剂量30g。生山楂、炒山楂多用于消食散瘀，焦山楂、山楂炭多用于止泻痢。

第二章 药物贴敷技术的常用成方

小儿葫芦散

药物组成 橘红、茯苓、朱砂、鸡内金（炒）、天竺黄、僵蚕（麸炒）、半夏曲、琥珀、全蝎、天麻、川贝母、冰片、葫芦蛾。

配伍原则 方以葫芦蛾、川贝、天竺黄为君药，起清热化痰止咳，镇惊开窍的作用；橘红、半夏曲、茯苓、鸡内金为臣药，起祛痰，健脾消食的作用；天麻、僵蚕、琥珀、全蝎、冰片则为佐使药。

功效主治

1）外感咳嗽：发热恶寒、流清涕、咳嗽有痰、（白色清晰）舌质红、苔微黄或薄白、小便短赤、脉浮数、指纹紫（轻）听诊双肺呼吸音增粗、有痰鸣音少许、化验一般正常。

2）小儿消化不良：溢奶、上腹痛、腹胀、胃气胀、早饱、嗳气、恶心、呕吐、食欲不振等。

3）小儿惊风：高热惊厥、手足抽搐、牙关紧闭、昏迷。

4）小儿呼吸系统疾病：咳嗽、咳痰、喘憋及呼吸困难。

小儿化毒散

药物组成 人工牛黄、珍珠、雄黄、大黄、黄连、甘草、天花粉、川贝母、赤芍、乳香（制）、没药（制）、冰片。

配伍原则 方中牛黄清热解毒，定惊安神；珍珠镇心安神；雄黄解毒，与乳香、没药合用可加强后者消肿敛疮的功效；大黄清热解毒，泻下攻积，有釜底抽薪的功效；黄连清热泻火解毒；天花粉清热凉血生津，川贝母清热化痰，散结消肿；赤芍凉血活血，清热散瘀；乳香、没药活血止痛，消肿生肌；冰片开窍醒神，清热止痛，消肿生肌；甘草清热解毒，调和诸药。全方共奏清热解毒，活血消肿之功。

功效主治

1）口腔溃疡：口腔黏膜的溃疡性损伤病症，多见于唇内侧、舌头、舌腹、颊黏膜、前庭沟、软腭等部位，这些部位的黏膜缺乏角质化层或角化较差。

2）便秘：排便次数减少，同时排便困难、粪便干结。

3）急性扁桃体炎：急性起病，可伴咽痛、呼吸困难、畏寒、高热，体温最高可达 39℃～40℃，可持续 3～5 天。幼儿可见呕吐、因高热而抽搐、昏睡等。

4）化脓性皮肤病：口疮肿痛、疮疡溃烂。

一捻金

药物组成　大黄、炒牵牛子、槟榔、人参、朱砂。

配伍原则　方中炒牵牛子泻热利水，杀虫通便，为主药；大黄、槟榔攻积导滞，泻热利水为臣药；朱砂镇惊安神，人参补气健脾，扶正祛邪，以防攻伐伤正，共为佐使。诸药合用，以奏消食导滞，祛痰通便之效。

功效主治

1）积滞：脘腹胀满、停食停乳、不思饮食、呕吐酸腐。

2）便秘：排便次数减少，同时排便困难、粪便干结。

3）痰盛喘咳：喉中痰声漉漉，气闭不通。

惊风散

药物组成　朱砂、雄黄、天竺黄、全蝎（去勾）、钩藤、巴豆霜、倒爬虫。

配伍原则　方中朱砂镇心安神；雄黄清热化痰；天竺黄清热豁痰，凉心定惊；全蝎、倒爬虫息风定惊；钩藤清肝息风；巴豆霜峻下冷积，消积化痞；诸方合用，以奏镇惊息风，消食化痞之效。

功效主治

1）小儿惊风：高热惊厥、手足抽搐、牙关紧闭、昏迷。

2）小儿消化不良：上腹痛、腹胀、胃气胀、早饱、嗳气、恶心、呕吐、食欲不振等。

牛黄千金散

药物组成　全蝎、僵蚕（制）、人工牛黄、朱砂、冰片、黄连、胆南星、天麻、甘草。

配伍原则　方中全蝎、僵蚕、牛黄、冰片息风止痉，开窍醒神；天麻息风止痉；黄连、胆南星清热化痰；朱砂镇心安神；甘草调和诸药。诸药共奏清热解毒，镇痉定惊之功。

功效主治

1）急性扁桃体炎：急性起病，可伴咽痛、呼吸困难、畏寒、高热，体温最高可达 39℃～40℃，可持续 3～5 天。幼儿可见呕吐、因高热而抽搐、昏睡等。

2）小儿惊风：高热惊厥、手足抽搐、牙关紧闭、昏迷。

3）痰涎壅盛：喉中痰声漉漉，气闭不通，心神瞀闷，四肢不收，或倒仆不省，或口角似歪，脉滑实有力者。

小儿脐风散

药物组成 全蝎、猪牙皂、大黄、当归、巴豆霜、硇砂（灸）、朱砂、人工牛黄。

配伍原则 方中全蝎、牛黄息风止痉；猪牙皂祛痰开窍；大黄泻热通便；当归润肠通便；朱砂镇心安神；巴豆霜峻下通便，清热豁痰；硇砂消积祛痰。诸药合用，以奏清热祛风，镇惊祛痰。

功效主治

1）胎火内热：睡卧易惊，啼哭不安，身热面赤，咳嗽痰多。

2）便秘：排便次数减少，同时排便困难、粪便干结。

3）小儿惊风：高热惊厥、手足抽搐、牙关紧闭、昏迷。

小儿抽风散

药物组成 蜈蚣、全蝎、蝉蜕、僵蚕（麸炒）、半夏（制）、天南星（制）、厚朴（制）、橘红、枳壳（麸炒）、甘草、朱砂、土鳖虫、钩藤、薄荷。

配伍原则 方中蜈蚣、全蝎、蝉蜕、僵蚕息风止痉；朱砂镇心安神；半夏、天南星祛痰息风；枳壳、土鳖虫消积化痞；橘红、厚朴燥湿化痰，理气宽中；薄荷疏风清热；甘草调和诸药。诸药共奏清热祛风，镇惊安神。

功效主治

1）小儿惊风：高热惊厥、手足抽搐、牙关紧闭、昏迷。

2）发热夜啼：婴儿白天能安静入睡，入夜则啼哭不安，时哭时止，或每夜定时啼哭，甚则通宵达旦。

珠珀保婴散

药物组成 珍珠、人工麝香、人工牛黄、冰片、琥珀、朱砂、天麻、全蝎、僵蚕（麸炒）、胆南星、天竺黄、防风、钩藤、白附子、蝉蜕。

配伍原则 方中朱砂、琥珀清心镇惊安神，珍珠、天麻、钩藤、全蝎、僵蚕、蝉蜕息风止痉，冰片、麝香开窍醒神，胆南星、天竺黄清心化痰，防风祛风止痉。全方共奏镇惊化痰，祛风止痉之效。

功效主治

1）小儿惊风：气促、高热惊厥、手足抽搐、牙关紧闭、昏迷。

2）痰涎壅盛：喉中痰声漉漉，气闭不通，心神瞀闷，四肢不收，或倒仆不省，或口角似歪，脉滑实有力者。

小儿回春丸

药物组成　全蝎、朱砂、蛇含石（醋煅）、天竺黄、川贝母、胆南星、人工牛黄、白附子（制）、天麻、僵蚕（麸炒）、雄黄、防风、羌活、人工麝香、冰片、甘草、钩藤。

配伍原则　方中全蝎、天麻、钩藤、僵蚕、牛黄息风止痉，朱砂镇惊安神，胆南星、天竺黄、川贝母清热化痰，麝香、冰片醒神开窍，防风、羌活祛风，白附子祛风化痰定惊，甘草调和诸药，共奏息风镇惊，化痰开窍之效。

功效主治

1）小儿感冒：发热微恶风寒、鼻塞流涕、口渴烦躁、咳嗽气喘、舌尖红、脉浮数。

2）时疫瘟毒：时疫流行、壮热烦渴、头痛身痛，或神志昏迷、惊厥抽搐、发斑衄血等。

3）痰热惊风（西医诊断为高热惊厥、流行性脑膜炎）：身热面赤、烦躁口渴、气粗痰鸣、突然惊厥、神志昏迷、四肢抽搐、牙关紧闭、二便秘涩、舌红、苔黄、脉弦滑数等。

五福化毒丸

药物组成　全蝎、僵蚕（制）、体外培育牛黄、朱砂、冰片、黄连、胆南星、天麻、甘草。

配伍原则　方中连翘味苦气微寒，为疮家圣药，攻善清热解毒，消肿散结，以之为主药。生地、玄参、赤芍、青黛清热凉血，活血化瘀；桔梗、牛蒡子疏风清热，散结利咽；芒硝润燥软坚，泄热导滞，共为佐药，甘草调和诸药，护胃解毒，为使药。诸药合用，共奏清热解毒，凉血消肿之效。

功效主治

1）小儿惊风：高热惊厥、手足抽搐、牙关紧闭、昏迷。

2）血热毒盛：痱毒，咽喉肿痛，口舌生疮，牙龈出血。

3）痄腮（流行性腮腺炎）：一侧或两侧以耳垂为中心，向前、后、下肿大，肿大的腮腺常呈半球形边缘不清，表面发热，有触痛。

4）小儿疮疖：局部发红，灼热，疼痛，突起根浅，肿势局限，脓出即愈，以头面、背部为多见。

小儿四症丸

药物组成　紫苏叶、广藿香、白术（麸炒）、茯苓、苍术、麦芽（炒）、陈皮、法半夏、厚朴（姜制）、泽泻、天花粉、六神曲（麸炒）、猪苓、山楂、白芷、砂仁、桔梗、滑石、琥珀、朱砂、木香。辅料为蜂蜜。

配伍原则 方用苏叶、藿香、白芷发散风寒，麦芽、神曲、山楂消化食积，陈皮、木香、砂仁理气除胀，苍术、白术、茯苓健脾除湿止泻，更佐以泽泻、滑石、猪苓利小便而实大便；诸药合用，使食积消、气机利、运化复，四者兼顾，为其配伍特点。

功效主治

1）小儿消化不良：上腹痛、腹胀、胃气胀、早饱、嗳气、恶心、呕吐、上腹灼热感等。

2）小儿麦秋泄泻：呕吐腹痛，身热尿少。

3）胃肠型感冒：胃胀、腹痛、呕吐、腹泻，一天排便多次，身体感觉乏力。

4）急性胃肠炎：恶心、呕吐、腹痛、腹泻、发热

肥儿丸

药物组成 煨肉豆蔻、木香、六神曲（炒）、炒麦芽、胡黄连、槟榔、使君子仁。辅料为蜂蜜。

配伍原则 方中神曲、麦芽共为君药，消食化积，助脾之运；使君子、麦芽杀虫；黄连清脾胃中之湿热，肉豆蔻温中下气消食固肠，木香下气除胀；猪胆汁与佐药肉豆蔻、木香相配成辛开苦降之势。

功效主治

1）小儿蛔虫病：食欲不振或多食易饥，异食癖；常腹痛，位于脐周，喜按揉，不剧烈；部分病人烦躁易惊或萎靡、磨牙。

2）小儿疳积：日渐羸瘦，腹大发竖，不能步行，面黄口臭，二便不调，肌体发热。

3）小儿慢性消化不良：上腹痛、腹胀、胃气胀、早饱、嗳气、恶心、呕吐、上腹灼热感等。

小儿百寿丸

药物组成 钩藤、炒僵蚕、胆南星（酒炙）、天竺黄、桔梗、木香，砂仁、陈皮、麸炒苍术，炒山楂、六神曲（麸炒）、炒麦仁、薄荷、滑石、甘草、朱砂、人工牛黄。辅料为蜂蜜。

配伍原则 方中牛黄、钩藤、僵蚕、胆南星、天竺黄清热化痰，息风止痉；桔梗、薄荷宜宣肺祛痰；木香、砂仁、滑石、陈皮、苍术、茯苓调中理气运湿；山楂、六神曲、麦芽消积导滞；朱砂镇惊安神；甘草调和诸药。

功效主治

1）风热感冒：发热重、微恶风、头胀痛、有汗、咽喉红肿疼痛、咳嗽、痰黏或黄、鼻塞黄涕、口渴喜饮、舌尖边红、苔薄白微黄。

2）积滞：脘腹胀满、停食停乳、不思饮食、呕吐酸腐。

3）小儿惊风：高热惊厥、手足抽搐、牙关紧闭、昏迷。

小儿参术健脾丸

药物组成　党参、白术（土炒）、甘草（蜜炙）、芡实（麸炒）、白扁豆（土炒）、莲子肉（土炒）、陈皮、山楂（清炒）、六神曲（麸炒）、麦芽（清炒）、茯苓、薏苡仁（土炒）。辅料为蜂蜜。

配伍原则　方中党参补脾肺气、补血生津，白术益气健脾，白扁豆补脾和中，芡实补脾止泻，莲子肉补脾益肺，陈皮理气健脾，山楂、六神曲、麦芽消食化积，茯苓、薏苡仁健脾利水，甘草补脾益气、调和诸药，蜂蜜补中润燥，缓和药性。

功效主治

1）小儿腹泻：大便次数增多和性状改变，可伴有发热、呕吐、腹痛等症状及不同程度水、电解质、酸碱平衡紊乱。

2）小儿消化不良：上腹痛、腹胀、胃气胀、早饱、嗳气、恶心、呕吐、上腹灼热感等。

退热膏《理瀹骈文》

药物组成　薄荷、大黄、当归、赤芍、甘草、炒僵蚕、六一散。

配伍原则　方中薄荷、僵蚕疏散风邪，大黄苦寒清热，当归、赤芍、甘草养血清热，六一散利湿清热，诸药合用，散热疏风，清泻内火，主治风热表证。

功效主治　风热感冒证。

益肾膏

药物组成　肉桂、覆盆子、益智仁、芡实、五味子、五倍子、炙龟板、公丁香。

配伍原则　方中丁香、肉桂温肾助阳，益智仁温肾缩尿，五味子、五倍子补肾固涩，芡实、覆盆子益肾缩尿止遗，全方共奏温肾固涩之功。

功效主治　小儿遗尿。

失笑膏《理瀹骈文》

药物组成　蒲黄、五灵脂。

配伍原则 方中蒲黄、五灵脂均有祛瘀止痛作用,适用于瘀血内阻之产后腹痛。

功效主治 产后腹痛。

万氏牛黄清心丸

药物组成 人工牛黄、黄芩、黄连、栀子、郁金、朱砂。

配伍原则 方中人工牛黄凉肝息风,清心定惊,黄芩、黄连清热解毒,栀子、郁金清心除烦,朱砂镇心安神,诸药合用,奏以清热解毒,镇惊安神之功效。

功效主治 小儿惊风:高热惊厥、手足抽搐、牙关紧闭、昏迷。

局方至宝丸

药物组成 水牛角浓缩粉、人工牛黄、玳瑁粉、琥珀粉、麝香、安息香、朱砂、雄黄、冰片。

配伍原则 方中人工牛黄、水牛角、玳瑁粉、琥珀粉凉肝息风,清心定惊,麝香、安息香辟秽化浊,开窍醒神,朱砂镇心安神,雄黄化痰开窍,冰片开窍醒神,诸药合用,奏以清热解毒,开窍镇惊安神之功效。

功效主治 小儿急惊风:高热惊厥、烦躁不安、神昏谵语、手足抽搐、牙关紧闭。

小儿咳喘灵颗粒

药物组成 麻黄、金银花、苦杏仁、板蓝根、石膏、甘草、瓜蒌。

配伍原则 方中麻黄宣肺平喘,苦杏仁止咳平喘,石膏清热泻火、除烦止渴,板蓝根清热解毒,金银花疏风散热,甘草调和诸药,诸药合用,奏以宣肺、平喘、止咳之功效。

功效主治 小儿咳喘:发热或不发热,咳嗽有痰,气促。

固本延龄丸

药物组成 人参、麦冬、五味子、熟地黄、山药、牛膝、山茱萸、杜仲、巴戟天(盐制)、肉苁蓉、鹿角胶、珍珠。

配伍原则 方中人参、山药补气养阴,麦冬养阴生津,五味子益气生津、补肾宁心,熟地黄补血滋阴、益精填髓,山茱萸散寒止痛、助阳止泻,杜仲、牛膝补肝肾、强筋骨,巴戟天、肉苁蓉、鹿角胶补肾阳强筋骨,珍珠安神定惊,全方共奏固本培元,滋阴壮阳,补髓填精,强壮筋骨之效。

功效主治 用于虚劳损伤,腰痛体倦,阳痿遗精,心悸失眠,肌肤憔悴,须发早白,经血不调,食欲不振。

党参养荣丸

药物组成 党参、白术（麸炒）、甘草（蜜炙）、肉桂、陈皮、五味子（制）、白芍（麸炒）、熟地黄、黄芪（蜜炙）、当归、远志（制）、茯苓、大枣（去核微炒）、生姜。

配伍原则 方中党参、白术、大枣、黄芪益气养血生津，当归、熟地黄补血滋阴、益精填髓，肉桂补火助阳、散寒止痛、温经通脉，茯苓健脾宁心，远志宁神益智，生姜散寒止痛，甘草调和诸药，全方共奏益气补血养心之效。

功效主治 用于心脾不足，气血两亏，形瘦神疲，食少便溏，病后虚弱。

全鹿丸

药物组成 全鹿干、锁阳（酒炒）、党参、地黄、牛膝、熟地黄、楮实子、菟丝子、山药、补骨脂（盐水炒）、枸杞子（盐水炒）、川芎（酒炒）、肉苁蓉、当归（酒炒）。

配伍原则 全鹿干、锁阳（酒炒）、肉苁蓉补肾阳益精血，当归、熟地黄补血滋阴、益精填髓，党参益气养血生津，枸杞子滋补肝肾，川芎活血行气，补骨脂温肾助阳、纳气平喘，菟丝子补益肝肾、固精缩尿，共奏补肾填精、益气培元之效。

主治功效 用于老年阳痿，腰膝酸软，畏寒肢冷，肾虚尿频，妇女血亏，崩漏带下。

脾肾两助丸

药物组成 熟地黄、白芍（酒炒）、山茱萸（酒制）、党参、黄芪（蜜炙）、山药（麸炒）、川贝母、泽泻、牵牛子（炒）、白术（麸炒）、小茴香（盐炒）、土鳖虫、杜仲（炭）、鸡内金（炒）、川芎、茯苓、款冬花、麦冬、牛膝、肉苁蓉、甘草（蜜炙）、使君子仁、当归。

配伍组成 当归、熟地黄、山药、麦冬补血滋阴、益精填髓，白芍柔肝止痛、平抑肝阳，山茱萸散寒止痛、助阳止泻，党参、黄芪益气养血生津，川芎活血行气，杜仲、牛膝补肝肾、强筋骨，肉苁蓉补肾阳强筋骨，茯苓、白术健脾宁心，泽泻、牵牛子利水渗湿，鸡内金、使君子消积，款冬花润肺化气、止咳化痰，甘草调和诸药，全方共奏健脾益气，滋补肝肾之效。

主治功效 用于脾肾虚弱而致的肢体倦怠，气虚无力，不思饮食，胃脘痞闷，腰痛腰困，腿膝疲软，头晕耳鸣。

锁阳固精丸

药物组成 锁阳、肉苁蓉、巴戟天、补骨脂、菟丝子、杜仲、八角茴香、韭菜子、芡实、莲子、莲须、煅牡蛎、龙骨、鹿角霜、熟地黄、山茱萸、牡丹皮、山药、茯苓、泽泻、知母、黄柏、牛膝、大青、大青盐。

配伍原则 锁阳补肾壮阳，熟地黄养血滋阴，补精填髓，二药阴阳并补；巴戟天、肉苁蓉、补骨脂、菟丝子、韭菜子、杜仲、鹿角霜、八角茴香助锁阳补肾助阳，固精止遗；山茱萸、牛膝助熟地养血滋肾；芡实、莲子、莲须、龙骨、牡蛎功专敛涩，益肾固精；山药、茯苓、泽泻健脾益气，利水渗湿；丹皮、知母、黄柏、大青盐滋阴、清退虚热，诸药合用，以收温肾壮阳，滋阴填精，涩精止遗之效。

功效主治 温肾固精。用于肾阳不足所致的腰膝酸软，头晕耳鸣，遗精早泄。

二仙丸

药物组成 木耳、苍术、生川乌、生草乌、杜仲、牛膝、升麻、六神曲。

配伍原则 木耳、苍术祛风除湿；生川乌、生草乌温经散寒；杜仲、牛膝滋补肝肾，壮筋骨，暖腰膝，通经络；升麻祛风止痒；六神曲破瘀行滞、通痹止痛，诸药合用，以奏除湿祛风，温经散寒，定痛止痒之效。

功效主治 除湿祛风，温经散寒，定痛止麻。用于寒湿痹痛，腰腿疼痛，拘挛痿软，行步艰难，手足麻木。

和合丸

药物组成 木耳、苍术、生川乌、生草乌、没药、乳香、牛膝、杜仲。

配伍原则 木耳、苍术祛风除湿；生川乌、生草乌温经散寒；杜仲、牛膝滋补肝肾，壮筋骨，暖腰膝，通经络；乳香、没药破瘀行滞、通痹止痛。

功效主治 除湿祛风，温经散寒，定痛止麻。用于寒湿痹痛，腰腿疼痛，拘挛痿软，行步艰难，手足麻木。

麝香牛黄丸

药物组成 牛黄、麝香、防风、赤芍、黄连、大黄、钩藤、连翘、黄柏、栀子、金银花、麦冬、桔梗、当归、黄芩、石膏、雄黄、朱砂、冰片、薄荷脑、甘草。

配伍原则 牛黄清心解毒，辟秽开窍；麝香芳香开窍醒神；黄连、黄芩、黄柏、栀子、金银花、连翘、石膏清热泻火解毒；冰片、雄黄、朱砂、薄荷脑助牛黄开窍醒神；桔梗化痰止咳；防风、钩藤祛风通络止痛；当归、赤芍、麦冬润燥而不伤阴，甘草调和诸药，以奏清热解毒，化痰定惊之效。

功效主治 清热解毒，化痰定惊。用于头晕目赤，咽干咳嗽，风火牙疼，大便秘结。

参考文献

程爵棠，程攻文. 2013. 穴位贴敷治百病. 北京：人民军医出版社

郭长青，陈幼楠，张学梅. 2010. 图说中医穴位贴敷. 西安：西安交通大学出版社

刘保延，彭锦. 2010. 常见病中医穴位贴敷疗法. 北京：中医古籍出版社

刘磊，荣莉，伦新. 2012. 穴位贴敷疗法. 北京：中国医药科技出版社

欧阳颀，吴杞. 2013. 图解贴敷疗法. 北京：人民军医出版社

田从豁，彭冬青. 2012. 中国贴敷治疗学. 北京：中国中医药出版社

徐汝德. 2010. 常见病贴敷疗法. 北京：金盾出版社

朱现民，魏小丽. 2012. 家用贴敷. 郑州：河南科学技术出版社

附　　录

全书视频操作二维码索引

全书插图二维码